精神障碍诊断与统计手册

（第五版-修订版）（DSM-5-TR）
（案头参考书）

美国精神医学学会 编著

〔美〕张道龙 肖 茜 〔美〕邓慧琼 等译

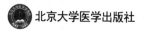

著作权合同登记号　图字：01-2022-4218
图书在版编目（CIP）数据

精神障碍诊断与统计手册：第五版-修订版DSM-5-TR案头参考书 / 美国精神医学学会编著；张道龙等译. —北京：北京大学出版社，2024.6
ISBN 978-7-301-34873-4

Ⅰ.①精… Ⅱ.①美… ②张… Ⅲ.①精神障碍-诊断-手册 ②精神障碍-疾病统计-手册 Ⅳ.①R749-62

中国国家版本馆CIP数据核字（2024）第045921号

书　　　名	精神障碍诊断与统计手册（第五版-修订版）（DSM-5-TR）（案头参考书） JINGSHENZHANG'AI ZHENDUAN YU TONGJI SHOUCE (DI-WU BAN-XIUDING BAN) (DSM-5-TR) (ANTOU CANKAOSHU)
著作责任者	美国精神医学学会　编著　〔美〕张道龙　等译
策划编辑	姚成龙
责任编辑	巩佳佳　李晨　胡媚
标准书号	ISBN 978-7-301-34873-4
出版发行	北京大学出版社
地　　　址	北京市海淀区成府路205号　100871
网　　　址	http://www.pup.cn　新浪微博：@北京大学出版社
电子邮箱	编辑部 zyjy@pup.cn　总编室 zpup@pup.cn
电　　　话	邮购部 010-62752015　发行部 010-62750672 编辑部 010-62704142
印　刷　者	北京中科印刷有限公司
经　销　者	新华书店
	787毫米×960毫米　32开本　16印张　445千字 2024年6月第1版　2025年1月第2次印刷
定　　　价	138.00元

未经许可，不得以任何方式复制或抄袭本书之部分或全部内容。
版权所有，侵权必究
举报电话：010-62752024　电子邮箱：fd@pup.cn
图书如有印装质量问题，请与出版部联系，电话：010-62756370

First Published in the United States by American Psychiatric Association Publishing, Washington, DC. Copyright © 2022. American Psychiatric Association. All rights reserved.

由美国精神医学学会出版社首次出版,位于美国华盛顿特区的美国精神医学学会出版社为美国精神医学学会的分支机构,版权所有 © 2022。美国精神医学学会保留所有权利。

First Published in the People's Republic of China by Peking University Press in simplified character Chinese.Peking University Press is the exclusive publisher of *Desk Reference to the Diagnostic Criteria From DSM-5-TR*, © 2022 in simplified character Chinese for distribution Worldwide.

由北京大学出版社在中国首次出版简体中文版。北京大学出版社是《精神障碍诊断与统计手册(第五版–修订版)(DSM-5-TR)(案头参考书)》简体中文版在全世界的独家出版社。

Permission for use of any material in the translated work must be authorized in writing by Peking University Press.

使用本出版物中的任何材料,都必须得到北京大学出版社的书面授权。

The translation of this publication from English to Simplified Character Chinese has been undertaken by and is solely the responsibility of Peking University Press. The American Psychiatric Association played no role in the translation of this publication from English to Simplified Character Chinese and is not responsible for any errors, omissions other possible defects in the translation of the publication. Practitioners and researchers must always rely on their own experience and knowledge in evaluating and using the content of this publication. Because of continuous advances in the medical sciences, independent verification of diagnoses and treatment should be made. To the fullest extent of the law, no responsibility is assumed by APA any of its authors, editors or contributors in relation to this translation or for any injury that might be considered to have occurred from use of this publication.

美国精神医学学会并未参与本出版物从英文到简体中文的翻译工作,不对翻译中的任何错误、遗漏或其他可能的翻译缺陷负责。实践者和研究者必须始终依靠自己的经验和知识来评估和使用本出版物的内容。由于医学科学的不断进步,应进行独立的诊断和治疗验证。在法律允许的最大范围内,美国精神医学学会或其任何作者、编辑或贡献者不承担与本译本有关的任何责任,也不承担因使用本出版物而可能造成的任何伤害。

DSM-5-TR 简体中文版翻译组

张道龙（Daolong Zhang，M.D.）：美国帕拉阿托退伍军人医学中心主管医师，美中心理文化学会（CAAPC）创始人/主席，珠海市第三人民医院国际精神心理服务部首席专家，客座教授。

肖茜（Qian Xiao，M.D./Ph.D.）：中南大学湘雅医院心理卫生中心副教授，副主任医师。

邓慧琼（Huiqiong Deng，M.D./Ph.D.）：美国斯坦福大学精神与行为科学系临床副教授，斯坦福亚裔精神卫生科研与治疗诊所联合主任。

刘春宇（Chunyu Liu，Ph.D.）：美国纽约州立大学上州医科大学教授。

童慧琦（Huiqi Tong，M.D./Ph.D.）：美国斯坦福大学精神与行为科学系临床副教授，斯坦福整合医学中心正念项目主任，美中心理治疗研究院院长。

DSM-5-TR 简体中文版编辑组

许倩（Qian Xu）：心理学硕士，美中心理文化学会（CAAPC）创始成员/副主席。

序

《精神障碍诊断与统计手册》（第五版-修订版）（DSM-5-TR）更新了DSM-5精神障碍的诊断分类和编码，并澄清了70多种障碍的诊断标准。为了便于快速参考，我们还为临床工作者提供了这本小巧方便的案头参考书。这本书只包含DSM-5-TR分类（即障碍的完整列表、亚型、标注和诊断编码）、更新的手册使用说明、更新的DSM-5诊断标准及编码备注。这本案头参考书应与更新的DSM-5-TR配合使用。只有熟悉每一个障碍的诊断标准及其叙述部分，方能恰当使用。DSM-5-TR的内容描述也在DSM-5基础上进行了全面更新，以反映最新文献以及文化、种族主义和歧视对精神障碍诊断的影响。

这本便携式案头参考书提供了DSM-5-TR中包含的所有更新的ICD-10-CM编码、编码备注和记录步骤，包括新诊断"延长哀伤障碍"的诊断标准。新提供的症状编码也用于标注当前（和既往）的自杀行为和非自杀性自伤行为。

临床工作者可以在DSM-5-TR中找到更多参考信息，包括第三部分——新出现的量表和模式（包含评估量表、文化与精神障碍诊断、人格障碍的DSM-5替代模式和需要进一步研究的状况）和DSM-5-TR附录（包含DSM-5-TR诊断和ICD-10-CM编码的英文字母排序和数字排序、索引）。评估量表和更多信息可在www.psychiatry.org/dsm5上获取。

有关定期的DSM-5-TR编码和其他更新，参见www.dsm5.org。

DSM-5-TR 分类

这里在每一种障碍的名称之前都提供了 ICD-10-CM 编码。若障碍名称前有空行线,表明此障碍对应的 ICD-10-CM 编码是基于适用的亚型、标注或物质类别来编制的。有关定期的 DSM-5-TR 编码和其他更新请参见 www.dsm5.org。

以下各大类和小类障碍名称之后括号中的数字是相应内容或诊断标准对应的正文页码。

由其他躯体疾病所致的精神障碍的注意事项:在由躯体疾病所致的精神障碍的名称中要注明病因性躯体疾病的名称,病因性躯体疾病的编码和名称应列在由躯体疾病所致的精神障碍之前。

神经发育障碍(19)

智力发育障碍(19)

___.__ 智力发育障碍(智力障碍)(19)

标注目前的严重程度:

F70	轻度
F71	中度
F72	重度
F73	极重度
F88	全面发育迟缓(23)
F79	未特定的智力发育障碍(智力障碍)(23)

交流障碍（23）

F80.2 语言障碍（23）

F80.0 语音障碍（24）

F80.81 儿童期起病的言语流畅障碍（口吃）（25）

注：晚期发生的案例应被诊断为 F98.5 成人发生的言语流畅障碍

F80.82 社交（语用）交流障碍（25）

F80.9 未特定的交流障碍（26）

自闭症（孤独症）谱系障碍（27）

F84.0 自闭症（孤独症）谱系障碍（27）

标注目前的严重程度：需要非常多的支持、需要多的支持、需要支持

标注如果是：有或没有伴随的智力损害、有或没有伴随的语言损害

标注如果是：与已知的遗传疾病或其他躯体疾病或环境因素有关（编码备注：使用额外的编码来识别相关的遗传或躯体疾病）；与其他神经发育、精神或行为问题有关

标注如果是：伴紧张症（使用额外的编码 F06.1）

注意缺陷／多动障碍（31）

___.__ 注意缺陷／多动障碍（31）

标注如果是：部分缓解

标注目前的严重程度：轻度、中度、重度

标注是否是：

F90.2 组合表现

F90.0 主要表现为注意缺陷

F90.1 主要表现为多动／冲动

F90.8 其他特定的注意缺陷／多动障碍（34）

F90.9 未特定的注意缺陷／多动障碍（34）

特定学习障碍（35）

___.___ 特定学习障碍（35）
　　　　　标注目前的严重程度：轻度、中度、重度
　　　　　标注如果是：

F81.0 　伴阅读受损（*标注如果是：伴阅读的准确性、阅读的速度或流畅性、阅读理解力受损*）

F81.81 　伴书面表达受损（*标注如果是：伴拼写的准确性、语法和标点的准确性、书面表达的清晰度或条理性受损*）

F81.2 　伴数学受损（*标注如果是：伴数字感、算术事实的记忆力、计算的准确性或流畅性、数学推理的准确性受损*）

运动障碍（38）

F82 　　发育性协调障碍（38）
F98.4 　刻板运动障碍（38）
　　　　标注如果是：伴自伤行为、无自伤行为
　　　　标注如果是：与已知的遗传疾病、其他躯体疾病、神经发育障碍或环境因素有关
　　　　标注目前的严重程度：轻度、中度、重度

抽动障碍（39）

F95.2 　抽动秽语综合征（40）
F95.1 　持续性（慢性）运动或发声抽动障碍（40）
　　　　标注如果是：仅有运动抽动、仅有发声抽动
F95.0 　暂时性抽动障碍（40）
F95.8 　其他特定的抽动障碍（41）
F95.9 　未特定的抽动障碍（41）

其他神经发育障碍（42）

F88 　　其他特定的神经发育障碍（42）
F89 　　未特定的神经发育障碍（42）

精神分裂症谱系及其他精神病性障碍（43）

以下标注适用于精神分裂症谱系及其他精神病性障碍：

[a] 标注如果是：以下病程标注仅适用于障碍持续时间超过1年的情况：初次发作，目前处于急性发作期；初次发作，目前处于部分缓解期；初次发作，目前处于完全缓解期；多次发作，目前处于急性发作期；多次发作，目前处于部分缓解期；多次发作，目前处于完全缓解期；持续型；未特定型

[b] 标注如果是：伴紧张症（使用额外的编码 F06.1）

[c] 标注目前妄想、幻觉、言语紊乱、异常的精神运动行为、阴性症状、认知障碍、抑郁和躁狂症状的严重程度

F21	分裂型人格障碍（43）
F22	妄想障碍 [a,c]（43）
	标注是否是：钟情型、夸大型、嫉妒型、被害型、躯体型、混合型、未特定型
	标注如果是：伴离奇的内容
F23	短暂精神病性障碍 [b,c]（45）
	标注如果是：伴明显的应激源、无明显的应激源、于围产期发生
F20.81	精神分裂症样障碍 [b,c]（47）
	标注如果是：伴良好的预后特征、无良好的预后特征
F20.9	精神分裂症 [a,b,c]（48）
___.__	分裂情感性障碍 [a,b,c]（50）
	标注是否是：
F25.0	双相型
F25.1	抑郁型
___.__	物质/药物所致的精神病性障碍 [c]（52）
	注：有关适用的 ICD-10-CM 编码，参见物质相关及成瘾障碍中特定物质/药物所致的精神病性障碍

DSM-5-TR 分类

的物质类别。更多信息参见本书中的诊断标准系列和相应的记录步骤

编码备注：ICD-10-CM 编码取决于同一类物质是否存在共病的物质使用障碍。在任何情况下都不会给出物质使用障碍的额外单独诊断

标注如果是：于中毒期间发生、于戒断期间发生、于使用用药物后发生

___.__ 由其他躯体疾病所致的精神病性障碍[c]（55）

标注是否是：

F06.2 伴妄想
F06.0 伴幻觉
F06.1 与其他精神障碍有关的紧张症（紧张症标注）（56）
F06.1 由其他躯体疾病所致的紧张症（57）
F06.1 未特定的紧张症（58）

注：涉及神经和肌肉骨骼系统的其他症状首先编码 R29.818

F28 其他特定的精神分裂症谱系及其他精神病性障碍（59）
F29 未特定的精神分裂症谱系及其他精神病性障碍（60）

双相及相关障碍（61）

以下标注适用于双相及相关障碍：

[a] 标注：伴焦虑痛苦（标注目前的严重程度：轻度、中度、中–重度、重度），伴混合特征，伴快速循环，伴忧郁特征，伴非典型特征，伴心境协调性精神病性特征，伴心境不协调性精神病性特征，伴紧张症（使用额外的编码 F06.1），于围产期发生，伴季节性模式

[b] 标注：伴焦虑痛苦（标注目前的严重程度：轻度、中度、

中–重度、重度），伴混合特征，伴快速循环，于围产期发生，伴季节性模式

___.___　　双相Ⅰ型障碍[a]（61）

___.___　　　　目前或最近一次为躁狂发作

F31.11　　　　　　轻度

F31.12　　　　　　中度

F31.13　　　　　　重度

F31.2　　　　　　伴精神病性特征

F31.73　　　　　　部分缓解

F31.74　　　　　　完全缓解

F31.9　　　　　　未特定的

F31.0　　　　目前或最近一次为轻躁狂发作

F31.71　　　　　　部分缓解

F31.72　　　　　　完全缓解

F31.9　　　　　　未特定的

___.___　　　　目前或最近一次为抑郁发作

F31.31　　　　　　轻度

F31.32　　　　　　中度

F31.4　　　　　　重度

F31.5　　　　　　伴精神病性特征

F31.75　　　　　　部分缓解

F31.76　　　　　　完全缓解

F31.9　　　　　　未特定的

F31.9　　　　目前或最近一次为未特定的发作

F31.81　　双相Ⅱ型障碍（67）

标注目前或最近发作：轻躁狂[b]、抑郁[a]

标注其病程，如果目前不符合心境发作的全部诊断标准：部分缓解、完全缓解

标注其严重程度，如果目前符合重性抑郁发作的全部诊断标准：轻度、中度、重度

F34.0	环性心境障碍（72）
	标注如果是：伴焦虑痛苦
___.__	物质/药物所致的双相及相关障碍（73）

  注：有关适用的ICD-10-CM编码，参见物质相关及成瘾障碍中特定的物质/药物所致的双相及相关障碍的物质类别。更多信息参见本书中的诊断标准系列和相应的记录步骤

  编码备注：ICD-10-CM编码取决于同一类物质是否存在共病的物质使用障碍。在任何情况下都不会给出物质使用障碍的额外单独诊断

  标注如果是：于中毒期间发生、于戒断期间发生、于使用药物后发生

___.__	由其他躯体疾病所致的双相及相关障碍（76）
	标注如果是：
F06.33	伴躁狂特征
F06.33	伴躁狂或轻躁狂样发作
F06.34	伴混合特征
F31.89	其他特定的双相及相关障碍（77）
F31.9	未特定的双相及相关障碍（78）
F39	未特定的心境障碍（78）

抑郁障碍（91）

F34.81	破坏性心境失调障碍（91）
___.__	重性抑郁障碍（92）
	标注：伴焦虑痛苦（标注目前的严重程度：轻度、中度、中–重度、重度），伴混合特征，伴忧郁特征，伴非典型特征，伴心境协调性精神病性特征，伴心境不协调性精

[7]

　　　　　　　　神病性特征，伴紧张症（使用额外的编码
　　　　　　　　F06.1），于围产期发生，伴季节性模式

___.__　　单次发作
F32.0　　　　轻度
F32.1　　　　中度
F32.2　　　　重度
F32.3　　　　伴精神病性特征
F32.4　　　　部分缓解
F32.5　　　　完全缓解
F32.9　　　　未特定的
___.__　　反复发作
F33.0　　　　轻度
F33.1　　　　中度
F33.2　　　　重度
F33.3　　　　伴精神病性特征
F33.41　　　部分缓解
F33.42　　　完全缓解
F33.9　　　　未特定的
F34.1　　持续性抑郁障碍（96）

　　　　　标注：伴焦虑痛苦（标注目前的严重程度：轻度、
　　　　　　　中度、中–重度、重度），伴非典型特征

　　　　　标注如果是：部分缓解、完全缓解

　　　　　标注如果是：早发、晚发

　　　　　标注如果是：伴纯粹的恶劣心境综合征；伴持续性
　　　　　　　重性抑郁发作；伴间歇性重性抑郁发作，目前
　　　　　　　为发作状态；伴间歇性重性抑郁发作，目前为
　　　　　　　未发作状态

　　　　　标注目前的严重程度：轻度、中度、重度

F32.81　　经前期烦躁障碍（98）
___.__　　物质／药物所致的抑郁障碍（99）

DSM-5-TR 分类

注：有关适用的 ICD-10-CM 编码，参见物质相关及成瘾障碍中特定物质/药物所致的抑郁障碍的物质类别。更多信息参见本书中的诊断标准系列和相应的记录步骤

编码备注：ICD-10-CM 编码取决于同一类物质是否存在共病的物质使用障碍。在任何情况下都不会给出物质使用障碍的额外单独诊断

标注如果是：于中毒期间发生、于戒断期间发生、于使用药物后发生

___.___ 由其他躯体疾病所致的抑郁障碍（102）

标注如果是：

F06.31	伴抑郁特征
F06.32	伴重性抑郁样发作
F06.34	伴混合特征
F32.89	其他特定的抑郁障碍（103）
F32.A	未特定的抑郁障碍（104）
F39	未特定的心境障碍（104）

焦虑障碍（113）

FF93.0	分离焦虑障碍（113）
F94.0	选择性缄默症（114）
___.___	特定恐怖症（114）

标注如果是：

F40.218	动物型
F40.228	自然环境型
___.___	血液–注射–损伤型
F40.230	恐惧血液
F40.231	恐惧注射和输液

[9]

F40.232	恐惧其他医疗服务
F40.233	恐惧受伤
F40.248	情境型
F40.298	其他
F40.10	社交焦虑障碍（116）
	标注如果是：仅限于表演状态
F41.0	惊恐障碍（117）
___.__	惊恐发作的标注（118）
F40.00	场所恐怖症（119）
F41.1	广泛性焦虑障碍（120）
___.__	物质/药物所致的焦虑障碍（121）

    注：有关适用的 ICD-10-CM 编码，参见物质相关及成瘾障碍中特定物质/药物所致的焦虑障碍的物质类别。更多信息参见本书中的诊断标准系列和相应的记录步骤

    编码备注：ICD-10-CM 编码取决于同一类物质是否存在共病的物质使用障碍。在任何情况下都不会给出物质使用障碍的额外单独诊断

    标注如果是：于中毒期间发生、于戒断期间发生、于使用药物后 发生

F06.4	由其他躯体疾病所致的焦虑障碍（124）
F41.8	其他特定的焦虑障碍（125）
F41.9	未特定的焦虑障碍（126）

强迫及相关障碍（127）

以下标注适用于强迫及相关障碍：

[a] 标注如果是：伴良好或一般的自知力、伴差的自知力、伴缺乏自知力/妄想信念

F42.2	强迫症 [a]（127）	

标注如果是：与抽动相关的

F45.22	躯体变形障碍 [a]（128）	

标注如果是：伴肌肉变形

F42.3	囤积障碍 [a]（129）	

标注如果是：伴过度收集

F63.3 拔毛癖（拔毛障碍）（131）

F42.4 抓痕（皮肤搔抓）障碍（131）

___.___ 物质／药物所致的强迫及相关障碍（132）

注：有关适用的 ICD-10-CM 编码，参见物质相关及成瘾障碍中特定物质／药物所致的强迫及相关障碍的物质类别。更多信息参见本书中的诊断标准系列和相应的记录步骤

编码备注：ICD-10-CM 编码取决于同一类物质是否存在共病的物质使用障碍。在任何情况下都不会给出物质使用障碍的额外单独诊断

标注如果是：于中毒期间发生、于戒断期间发生、于使用药物后发生

F06.8 由其他躯体疾病所致的强迫及相关障碍（134）

标注如果是：伴强迫症样症状、伴外貌先占观念、伴囤积症状、伴拔毛症状、伴皮肤搔抓症状

F42.8 其他特定的强迫及相关障碍（135）

F42.9 未特定的强迫及相关障碍（137）

创伤及应激相关障碍（139）

F94.1 反应性依恋障碍（139）

标注如果是：持续性

标注目前的严重程度：重度

F94.2 脱抑制性社会参与障碍（140）

	标注如果是：持续性
	标注目前的严重程度：重度
F43.10	创伤后应激障碍（141）
	标注如果是：伴分离症状
	标注如果是：伴延迟性表达
___.__	6岁以上个体的创伤后应激障碍（141）
___.__	6岁及6岁以下儿童的创伤后应激障碍（144）
F43.0	急性应激障碍（146）
___.__	适应障碍（149）
	标注如果是：急性、持续性（慢性）
	标注是否：
F43.21	伴抑郁心境
F43.22	伴焦虑
F43.23	伴混合性焦虑和抑郁心境
F43.24	伴行为紊乱
F43.25	伴混合性情绪和行为紊乱
F43.20	未特定的
F43.81	延长哀伤障碍（150）
F43.89	其他特定的创伤及应激相关障碍（151）
F43.9	未特定的创伤及应激相关障碍（152）

分离障碍（153）

F44.81	分离性身份障碍（153）
F44.0	分离性遗忘症（154）
	标注如果是：
F44.1	伴分离性漫游
F48.1	人格解体／现实解体障碍（154）
F44.89	其他特定的分离障碍（155）
F44.9	未特定的分离障碍（156）

躯体症状及相关障碍（157）

F45.1	躯体症状障碍（157）
	标注如果是：主要表现为疼痛
	标注如果是：持续性
	标注目前的严重程度：轻度、中度、重度
F45.21	疾病焦虑障碍（158）
	标注是否是：寻求服务型、回避服务型
___.__	功能性神经症状障碍（转换障碍）（158）
	标注如果是：急性发作、持续性
	标注如果是：伴心理应激源（标注应激源）、无心理应激源
	标注症状类型：
F44.4	伴无力或麻痹
F44.4	伴不正常运动
F44.4	伴吞咽症状
F44.4	伴言语症状
F44.5	伴癫痫或抽搐
F44.6	伴麻痹或感觉丧失
F44.6	伴特殊的感觉症状
F44.7	伴混合性症状
F54	影响其他躯体疾病的心理因素（159）
	标注目前的严重程度：轻度、中度、重度、极重度
___.__	做作性障碍（160）
	标注：单次发作、反复发作
F68.10	对自身的做作性障碍
F68.A	对他人的做作性障碍
F45.8	其他特定的躯体症状及相关障碍（162）
F45.9	未特定的躯体症状及相关障碍（162）

喂食及进食障碍 (163)

以下标注适用于喂食及进食障碍:

[a] 标注如果是:缓解
[b] 标注如果是:部分缓解、完全缓解
[c] 标注目前的严重程度:轻度、中度、重度、极重度

___.__	异食障碍[a](163)
F98.3	儿童
F50.89	成人
F98.21	反刍障碍[a](163)
F50.82	回避性/限制性摄食障碍[a](164)
___.__	神经性厌食[b,c](165)
	标注是否是:
F50.01	限制型
F50.02	暴食/清除型
F50.2	神经性贪食[b,c](166)
F50.81	暴食障碍[b,c](167)
F50.89	其他特定的喂食或进食障碍(168)
F50.9	未特定的喂食或进食障碍(170)

排泄障碍 (171)

F98.0	遗尿症(171)
	标注是否是:仅在夜间、仅在日间、在夜间和日间
F98.1	遗粪症(171)
	标注是否是:伴便秘和溢出性失禁、无便秘和溢出性失禁
___.__	其他特定的排泄障碍(172)

N39.498	伴排尿症状
R15.9	伴排粪症状
___.__	未特定的排泄障碍（172）
R32	伴排尿症状
R15.9	伴排粪症状

睡眠–觉醒障碍 (173)

以下标注适用于睡眠–觉醒障碍：

[a] 标注如果是：阵发性、持续性、复发性
[b] 标注如果是：急性、亚急性、持续性
[c] 标注目前的严重程度：轻度、中度、重度

F51.01	失眠障碍[a]（173） 标注如果是：伴精神障碍、伴躯体疾病、伴其他睡眠障碍
F51.11	嗜睡障碍[b,c]（174） 标注如果是：伴精神障碍、伴躯体疾病、伴其他睡眠障碍
___.__	发作性睡病[c]（176） 标注是否是：
G47.411	发作性睡病，伴猝倒或下丘脑分泌素缺乏（1型）
G47.419	发作性睡病，无猝倒和无下丘脑分泌素缺乏或未测量下丘脑分泌素（2型）
G47.421	由躯体疾病所致的发作性睡病，伴猝倒或下丘脑分泌素缺乏
G47.429	由躯体疾病所致的发作性睡病，无猝倒和无下丘脑分泌素缺乏

与呼吸相关的睡眠障碍 (178)

G47.33	阻塞性睡眠呼吸暂停低通气^c（178）
___.__	中枢性睡眠呼吸暂停（178）

标注目前的严重程度

标注是否是：

G47.31	特发性中枢性睡眠呼吸暂停
R06.3	潮式呼吸
G47.37	中枢性睡眠呼吸暂停共病阿片类物质使用

注： 如果存在阿片类物质使用障碍，则首先编码阿片类物质使用障碍

___.__ 睡眠相关的通气不足（179）

标注目前的严重程度

标注是否是：

G47.34	特发性通气不足
G47.35	先天性中枢性肺泡通气不足
G47.36	共病睡眠相关的通气不足

___.__ 昼夜节律睡眠–觉醒障碍^a（180）

标注是否是：

G47.21	睡眠时相延迟型（181）

标注如果是：家族型、与非 24 小时睡眠–觉醒重叠型

G47.22	睡眠时相提前型（181）

标注如果是：家族型

G47.23	睡眠–觉醒不规则型（181）
G47.24	非 24 小时睡眠–觉醒型（181）
G47.26	倒班工作型（181）
G47.20	未特定型（181）

DSM-5-TR 分类

睡眠异态 (182)

__.__ 非快速眼动睡眠唤醒障碍（182）

标注是否是：

F51.3 睡行型

标注是否是：伴与睡眠相关的进食、伴与睡眠相关的性行为（睡眠性交症）

F51.4 睡惊型

F51.5 梦魇障碍 [b,c]（183）

标注如果是：在睡眠开始时

标注如果是：伴精神障碍、伴躯体疾病、伴其他睡眠障碍

G47.52 快速眼动睡眠行为障碍（184）

G25.81 不安腿综合征（185）

__.__ 物质/药物所致的睡眠障碍（186）

注：有关适用的 ICD-10-CM 编码，参见物质相关及成瘾障碍中特定物质/药物所致的睡眠障碍的物质类别。更多信息参见本书中的诊断标准系列和相应的记录步骤

编码备注：ICD-10-CM 编码取决于同一类物质是否存在共病的物质使用障碍。在任何情况下都不会给出物质使用障碍的额外单独诊断

标注是否是：失眠型、日间困倦型、睡眠异态型、混合型

标注如果是：于中毒期间发生、于戒断期间发生、于使用药物后发生

G47.09 其他特定的失眠障碍（189）

G47.00 未特定的失眠障碍（190）

G47.19 其他特定的嗜睡障碍（190）

G47.10 未特定的嗜睡障碍（191）

G47.8	其他特定的睡眠–觉醒障碍（191）
G47.9	未特定的睡眠–觉醒障碍（192）

性功能失调 (193)

以下标注适用于性功能失调：

[a] 标注如果是：终身性、获得性

[b] 标注如果是：广泛性、情境性

[c] 标注目前的严重程度：轻度、中度、重度

F52.32	延迟射精 [a,b,c]（193）
F52.21	勃起障碍 [a,b,c]（194）
F52.31	女性性高潮障碍 [a,b,c]（195）
	标注如果是：在任何情境下都未体验过性高潮
F52.22	女性性兴趣/唤起障碍 [a,b,c]（196）
F52.6	生殖器–盆腔痛/插入障碍 [a,c]（197）
F52.0	男性性欲低下障碍 [a,b,c]（198）
F52.4	早泄 [a,b,c]（199）
___.__	物质/药物所致的性功能失调 [c]（200）
	注：有关适用的 ICD-10-CM 编码，参见物质相关及成瘾障碍中特定物质/药物所致的性功能失调的物质类别。更多信息参见本书中的诊断标准系列和相应的记录步骤
	编码备注：ICD-10-CM 编码取决于同一类物质是否存在共病的物质使用障碍。在任何情况下都不会给出物质使用障碍的额外单独诊断
	标注如果是：于中毒期间发生、于戒断期间发生、于使用药物后发生
F52.8	其他特定的性功能失调（203）
F52.9	未特定的性功能失调（204）

性别烦躁 (205)

以下标注和备注适用于性别烦躁:

[a] 标注如果是: 伴性发育障碍 / 差异

[b] 注: 除了性别烦躁以外,如果存在性发育障碍 / 差异,则需编码

__.__	性别烦躁(205)
F64.2	儿童性别烦躁 [a,b]
F64.0	青少年和成人的性别烦躁 [a,b]
	标注如果是: 变性后
F64.8	其他特定的性别烦躁(207)
F64.9	未特定的性别烦躁(207)

破坏性、冲动控制及品行障碍 (209)

F91.3	对立违抗障碍(209)
	标注目前的严重程度: 轻度、中度、重度
F63.81	间歇性暴怒障碍(210)
__.__	品行障碍(211)
	标注如果是: 伴有限的亲社会情感
	标注目前的严重程度: 轻度、中度、重度
	标注是否是:
F91.1	儿童期起病型
F91.2	青少年期起病型
F91.9	未特定起病型
F60.2	反社会型人格障碍(214)
F63.1	纵火狂(214)
F63.2	偷窃狂(215)

F91.8	其他特定的破坏性、冲动控制及品行障碍（215）
F91.9	未特定的破坏性、冲动控制及品行障碍（216）

物质相关及成瘾障碍 (217)

物质相关障碍（220）
酒精相关障碍（222）

___.__	酒精使用障碍（222）
	标注如果是：在受控制的环境下
	标注目前的严重程度/缓解情况：
F10.10	轻度
F10.11	早期缓解
F10.11	持续缓解
F10.20	中度
F10.21	早期缓解
F10.21	持续缓解
F10.20	重度
F10.21	早期缓解
F10.21	持续缓解
___.__	酒精中毒（224）
F10.120	伴轻度使用障碍
F10.220	伴中度或重度使用障碍
F10.920	无使用障碍
___.__	酒精戒断（225）
	无感知紊乱
F10.130	伴轻度使用障碍
F10.230	伴中度或重度使用障碍
F10.930	无使用障碍
	伴感知紊乱

DSM-5-TR 分类

F10.132	伴轻度使用障碍
F10.232	伴中度或重度使用障碍
F10.932	无使用障碍
___.___	酒精所致的精神障碍（226）

注：障碍按其在本书中出现的顺序列出

[a] 标注于中毒期间发生、于戒断期间发生
[b] 标注如果是：急性、持续性
[c] 标注如果是：活动过度、活动减退、混合性活动水平

___.___	酒精所致的精神病性障碍[a]（53）
F10.159	伴轻度使用障碍
F10.259	伴中度或重度使用障碍
F10.959	无使用障碍
___.___	酒精所致的双相及相关障碍[a]（74）
F10.14	伴轻度使用障碍
F10.24	伴中度或重度使用障碍
F10.94	无使用障碍
___.___	酒精所致的抑郁障碍[a]（100）
F10.14	伴轻度使用障碍
F10.24	伴中度或重度使用障碍
F10.94	无使用障碍
___.___	酒精所致的焦虑障碍[a]（123）
F10.180	伴轻度使用障碍
F10.280	伴中度或重度使用障碍
F10.980	无使用障碍
___.___	酒精所致的睡眠障碍[a]（187）

标注是否是：失眠型

F10.182	伴轻度使用障碍
F10.282	伴中度或重度使用障碍
F10.982	无使用障碍
___.___	酒精所致的性功能失调[a]（201）

	标注如果是：轻度、中度、重度
F10.181	伴轻度使用障碍
F10.281	伴中度或重度使用障碍
F10.981	无使用障碍
___.__	酒精中毒性谵妄 [b,c]（285）
F10.121	伴轻度使用障碍
F10.221	伴中度或重度使用障碍
F10.921	无使用障碍
___.__	酒精戒断性谵妄 [b,c]（286）
F10.131	伴轻度使用障碍
F10.231	伴中度或重度使用障碍
F10.931	无使用障碍
___.__	酒精所致的重度神经认知障碍（307）
	标注如果是：持续性
___.__	遗忘–虚构型
F10.26	伴中度或重度使用障碍
F10.96	无使用障碍
___.__	非遗忘–虚构型
F10.27	伴中度或重度使用障碍
F10.97	无使用障碍
	酒精所致的轻度神经认知障碍（307）
	标注如果是：持续性
F10.188	伴轻度使用障碍
F10.288	伴中度或重度使用障碍
F10.988	无使用障碍
F10.99	未特定的酒精相关障碍（227）

咖啡因相关障碍（227）

F15.920	咖啡因中毒（227）
F15.93	咖啡因戒断（228）
___.__	咖啡因所致的精神障碍（229）

DSM-5-TR 分类

注：障碍按其在本书中出现的顺序列出

标注于中毒期间发生、于戒断期间发生、于使用药物后发生

注：在服用了包含这类物质的非处方药物后，也可诱发相关物质所致的精神障碍

F15.980 咖啡因所致的焦虑障碍（123）

F15.982 咖啡因所致的睡眠障碍（187）

标注是否为：失眠型、日间困倦型、睡眠异态型、混合型

F15.99 未特定的咖啡因相关障碍（229）

大麻相关障碍（229）

___.___ 大麻使用障碍（229）

标注如果是：在受控的环境下

标注目前的严重程度/缓解情况：

F12.10	轻度
F12.11	早期缓解
F12.11	持续缓解
F12.20	中度
F12.21	早期缓解
F12.21	持续缓解
F12.20	重度
F12.21	早期缓解
F12.21	持续缓解

___.___ 大麻中毒（231）

无感知紊乱

F12.120 伴轻度使用障碍

F12.220 伴中度或重度使用障碍

F12.920 无使用障碍

伴感知紊乱

F12.122 伴轻度使用障碍

[23]

F12.222	伴中度或重度使用障碍
F12.922	无使用障碍
___.__	大麻戒断（232）
F12.13	伴轻度使用障碍
F12.23	伴中度或重度使用障碍
F12.93	无使用障碍
___.__	大麻所致的精神障碍（233）

注：障碍按其在本书中出现的顺序列出

[a] 标注于中毒期间发生、于戒断期间发生、于使用药物后发生

注：当作为处方药物使用时，这类物质也可诱发相关物质所致的 精神障碍

[b] 标注如果是：急性、持续性

[c] 标注如果是：活动过度、活动减退、混合性活动水平

___.__	大麻所致的精神病性障碍 [a]（53）
F12.159	伴轻度使用障碍
F12.259	伴中度或重度使用障碍
F12.959	无使用障碍
___.__	大麻所致的焦虑障碍 [a]（123）
F12.180	伴轻度使用障碍
F12.280	伴中度或重度使用障碍
F12.980	无使用障碍
___.__	大麻所致的睡眠障碍 [a]（187）
	标注是否是：失眠型、日间困倦型、睡眠异态型、混合型
F12.188	伴轻度使用障碍
F12.288	伴中度或重度使用障碍
F12.988	无使用障碍
___.__	大麻中毒性谵妄 [b,c]（285）

F12.121	伴轻度使用障碍
F12.221	伴中度或重度使用障碍
F12.921	无使用障碍
F12.921	药用大麻受体激动剂所致的谵妄 [b,c]（286）

注：当按处方服用大麻受体激动剂药物时，"按处方用"这一名称用于区分药物所致的谵妄和物质中毒性谵妄

F12.99	未特定的大麻相关障碍（234）

致幻剂相关障碍（234）

__.__	苯环己哌啶使用障碍（234）
	标注如果是：在受控制的环境下
	标注目前的严重程度 / 缓解情况：
F16.10	轻度
F16.11	早期缓解
F16.11	持续缓解
F16.20	中度
F16.21	早期缓解
F16.21	持续缓解
F16.20	重度
F16.21	早期缓解
F16.21	持续缓解
__.__	其他致幻剂使用障碍（237）
	标注特定的致幻剂
	标注如果是：在受控制的环境下
	标注目前的严重程度 / 缓解情况：
F16.10	轻度
F16.11	早期缓解
F16.11	持续缓解
F16.20	中度
F16.21	早期缓解

F16.21		持续缓解
F16.20		重度
F16.21		早期缓解
F16.21		持续缓解
___.__		苯环己哌啶中毒（239）
F16.120		伴轻度使用障碍
F16.220		伴中度或重度使用障碍
F16.920		无使用障碍
___.__		其他致幻剂中毒（240）
F16.120		伴轻度使用障碍
F16.220		伴中度或重度使用障碍
F16.920		无使用障碍
F16.983		致幻剂持续性感知障碍（241）
___.__		苯环己哌啶所致的精神障碍（241）

注：障碍按其在本书中出现的顺序列出

[a] 标注于中毒期间发生、于戒断期间发生、于使用药物后发生

注：当作为处方药物使用时，这类物质也可以诱发相关物质所致的精神障碍

___.__		苯环己哌啶所致的精神病性障碍[a]（53）
F16.159		伴轻度使用障碍
F16.259		伴中度或重度使用障碍
F16.959		无使用障碍
___.__		苯环己哌啶所致的双相及相关障碍[a]（74）
F16.14		伴轻度使用障碍
F16.24		伴中度或重度使用障碍
F16.94		无使用障碍
___.__		苯环己哌啶所致的抑郁障碍[a]（100）
F16.14		伴轻度使用障碍
F16.24		伴中度或重度使用障碍

F16.94	无使用障碍
___.__	苯环己哌啶所致的焦虑障碍 [a]（123）
F16.180	伴轻度使用障碍
F16.280	伴中度或重度使用障碍
F16.980	无使用障碍
___.__	苯环己哌啶中毒性谵妄（285）
	标注如果是：急性、持续性
	标注如果是：活动过度、活动减退、混合性活动水平
F16.121	伴轻度使用障碍
F16.221	伴中度或重度使用障碍
F16.921	无使用障碍
___.__	致幻剂所致的精神障碍（242）

注：障碍按其在本书中出现的顺序列出

[a] 标注于中毒期间发生、于使用药物后发生

注：当作为处方药物使用时，这类物质也可以诱发相关物质所致 的精神障碍

[b] 标注如果是：急性、持续性

[c] 标注如果是：活动过度、活动减退、混合性活动水平

___.__	其他致幻剂所致的精神病性障碍 [a]（53）
F16.159	伴轻度使用障碍
F16.259	伴中度或重度使用障碍
F16.959	无使用障碍
___.__	其他致幻剂所致的双相及相关障碍 [a]（74）
F16.14	伴轻度使用障碍
F16.24	伴中度或重度使用障碍
F16.94	无使用障碍
___.__	其他致幻剂所致的抑郁障碍 [a]（100）
F16.14	伴轻度使用障碍

F16.24	伴中度或重度使用障碍
F16.94	无使用障碍
___.__	其他致幻剂所致的焦虑障碍 [a]（123）
F16.180	伴轻度使用障碍
F16.280	伴中度或重度使用障碍
F16.980	无使用障碍
___.__	其他致幻剂中毒性谵妄 [b,c]（285）
F16.121	伴轻度使用障碍
F16.221	伴中度或重度使用障碍
F16.921	无使用障碍
F16.921	氯胺酮或其他致幻剂所致的谵妄 [b,c]（286）

注：当按处方服用氯胺酮或其他致幻剂时，"按处方服用"这一名称用于区分药物所致的谵妄和物质中毒性谵妄

| F16.99 | 未特定的苯环己哌啶相关障碍（242） |
| F16.99 | 未特定的致幻剂相关障碍（243） |

吸入剂相关障碍（243）

___.__ 吸入剂使用障碍（243）

标注特定的吸入剂

标注如果是：*在受控制的环境下*

标注目前的严重程度/缓解情况：

F18.10	轻度
F18.11	早期缓解
F18.11	持续缓解
F18.20	中度
F18.21	早期缓解
F18.21	持续缓解
F18.20	重度
F18.21	早期缓解
F18.21	持续缓解

___.___	吸入剂中毒（245）
F18.120	伴轻度使用障碍
F18.220	伴中度或重度使用障碍
F18.920	无使用障碍
___.___	吸入剂所致的精神障碍（246）

注：障碍按其在本书中出现的顺序列出
ᵃ 标注于中毒期间发生

___.___	吸入剂所致的精神病性障碍ᵃ（53）
F18.159	伴轻度使用障碍
F18.259	伴中度或重度使用障碍
F18.959	无使用障碍
___.___	吸入剂所致的抑郁障碍ᵃ（100）
F18.14	伴轻度使用障碍
F18.24	伴中度或重度使用障碍
F18.94	无使用障碍
___.___	吸入剂所致的焦虑障碍ᵃ（123）
F18.180	伴轻度使用障碍
F18.280	伴中度或重度使用障碍
F18.980	无使用障碍
___.___	吸入剂中毒性谵妄（285）

标注如果是：急性、持续性
标注如果是：活动过度、活动减退、混合性活动水平

F18.121	伴轻度使用障碍
F18.221	伴中度或重度使用障碍
F18.921	无使用障碍
___.___	吸入剂所致的重度神经认知障碍（307）

标注如果是：持续性

F18.17	伴轻度使用障碍
F18.27	伴中度或重度使用障碍
F18.97	无使用障碍

	吸入剂所致的轻度神经认知障碍（307）
	标注如果是：持续性
F18.188	伴轻度使用障碍
F18.288	伴中度或重度使用障碍
F18.988	无使用障碍
F18.99	未特定的吸入剂相关障碍（247）

阿片类物质相关障碍（247）

___.___	阿片类物质使用障碍（247）
	标注如果是：维持治疗，在受控制的环境下
	标注目前的严重程度/缓解情况：
F11.10	轻度
F11.11	早期缓解
F11.11	持续缓解
F11.20	中度
F11.21	早期缓解
F11.21	持续缓解
F11.20	重度
F11.21	早期缓解
F11.21	持续缓解
___.___	阿片类物质中毒（250）
	无感知紊乱
F11.120	伴轻度使用障碍
F11.220	伴中度或重度使用障碍
F11.920	无使用障碍
	伴感知紊乱
F11.122	伴轻度使用障碍
F11.222	伴中度或重度使用障碍
F11.922	无使用障碍
___.___	阿片类物质戒断（251）
F11.13	伴轻度使用障碍

F11.23	伴中度或重度使用障碍
F11.93	无使用障碍
___.__	阿片类物质所致的精神障碍（252）

注：障碍按其在本书中出现的顺序列出

[a] 标注于中毒期间发生、于戒断期间发生、于使用药物后发生

注：当作为处方药物使用时，这类物质也可以诱发相关物质所致的精神障碍

[b] 标注如果是：急性、持续性

[c] 标注如果是：活动过度、活动减退、混合性活动水平

___.__	阿片类物质所致的抑郁障碍[a]（100）
F11.14	伴轻度使用障碍
F11.24	伴中度或重度使用障碍
F11.94	无使用障碍
___.__	阿片类物质所致的焦虑障碍[a]（123）
F11.188	伴轻度使用障碍
F11.288	伴中度或重度使用障碍
F11.988	无使用障碍
___.__	阿片类物质所致的睡眠障碍[a]（187）

标注如果是：失眠型、日间困倦型、睡眠异态型、混合型

F11.182	伴轻度使用障碍
F11.282	伴中度或重度使用障碍
F11.982	无使用障碍
___.__	阿片类物质所致的性功能失调[a]（201）

标注如果是：轻度、中度、重度

F11.181	伴轻度使用障碍
F11.281	伴中度或重度使用障碍
F11.981	无使用障碍

___.___	阿片类物质中毒性谵妄 b,c（285）
F11.121	伴轻度使用障碍
F11.221	伴中度或重度使用障碍
F11.921	无使用障碍
___.___	阿片类物质戒断性谵妄 b,c（286）
F11.188	伴轻度使用障碍
F11.288	伴中度或重度使用障碍
F11.988	无使用障碍
___.___	阿片类物质所致的谵妄 b,c（286）

注："按处方服用"这一名称将用于区分药物所致的谵妄与物质中毒性谵妄、物质戒断性谵妄

F11.921	按处方服用阿片类药物时（286）
F11.988	按处方服用阿片类药物后的戒断期间（286）
F11.99	未特定的阿片类物质相关障碍（252）

镇静剂、催眠药或抗焦虑药相关障碍（253）

___.___ 镇静剂、催眠药或抗焦虑药使用障碍（253）
标注如果是：在受控制的环境下
标注目前的严重程度/缓解情况：

F13.10	轻度
F13.11	早期缓解
F13.11	持续缓解
F13.20	中度
F13.21	早期缓解
F13.21	持续缓解
F13.20	重度
F13.21	早期缓解
F13.21	持续缓解
___.___	镇静剂、催眠药或抗焦虑药中毒（256）
F13.120	伴轻度使用障碍
F13.220	伴中度或重度使用障碍

F13.920	无使用障碍
___.__	镇静剂、催眠药或抗焦虑药戒断（257）
	无感知紊乱
F13.130	伴轻度使用障碍
F13.230	伴中度或重度使用障碍
F13.930	无使用障碍
	伴感知紊乱
F13.132	伴轻度使用障碍
F13.232	伴中度或重度使用障碍
F13.932	无使用障碍
___.__	镇静剂、催眠药或抗焦虑药所致的精神障碍（258）

注：障碍按其在本书中出现的顺序列出

[a] 标注于中毒期间发生、于戒断期间发生、于使用药物后发生

注：当作为处方药物使用时，这类物质也可以诱发相关物质所致的精神障碍

[b] 标注如果是：急性、持续性

[c] 标注如果是：活动过度、活动减退、混合性活动水平

___.__	镇静剂、催眠药或抗焦虑药所致的精神病性障碍[a]（53）
F13.159	伴轻度使用障碍
F13.259	伴中度或重度使用障碍
F13.959	无使用障碍
___.__	镇静剂、催眠药或抗焦虑药所致的双相及相关障碍[a]（74）
F13.14	伴轻度使用障碍
F13.24	伴中度或重度使用障碍
F13.94	无使用障碍
___.__	镇静剂、催眠药或抗焦虑药所致的抑郁障碍[a]（100）

F13.14	伴轻度使用障碍
F13.24	伴中度或重度使用障碍
F13.94	无使用障碍
___.__	镇静剂、催眠药或抗焦虑药所致的焦虑障碍[a]（123）
F13.180	伴轻度使用障碍
F13.280	伴中度或重度使用障碍
F13.980	无使用障碍
___.__	镇静剂、催眠药或抗焦虑药所致的睡眠障碍[a]（187）
	标注如果是：失眠型、日间困倦型、睡眠异态型、混合型
F13.182	伴轻度使用障碍
F13.282	伴中度或重度使用障碍
F13.982	无使用障碍
___.__	镇静剂、催眠药或抗焦虑药所致的性功能失调[a]（201）
	标注如果是：轻度、中度、重度
F13.181	伴轻度使用障碍
F13.281	伴中度或重度使用障碍
F13.981	无使用障碍
___.__	镇静剂、催眠药或抗焦虑药中毒性谵妄[b,c]（285）
F13.121	伴轻度使用障碍
F13.221	伴中度或重度使用障碍
F13.921	无使用障碍
___.__	镇静剂、催眠药或抗焦虑药戒断性谵妄[b,c]（286）
F13.131	伴轻度使用障碍
F13.231	伴中度或重度使用障碍
F13.931	无使用障碍
___.__	镇静剂、催眠药或抗焦虑药所致的谵妄[b,c]（286）
	注："按处方服用"这一名称将用于区分药物所致的谵妄与物质中毒性谵妄、物质戒断性谵妄

F13.921	按处方服用镇静剂、催眠药或抗焦虑药时（286）
F13.931	按处方服用镇静剂、催眠药或抗焦虑药后的戒断期间（286）
___.___	镇静剂、催眠药或抗焦虑药所致的重度神经认知障碍（307）

标注如果是：持续性

F13.27	伴中度或重度使用障碍
F13.97	无使用障碍
___.___	镇静剂、催眠药或抗焦虑药所致的轻度神经认知障碍（307）

标注如果是：持续性

F13.188	伴轻度使用障碍
F13.288	伴中度或重度使用障碍
F13.988	无使用障碍
F13.99	未特定的镇静剂、催眠药或抗焦虑药相关障碍（259）

兴奋剂相关障碍（259）

___.___	兴奋剂使用障碍（259）

标注如果是：在受控的环境下
标注目前的严重程度/缓解情况：

___.___	轻度
F15.10	苯丙胺类物质
F14.10	可卡因
F15.10	其他或未特定的兴奋剂
___.___	轻度、早期缓解
F15.11	苯丙胺类物质
F14.11	可卡因
F15.11	其他或未特定的兴奋剂
___.___	轻度、持续缓解
F15.11	苯丙胺类物质

F14.11	可卡因
F15.11	其他或未特定的兴奋剂
___.___	中度
F15.20	苯丙胺类物质
F14.20	可卡因
F15.20	其他或未特定的兴奋剂
___.___	中度、早期缓解
F15.21	苯丙胺类物质
F14.21	可卡因
F15.21	其他或未特定的兴奋剂
___.___	中度、持续缓解
F15.21	苯丙胺类物质
F14.21	可卡因
F15.21	其他或未特定的兴奋剂
___.___	重度
F15.20	苯丙胺类物质
F14.20	可卡因
F15.20	其他或未特定的兴奋剂
___.___	重度、早期缓解
F15.21	苯丙胺类物质
F14.21	可卡因
F15.21	其他或未特定的兴奋剂
___.___	重度、持续缓解
F15.21	苯丙胺类物质
F14.21	可卡因
F15.21	其他或未特定的兴奋剂
___.___	兴奋剂中毒（263）
	标注特定的中毒物质
	无感知紊乱
___.___	苯丙胺类物质或其他兴奋剂中毒

F15.120	伴轻度使用障碍
F15.220	伴中度或重度使用障碍
F15.920	无使用障碍
___.___	可卡因中毒
F14.120	伴轻度使用障碍
F14.220	伴中度或重度使用障碍
F14.920	无使用障碍
	伴感知紊乱
___.___	苯丙胺类物质或其他兴奋剂中毒
F15.122	伴轻度使用障碍
F15.222	伴中度或重度使用障碍
F15.922	无使用障碍
___.___	可卡因中毒
F14.122	伴轻度使用障碍
F14.222	伴中度或重度使用障碍
F14.922	无使用障碍
___.___	兴奋剂戒断（265）
	标注引起戒断综合征的特定物质
___.___	苯丙胺类物质或其他兴奋剂戒断
F15.13	伴轻度使用障碍
F15.23	伴中度或重度使用障碍
F15.93	无使用障碍
___.___	可卡因戒断
F14.13	伴轻度使用障碍
F14.23	伴中度或重度使用障碍
F14.93	无使用障碍
___.___	兴奋剂所致的精神障碍（266）

注：障碍按其在本书中出现的顺序列出

[a] 标注于中毒期间发生、于戒断期间发生、于使用药物后发生

注：当作为处方药物使用时，苯丙胺类物质和其他兴奋剂也可以 诱发相关物质所致的精神障碍

[b] 标注如果是：急性、持续性

[c] 标注如果是：活动过度、活动减退、混合性活动水平

___.___ 苯丙胺类物质（或其他兴奋剂）所致的精神病性障碍[a]（53）

F15.159 伴轻度使用障碍
F15.259 伴中度或重度使用障碍
F15.959 无使用障碍

___.___ 可卡因所致的精神病性障碍[a]（53）

F14.159 伴轻度使用障碍
F14.259 伴中度或重度使用障碍
F14.959 无使用障碍

___.___ 苯丙胺类物质（或其他兴奋剂）所致的双相及相关障碍[a]（74）

F15.14 伴轻度使用障碍
F15.24 伴中度或重度使用障碍
F15.94 无使用障碍

___.___ 可卡因所致的双相及相关障碍[a]（74）

F14.14 伴轻度使用障碍
F14.24 伴中度或重度使用障碍
F14.94 无使用障碍

___.___ 苯丙胺类物质（或其他兴奋剂）所致的抑郁障碍[a]（100）

F15.14 伴轻度使用障碍
F15.24 伴中度或重度使用障碍
F15.94 无使用障碍

___.___ 可卡因所致的抑郁障碍[a]（100）

F14.14 伴轻度使用障碍

F14.24	伴中度或重度使用障碍
F14.94	无使用障碍
___.__	苯丙胺类物质（或其他兴奋剂）所致的焦虑障碍 [a]（123）
F15.180	伴轻度使用障碍
F15.280	伴中度或重度使用障碍
F15.980	无使用障碍
___.__	可卡因所致的焦虑障碍 [a]（123）
F14.180	伴轻度使用障碍
F14.280	伴中度或重度使用障碍
F14.980	无使用障碍
___.__	苯丙胺类物质（或其他兴奋剂）所致的强迫及相关障碍 [a]（133）
F15.188	伴轻度使用障碍
F15.288	伴中度或重度使用障碍
F15.988	无使用障碍
___.__	可卡因所致的强迫及相关障碍 [a]（133）
F14.188	伴轻度使用障碍
F14.288	伴中度或重度使用障碍
F14.988	无使用障碍
___.__	苯丙胺类物质（或其他兴奋剂）所致的睡眠障碍 [a]（187）
	标注如果是：失眠型、日间困倦型、混合型
F15.182	伴轻度使用障碍
F15.282	伴中度或重度使用障碍
F15.982	无使用障碍
___.__	可卡因所致的睡眠障碍 [a]（187）
	标注如果是：失眠型、日间困倦型、睡眠异态型、混合型
F14.182	伴轻度使用障碍

F14.282	伴中度或重度使用障碍
F14.982	无使用障碍
___.__	苯丙胺类物质（或其他兴奋剂）所致的性功能失调 [a]（202）
	标注如果是：轻度、中度、重度
F15.181	伴轻度使用障碍
F15.281	伴中度或重度使用障碍
F15.981	无使用障碍
___.__	可卡因所致的性功能失调 [a]（202）
	标注如果是：轻度、中度、重度
F14.181	伴轻度使用障碍
F14.281	伴中度或重度使用障碍
F14.981	无使用障碍
___.__	苯丙胺类物质（或其他兴奋剂）中毒性谵妄 [b,c]（285）
F15.121	伴轻度使用障碍
F15.221	伴中度或重度使用障碍
F15.921	无使用障碍
___.__	可卡因中毒性谵妄 [b,c]（285）
F14.121	伴轻度使用障碍
F14.221	伴中度或重度使用障碍
F14.921	无使用障碍
F15.921	苯丙胺类（或其他兴奋剂）药物所致的谵妄 [b,c]（286）
	注： 当按处方服用苯丙胺类或其他兴奋剂药物时，"按处方服用"这一名称用于区分药物所致的谵妄和物质中毒性谵妄
___.__	苯丙胺类物质（或其他兴奋剂）所致的轻度神经认知障碍（307）
	标注如果是：持续性
F15.188	伴轻度使用障碍
F15.288	伴中度或重度使用障碍

F15.988	无使用障碍
___.__	可卡因所致的轻度神经认知障碍(307)

标注如果是:持续性

F14.188	伴轻度使用障碍
F14.288	伴中度或重度使用障碍
F14.988	无使用障碍
___.__	未特定的兴奋剂相关障碍(266)
F15.99	苯丙胺类物质或其他兴奋剂
F14.99	可卡因

烟草相关障碍(267)

___.__	烟草使用障碍(267)

标注如果是:维持治疗、在受控制的环境下
标注目前的严重程度/缓解情况:

Z72.0	轻度
F17.200	中度
F17.201	早期缓解
F17.201	持续缓解
F17.200	重度
F17.201	早期缓解
F17.201	持续缓解
F17.203	烟草戒断(269)

注:ICD-10-CM 编码表明,必须存在中度或重度烟草使用障碍,才能适用烟草戒断的编码

___.__	烟草所致的精神障碍(270)
F17.208	烟草所致的睡眠障碍,伴中度或重度使用障碍(187)

标注如果是:失眠型、日间困倦型、睡眠异态型、混合型
标注于戒断期间发生、于使用药物后发生

F17.209	未特定的烟草相关障碍(270)

其他（或未知）物质相关障碍（270）

___.__ 　　其他（或未知）物质使用障碍（270）
　　　　　标注如果是：在受控的环境下
　　　　　标注目前的严重程度/缓解情况：

F19.10	轻度
F19.11	早期缓解
F19.11	持续缓解
F19.20	中度
F19.21	早期缓解
F19.21	持续缓解
F19.20	重度
F19.21	早期缓解
F19.21	持续缓解

___.__ 　　其他（或未知）物质中毒（273）
　　　　　无感知紊乱

F19.120	伴轻度使用障碍
F19.220	伴中度或重度使用障碍
F19.920	无使用障碍

　　　　　伴感知紊乱

F19.122	伴轻度使用障碍
F19.222	伴中度或重度使用障碍
F19.922	无使用障碍

___.__ 　　其他（或未知）物质戒断（274）
　　　　　无感知紊乱

F19.130	伴轻度使用障碍
F19.230	伴中度或重度使用障碍
F19.930	无使用障碍

　　　　　伴感知紊乱

F19.132	伴轻度使用障碍
F19.232	伴中度或重度使用障碍

F19.932	无使用障碍
__.__	其他（或未知）物质所致的精神障碍（275）

注：障碍按其在本书中出现的顺序列出

[a] 标注于中毒期间发生、于戒断期间发生、于使用药物后发生

注：当作为处方或非处方药物使用时，这类物质也可以诱发相关 物质所致的精神障碍

[b] 标注如果是：急性、持续性

[c] 标注如果是：活动过度、活动减退、混合性活动水平

__.__	其他（或未知）物质所致的精神病性障碍[a]（53）
F19.159	伴轻度使用障碍
F19.259	伴中度或重度使用障碍
F19.959	无使用障碍
__.__	其他（或未知）物质所致的双相及相关障碍[a]（74）
F19.14	伴轻度使用障碍
F19.24	伴中度或重度使用障碍
F19.94	无使用障碍
__.__	其他（或未知）物质所致的抑郁障碍[a]（100）
F19.14	伴轻度使用障碍
F19.24	伴中度或重度使用障碍
F19.94	无使用障碍
__.__	其他（或未知）物质所致的焦虑障碍[a]（123）
F19.180	伴轻度使用障碍
F19.280	伴中度或重度使用障碍
F19.980	无使用障碍
__.__	其他（或未知）物质所致的强迫及相关障碍[a]（133）
F19.188	伴轻度使用障碍
F19.288	伴中度或重度使用障碍
F19.988	无使用障碍

___.__	其他（或未知）物质所致的睡眠障碍 [a]（187）
	标注如果是：失眠型、日间困倦型、睡眠异态型、混合型
F19.182	伴轻度使用障碍
F19.282	伴中度或重度使用障碍
F19.982	无使用障碍
___.__	其他（或未知）物质所致的性功能失调 [a]（202）
	标注如果是：轻度、中度、重度
F19.181	伴轻度使用障碍
F19.281	伴中度或重度使用障碍
F19.981	无使用障碍
___.__	其他（或未知）物质中毒性谵妄 [b,c]（285）
F19.121	伴轻度使用障碍
F19.221	伴中度或重度使用障碍
F19.921	无使用障碍
___.__	其他（或未知）物质戒断性谵妄 [b,c]（286）
F19.131	伴轻度使用障碍
F19.231	伴中度或重度使用障碍
F19.931	无使用障碍
___.__	其他（或未知）药物所致的谵妄 [b,c]（286）
	注： "按处方服用"这一名称将用于区分药物所致的谵妄与物质中毒性谵妄、物质戒断性谵妄
F19.921	按处方服用其他（或未知）药物时（287）
F19.931	按处方服用其他（或未知）药物后的戒断期间（287）
___.__	其他（或未知）物质所致的重度神经认知障碍（307）
	标注如果是：持续性
F19.17	伴轻度使用障碍
F19.27	伴中度或重度使用障碍
F19.97	无使用障碍
___.__	其他（或未知）物质所致的轻度神经认知障碍（307）

	标注如果是：持续性
F19.188	伴轻度使用障碍
F19.288	伴中度或重度使用障碍
F19.988	无使用障碍
F19.99	未特定的其他（或未知）物质相关障碍（276）

非物质相关障碍（276）

F63.0	赌博障碍（276）
	标注如果是：阵发性、持续性
	标注如果是：早期缓解、持续缓解
	标注目前的严重程度：轻度、中度、重度

神经认知障碍（279）

___.___	谵妄（284）
	标注如果是：急性、持续性
	标注如果是：活动过度、活动减退、混合性活动水平
	ᵃ注：有关适用的 ICD-10-CM 编码参见物质相关及成瘾障碍中特定物质/药物所致的谵妄的物质类别。更多信息参见本书中的诊断标准系列和相应的记录步骤
	标注是否是：
___.___	物质中毒性谵妄 ᵃ
___.___	物质戒断性谵妄 ᵃ
___.___	药物所致的谵妄 ᵃ
F05	由其他躯体疾病所致的谵妄
F05	由多种病因所致的谵妄
F05	其他特定的谵妄（289）
F05	未特定的谵妄（289）

重度和轻度神经认知障碍（290）

在列出具体诊断的情况下，参考以下顺序编码并记录重度和轻度神经认知障碍，例外情况如下：

重度和轻度神经认知障碍：标注是否是由阿尔茨海默病、额颞叶变性、路易体病、血管性疾病、创伤性脑损伤、物质/药物使用、HIV感染、朊病毒病、帕金森病、亨廷顿病、其他躯体疾病、多种病因、未特定病因等所致。

重度和轻度神经认知障碍：首先编码重度或轻度神经认知障碍的特定的躯体病因。**注**：重度血管性神经认知障碍、由可疑的病因所致的重度神经认知障碍、物质/药物所致的重度或轻度神经认知障碍、由未知病因所致的重度或轻度神经认知障碍，都没有病因上的医学编码。

[a] **仅限重度神经认知障碍**：其次编码严重程度（下述诊断编码的第四位使用"x"）：.Ay 轻度，.By 中度，.Cy 重度。**注**：不适用于任何物质/药物所致的神经认知障碍。

[b] **仅限重度神经认知障碍**：然后编码任一种伴随的行为或心理紊乱（下述诊断编码的第五位和第六位使用"y"）：.x11 伴激越；.x4 伴焦虑；.x3 伴心境症状；.x2 伴精神病性障碍；.x18 伴其他行为或心理紊乱（如淡漠）；.x0 无伴随的行为或心理紊乱。**注**：在存在一种以上有关的行为或心理紊乱的情况下，每一种都应该被单独编码。更多信息参见第295～296页的编码表。

[c] **仅限轻度神经认知障碍**（例外情况：参见备注d）：编码 **F06.70** 无行为紊乱或 **F06.71** 伴行为紊乱（如淡漠、激越、焦虑、心境症状、精神病性障碍或其他行为症状）。**仅针对轻度神经认知障碍的编码说明**：对于由相同的躯体疾病所致的轻度神经认知障碍，使用额外的疾病编码来表示临床上显著的精神病性症状（如 **F06.2** 由阿尔茨海默病所致的精神障碍，伴妄想；**F06.32** 由帕金森病所致的抑郁障碍，伴重度抑郁样发作）。**注**：由其他躯体疾病所致的精神障碍的额外编码被包括在与它们共享现象学的疾病中（例如，由其他躯体疾病

所致的抑郁障碍，参见"抑郁障碍"）。

[d] **由可疑或未知病因所致的轻度神经认知障碍**：仅编码 G31.84，没有额外的医学编码。注："伴行为紊乱"和"无行为紊乱"不能被编码，但仍应记录。

由阿尔茨海默病所致的重度或轻度神经认知障碍（297）

F02.[xy]	由可能的阿尔茨海默病所致的重度神经认知障碍 [a,b]
	注：首先编码 G30.9 阿尔茨海默病
F03.[xy]	由可疑的阿尔茨海默病所致的重度神经认知障碍 [a,b]
	注：没有额外的医学编码
___.___	由可能的阿尔茨海默病所致的轻度神经认知障碍 [c]
	注：首先编码 G30.9 阿尔茨海默病
F06.71	伴行为紊乱
F06.70	无行为紊乱
G31.84	由可疑的阿尔茨海默病所致的轻度神经认知障碍 [d]

重度或轻度额颞叶神经认知障碍（299）

F02.[xy]	由可能的额颞叶变性所致的重度神经认知障碍 [a,b]
	注：首先编码 G31.9 额颞叶变性
F03.[xy]	由可疑的额颞叶变性所致的重度神经认知障碍 [a,b]
	注：没有额外的医学编码
___.___	由可能的额颞叶变性所致的轻度神经认知障碍 [c]
	注：首先编码 G31.09 额颞叶变性
F06.71	伴行为紊乱
F06.70	无行为紊乱
G31.84	由可疑的额颞叶变性所致的轻度神经认知障碍 [d]

重度或轻度神经认知障碍伴路易体（301）

F02.[xy]	重度神经认知障碍伴可能的路易体 [a,b]
	注：首先编码 G31.83 路易体病
F03.[xy]	重度神经认知障碍伴可疑的路易体 [a,b]

	注：没有额外的医学编码
___.__	轻度神经认知障碍伴可能的路易体 ᶜ
	注：首先编码 G31.83 路易体病
F06.71	伴行为紊乱
F06.70	无行为紊乱
G31.84	轻度神经认知障碍伴可疑的路易体 ᵈ

重度或轻度血管性神经认知障碍（302）

F01.[xy]	可能由血管性疾病所致的重度神经认知障碍 ᵃ,ᵇ
	注：没有额外的医学编码
F03.[xy]	可疑由血管性疾病所致的重度神经认知障碍 ᵃ,ᵇ
	注：没有额外的医学编码
___.__	可能由血管性疾病所致的轻度神经认知障碍 ᶜ
	注：首先编码 167.9 脑血管性疾病
F06.71	伴行为紊乱
F06.70	无行为紊乱
G31.84	可疑由血管性疾病所致的轻度神经认知障碍 ᵈ

由创伤性脑损伤所致的重度或轻度神经认知障碍（304）

注：首先编码 S06.2XAS 弥漫性创伤性脑损伤，伴未特定时间段的意识丧失，后遗症

F02.[xy]	由创伤性脑损伤所致的重度神经认知障碍 ᵃ,ᵇ
___.__	由创伤性脑损伤所致的轻度神经认知障碍 ᶜ
F06.71	伴行为紊乱
F06.70	无行为紊乱

物质/药物所致的重度或轻度神经认知障碍（305）

注：无额外的医学编码。有关适用的 ICD-10-CM 编码参见物质相关及成瘾障碍中特定物质/药物所致的重度或轻度神经认知障碍的物质类别。更多信息参见本书中的诊断标

准系列和相应的记录步骤

编码备注：ICD-10-CM 编码取决于是否存在共病同一类物质的物质使用障碍。在任何情况下都不需要给予额外的物质使用障碍的单独诊断。注：伴随症状标注"伴激越""伴焦虑""伴心境症状""伴精神病性障碍""伴其他行为或心境紊乱""无行为或心境紊乱"不能被编码，但仍应记录

标注如果是：持续性

___.___　物质／药物所致的重度神经认知障碍

标注目前神经认知障碍的严重程度：轻度、中度、重度

___.___　物质／药物所致的轻度神经认知障碍

由 HIV 感染所致的重度或轻度神经认知障碍（308）

注：首先编码 B20 HIV 感染

___.___　由 HIV 感染所致的重度神经认知障碍 [a,b]

___.___　由 HIV 感染所致的轻度神经认知障碍 [c]

F06.71　　伴行为紊乱

F06.70　　无行为紊乱

由朊病毒病所致的重度或轻度神经认知障碍（309）

注：首先编码 A81.9 朊病毒病

___.___　由朊病毒病所致的重度神经认知障碍 [a,b]

___.___　由朊病毒病所致的轻度神经认知障碍 [c]

F06.71　　伴行为紊乱

F06.70　　无行为紊乱

由帕金森病所致的重度或轻度神经认知障碍（310）

F02.[xy]　可能由帕金森病所致的重度神经认知障碍 [a,b]

注：首先编码 G20.C 帕金森病

___.__ 可疑由帕金森病所致的重度神经认知障碍[a,b]

注：没有额外的医学编码

___.__ 可能由帕金森病所致的轻度神经认知障碍[c]

注：首先编码 G20.C 帕金森病

F06.71 伴行为紊乱
F06.70 无行为紊乱
G31.84 可疑由帕金森病所致的轻度神经认知障碍[d]

由亨廷顿病所致的重度或轻度神经认知障碍（311）

注：首先编码 G10 亨廷顿病

F02.[xy] 由亨廷顿病所致的重度神经认知障碍[a,b]

___.__ 由亨廷顿病所致的轻度神经认知障碍[c]

F06.71 伴行为紊乱
F06.70 无行为紊乱

由其他躯体疾病所致的重度或轻度神经认知障碍（312）

注：首先编码其他躯体疾病

F02.[xy] 由其他躯体疾病所致的重度神经认知障碍[a,b]

___.__ 由其他躯体疾病所致的轻度神经认知障碍[c]

F06.71 伴行为紊乱
F06.70 无行为紊乱

由多种病因所致的重度或轻度神经认知障碍（313）

F02.[xy] 由多种病因所致的重度神经认知障碍[a,b]

注：首先编码所有病因性躯体疾病（脑血管性疾病除外，不编码）。对于由所有病因所致的重度神经认知障碍，则只编码一次 **F02.[xy]**[a,b]。如果存在可能的由血管性疾病所致的重度神经认知障碍，也应编码 **F01.[xy]**[a,b]。如果物质或药物在病因中起作用，还应编码相关的

物质/药物所致的重度神经认知障碍。

___.__ 由多种病因所致的轻度神经认知障碍^c

注： 首先编码所有病因性躯体疾病，包括 I67.9 脑血管性疾病，如果存在的话。对于由所有病因所致的轻度神经认知障碍，则只编码一次 **F06.70** 或 **F06.71**（参见下述第 5 位数字），包括可能由血管性疾病所致的轻度神经认知障碍，如果存在的话。如果物质或药物在病因中起作用，还应编码相关的物质/药物所致的轻度神经认知障碍。

F06.71 伴行为紊乱
F06.70 无行为紊乱

由未知病因所致的重度或轻度神经认知障碍（314）

注：没有额外的医学编码

F03.[xy] 由未知病因所致的重度神经认知障碍 [a,b]
G31.84 由未知病因所致的轻度神经认知障碍 [c]
R41.9 **未特定的神经认知障碍（315）**
注：没有额外的医学编码

人格障碍（317）

A 组人格障碍

F60.0 偏执型人格障碍（318）
F60.1 分裂样人格障碍（319）
F21 分裂型人格障碍（319）

B 组人格障碍

F60.2 反社会型人格障碍（320）
F60.3 边缘型人格障碍（321）

| **F60.4** | 表演型人格障碍（322） |
| **F60.81** | 自恋型人格障碍（322） |

C 组人格障碍

F60.6	回避型人格障碍（323）
F60.7	依赖型人格障碍（324）
F60.5	强迫型人格障碍（324）

其他人格障碍

F07.0 　由其他躯体疾病所致的人格改变（325）
　　　　 标注如果是：不稳定型、脱抑制型、攻击型、淡漠型、偏执型、其他型、组合型、未特定型

F60.89 　其他特定的人格障碍（326）

F60.9 　未特定的人格障碍（327）

性欲倒错障碍（329）

以下标注适用于性欲倒错障碍：

[a] 标注如果是：在受控制的环境下、完全缓解

F65.3 　窥阴障碍[a]（329）

F65.2 　露阴障碍[a]（329）
　　　　 标注是否：通过暴露生殖器给青春期前的儿童达到性唤起、通过暴露生殖器给躯体成熟的个体达到性唤起、通过暴露生殖器给青春期前的儿童和躯体成熟的个体达到性唤起

F65.81 　摩擦障碍[a]（330）

F65.51 　性受虐障碍[a]（331）
　　　　 标注如果是：伴性窒息

F65.52 　性施虐障碍[a]（331）

F65.4 　恋童障碍（332）

	标注是否是：专一型、非专一型
	标注如果是：仅被男性吸引、仅被女性吸引、被两性吸引
	标注如果是：限于乱伦
F65.0	恋物障碍^a（333）
	标注：躯体部位、无生命物体、其他
F65.1	异装障碍^a（334）
	标注如果是：伴恋物、伴性别幻想
F65.89	其他特定的性欲倒错障碍（334）
F65.9	未特定的性欲倒错障碍（335）

其他精神障碍和额外编码（337）

F06.8	由其他躯体疾病所致的其他特定的精神障碍（337）
F09	由其他躯体疾病所致的未特定的精神障碍（338）
F99	其他特定的精神障碍（338）
F99	未特定的精神障碍（339）
Z03.89	无诊断或疾病（339）

药物所致的运动障碍及其他药物不良反应（341）

__.__	药物所致的帕金森综合征（342）
G21.11	抗精神病药物和其他多巴胺受体拮抗剂所致的帕金森综合征（342）
G21.19	其他药物所致的帕金森综合征（342）
G21.0	神经阻滞剂恶性综合征（346）
G24.02	药物所致的急性肌张力障碍（349）
G25.71	药物所致的急性静坐不能（351）
G24.01	迟发性运动障碍（353）

G24.09	迟发性肌张力障碍（357）	
G25.71	迟发性静坐不能（357）	
G25.1	药物所致的体位性震颤（357）	
G25.79	其他药物所致的运动障碍（358）	
___.__	抗抑郁药撤药综合征（359）	
T43.205A	初诊	
T43.205D	复诊	
T43.205S	后遗症诊治	
___.__	其他药物不良反应（361）	
T50.905A	初诊	
T50.905D	复诊	
T50.905S	后遗症诊治	

可能成为临床关注焦点的其他状况（363）

自杀行为和非自杀性自伤（364）

自杀行为（365）

___.__　　目前的自杀行为（365）

T14.91XA　　初诊

T14.91XD　　复诊

Z91.51　　自杀行为史（365）

非自杀性自伤（365）

R45.88　　目前非自杀性自伤（365）

Z91.52　　非自杀性自伤史（365）

虐待与忽视（365）

儿童虐待与忽视问题（366）

儿童躯体虐待（366）

___.__　　儿童躯体虐待，已确认（367）

T74.12XA	初诊
T74.12XD	复诊
__.__	儿童躯体虐待，可疑（367）
T76.12XA	初诊
T76.12XD	复诊
__.__	与儿童躯体虐待相关的其他情况（367）
Z69.010	对父母躯体虐待儿童的受害者的精神卫生服务
Z69.020	对非父母躯体虐待儿童的受害者的精神卫生服务
Z62.810	儿童期躯体被虐待的个人史（既往史）
Z69.011	对父母躯体虐待儿童的施虐者的精神卫生服务
Z69.021	对非父母躯体虐待儿童的施虐者的精神卫生服务

儿童性虐待（367）

__.__	儿童性虐待，已确认（367）
T74.22XA	初诊
T74.22XD	复诊
__.__	儿童性虐待，可疑（367）
T76.22XA	初诊
T76.22XD	复诊
__.__	与儿童性虐待相关的其他情况（368）
Z69.010	对父母性虐待儿童的受害者的精神卫生服务
Z69.020	对非父母性虐待儿童的受害者的精神卫生服务
Z62.810	儿童期被性虐待的个人史（既往史）
Z69.011	对父母性虐待儿童的施虐者的精神卫生服务
Z69.021	对非父母性虐待儿童的施虐者的精神卫生服务

儿童忽视（368）

__.__	儿童忽视，已确认（368）
T74.02XA	初诊
T74.02XD	复诊
__.__	儿童忽视，可疑（368）
T76.02XA	初诊

T76.02XD 复诊

___.__ 与儿童忽视相关的其他情况（368）

Z69.010 对父母忽视儿童的受害者的精神卫生服务

Z69.020 对非父母忽视儿童的受害者的精神卫生服务

Z62.812 儿童期被忽视的个人史（既往史）

Z69.011 对父母忽视儿童的施虐者的精神卫生服务

Z69.021 对非父母忽视儿童的施虐者的精神卫生服务

儿童心理虐待（368）

___.__ 儿童心理虐待，已确认（369）

T74.32XA 初诊

T74.32XD 复诊

___.__ 儿童心理虐待，可疑（369）

T76.32XA 初诊

T76.32XD 复诊

___.__ 与儿童心理虐待相关的其他情况（369）

Z69.010 对父母心理虐待儿童的受害者的精神卫生服务

Z69.020 对非父母心理虐待儿童的受害者的精神卫生服务

Z62.811 儿童期被心理虐待的个人史（既往史）

Z69.011 对父母心理虐待儿童的施虐者的精神卫生服务

Z69.021 对非父母心理虐待儿童的施虐者的精神卫生服务

成人虐待与忽视问题（369）

配偶或伴侣躯体暴力（369）

___.__ 配偶或伴侣躯体暴力，已确认（370）

T74.11XA 初诊

T74.11XD 复诊

___.__ 配偶或伴侣躯体暴力，可疑（370）

T76.11XA 初诊

T76.11XD 复诊

___.__ 与配偶或伴侣躯体暴力相关的其他情况（370）

Z69.11 对配偶或伴侣躯体暴力的受害者的精神卫生服务

Z91.410	配偶或伴侣躯体暴力的个人史（既往史）
Z69.12	对配偶或伴侣躯体暴力的施虐者的精神卫生服务

配偶或伴侣性暴力（370）

___.___	配偶或伴侣性暴力，已确认（370）
T74.21XA	初诊
T74.21XD	复诊
___.___	配偶或伴侣性暴力，可疑（370）
T76.21XA	初诊
T76.21XD	复诊
___.___	与配偶或伴侣性暴力相关的其他情况（370）
Z69.81	对配偶或伴侣性暴力的受害者的精神卫生服务
Z91.410	配偶或伴侣性暴力的个人史（既往史）
Z69.12	对配偶或伴侣性暴力的施虐者的精神卫生服务

配偶或伴侣忽视（371）

___.___	配偶或伴侣忽视，已确认（371）
T74.01XA	初诊
T74.01XD	复诊
___.___	配偶或伴侣忽视，可疑（371）
T76.01XA	初诊
T76.01XD	复诊
___.___	与配偶或伴侣忽视相关的其他情况（371）
Z69.11	对配偶或伴侣忽视的受害者的精神卫生服务
Z91.412	配偶或伴侣忽视的个人史（既往史）
Z69.12	对配偶或伴侣忽视的施虐者的精神卫生服务

配偶或伴侣心理虐待（371）

___.___	配偶或伴侣心理虐待，已确认（372）
T74.31XA	初诊
T74.31XD	复诊
___.___	配偶或伴侣心理虐待，可疑（372）
T76.31XA	初诊

T76.31XD	复诊
___.__	与配偶或伴侣心理虐待相关的其他情况（372）
Z69.11	对配偶或伴侣心理虐待受害者的精神卫生服务
Z91.411	配偶或伴侣心理虐待的个人史（既往史）
Z69.12	对配偶或伴侣心理虐待施虐者的精神卫生服务

成人的非配偶或非伴侣虐待（372）

___.__	成人的非配偶或非伴侣躯体虐待，已确认（373）
T74.11XA	初诊
T74.11XD	复诊
___.__	成人的非配偶或非伴侣躯体虐待，可疑（373）
T76.11XA	初诊
T76.11XD	复诊
___.__	成人的非配偶或非伴侣性虐待，已确认（373）
T74.21XA	初诊
T74.21XD	复诊
___.__	成人的非配偶或非伴侣性虐待，可疑（373）
T76.21XA	初诊
T76.21XD	复诊
___.__	成人的非配偶或非伴侣心理虐待，已确认（373）
T74.31XA	初诊
T74.31XD	复诊
___.__	成人的非配偶或非伴侣心理虐待，可疑（373）
T76.31XA	初诊
T76.31XD	复诊
___.__	与成人的非配偶或非伴侣虐待相关的其他情况（373）
Z69.81	对成人的非配偶或非伴侣虐待的受害者的精神卫生服务
Z69.82	对成人的非配偶或非伴侣虐待的施虐者的精神卫生服务

关系问题(373)

___.___ 亲子关系问题(374)
- **Z62.820** 父母–亲生子女
- **Z62.821** 父母–领养子女
- **Z62.822** 父母–寄养儿童
- **Z62.898** 其他照料者–儿童
- **Z62.891** 同胞关系问题(374)
- **Z63.0** 配偶或亲密伴侣关系困扰

与家庭环境有关的问题(375)

- **Z62.29** 远离父母的养育
- **Z62.898** 受父母关系困扰影响的儿童
- **Z63.5** 分居或离婚所致的家庭破裂
- **Z63.8** 家庭内高情绪表达水平

教育问题(376)

- **Z55.0** 文盲和读写能力低下
- **Z55.1** 没有学校或无法参加
- **Z55.2** 学校考试不及格
- **Z55.3** 学业成绩不佳
- **Z55.4** 教育不适应和与老师、同学关系不和谐
- **Z55.8** 与教学不足有关的问题
- **Z55.9** 其他与教育和读写能力有关的问题

职业问题(376)

- **Z56.82** 与目前军事派遣状态相关的问题
- **Z56.0** 失业
- **Z56.1** 工作改变
- **Z56.2** 失业的威胁
- **Z56.3** 紧张的工作日程
- **Z56.4** 与老板和同事的关系不和谐

Z56.5	不友好的工作环境
Z56.6	其他与工作有关的躯体和精神压力
Z56.81	工作中的性骚扰
Z56.9	与就业有关的其他问题

住房问题（377）

Z59.01	有庇护的无家可归
Z59.02	无庇护的无家可归
Z59.10	住房不足
Z59.2	与邻居、房客或房东关系不和谐
Z59.3	与居住在寄宿机构相关的问题
Z59.9	其他住房问题

经济问题（378）

Z59.41	食品不安全
Z58.6	缺乏安全的饮用水
Z59.5	极端贫困
Z59.6	低收入
Z59.7	社会或健康保险或福利支持不足
Z59.9	其他经济问题

与社会环境相关的问题（379）

Z60.2	与独居相关的问题
Z60.3	文化适应困难
Z60.4	社会排斥或拒绝
Z60.5	（感觉是）被歧视或被迫害的对象
Z60.9	其他与社会环境相关的问题

与法律系统互动的相关问题（380）

Z65.0	在刑事诉讼中被定罪但未被监禁
Z65.1	监禁或其他形式的拘押
Z65.2	与从监狱释放相关的问题

| Z65.3 | 与其他法律情况相关的问题 |

其他与心理社会、个人和环境情况相关的问题(380)

Z72.9	与生活方式有关的问题
Z64.0	与意外怀孕有关的问题
Z64.1	与多胞胎相关的问题
Z64.4	与社会服务提供者(包括个案经理或社会工作者)关系不和谐
Z65.4	犯罪受害者
Z65.4	恐怖主义或酷刑的受害者
Z65.5	遭遇灾难、战争或其他敌对行动

与获得医疗和其他健康服务相关的问题(381)

| Z75.3 | 无法获得或不能使用健康服务机构 |
| Z75.4 | 无法获得或不能使用其他助人机构 |

个人史的情况(381)

| Z91.49 | 心理创伤的个人史 |
| Z91.82 | 军事派遣的个人史 |

其他与健康服务有关的咨询和医疗建议(381)

Z31.5	遗传咨询
Z70.9	性咨询
Z71.3	饮食咨询
Z71.9	其他咨询或会诊

可能成为临床关注焦点的其他情况或问题(382)

Z91.83	与精神障碍有关的流浪
Z63.4	非复杂性丧痛
Z60.0	生命阶段问题
Z65.8	宗教或信仰问题
Z72.811	成人的反社会行为

Z72.810	儿童或青少年的反社会行为
Z91.199	不依从医疗
E66.9	超重或肥胖
Z76.5	诈病
R41.81	与年龄相关的认知能力下降
R41.83	边缘性智力功能

目 录

第一部分　DSM-5 基础

使用手册 ·· 3
DSM-5 司法谨慎使用声明 ·· 15

第二部分　诊断标准和编码

神经发育障碍 ··· 19
精神分裂症谱系及其他精神病性障碍 ···························· 43
双相及相关障碍 ··· 61
抑郁障碍 ··· 91
焦虑障碍 ··· 113
强迫及相关障碍 ··· 127
创伤及应激相关障碍 ·· 139
分离障碍 ··· 153
躯体症状及相关障碍 ·· 157
喂食及进食障碍 ··· 163
排泄障碍 ··· 171
睡眠-觉醒障碍 ··· 173
性功能失调 ·· 193
性别烦躁 ··· 205
破坏性、冲动控制及品行障碍 ···································· 209
物质相关及成瘾障碍 ·· 217
神经认知障碍 ·· 279
人格障碍 ··· 317

性欲倒错障碍·· 329
其他精神障碍及额外编码·· 337
药物所致的运动障碍及其他药物不良反应···························· 341
可能成为临床关注焦点的其他状况······································· 363
索引··· 387

第一部分

DSM-5 基础

使用手册 ·· 3
DSM-5 司法谨慎使用声明 ································ 15

使用手册

这部分内容旨在为 DSM-5 的使用提供一个实用的指南，尤其是在临床实践中。

临床案例概念化的方法

DSM-5 的主要目的是在作为案例概念化评估一部分的精神障碍诊断方面帮助经过训练的临床工作者诊断精神障碍，并为每一位个体制订更加全面的治疗计划。任何个体的案例概念化必须包括详细的临床病史，以及可能导致任何一种精神障碍的社会、心理和生物因素的简要总结。诊断精神障碍不能简单核对诊断标准中的症状。全面评估这些诊断标准可以确保作出更可靠的诊断（这可以通过使用维度症状严重性评估工具来获得帮助）；个体体征和症状的相对严重性和显著性以及它们对诊断的影响最终需要临床判断。易患因素、加重因素、持续因素和保护因素的组合导致体征和症状超出正常范围的精神病理状况，需要临床训练才能识别，进而才能作出诊断。临床案例概念化的最终目标是通过可获得的背景和诊断信息，以及个体的文化和社会背景来制订全面的治疗计划。然而，DSM-5-TR 不提供对每一种障碍最恰当的、循证的治疗计划的选择和使用建议。

诊断要素

诊断标准作为诊断指南，使用它时应该结合临床判断。文本的描述包括每一个诊断章节的介绍部分，有助于支持诊断（如"诊断特征"部分更全面地描述了诊断标准；提供了鉴别诊断等）。

继使用诊断标准进行评估之后，临床工作者应该考虑恰当地使用障碍的亚型和/或标注。大多数标注仅适用于目前的表现，情况可能随着障碍的病程而改变（如良好或一般的自知力、主要表现为注意力不集中、在受控制的环境下），只有当障碍目前符合全部诊断标准时才能使用。其他标注表明终身的病程（如伴季节性模式、分裂情感性障碍中的双相型），无论目前状态如何都可以使用。

当症状表现不符合任何障碍的诊断标准且症状引起有临床意义的痛苦或导致社会、职业或其他重要功能方面受损时，应该考虑使用对应主要症状的"其他特定的"或"未特定的"的诊断类别。

亚型和标注

亚型和标注是为了提高诊断的特异性。亚型是相互排他的，联合起来能够全面描述某个诊断的现象学亚群，放在诊断标准中的"标注是否是"下面（如在神经性厌食中，标注是否是："限制型"或"暴食/清除型"）。相比之下，标注则不是相互排他的，联合起来也不能排他，一般一个诊断可以有一个以上的标注。标注被表述为"标注"或"标注如果是"（如在社交焦虑障碍中，标注如果是："仅限于表演状态"）。标注和亚型有助于确定个体具备共同特征的精神障碍的更加同质性的亚群（如重性抑郁障碍、伴混合特征），并能传达与个体的障碍管理相关的信息，如在睡眠-觉醒障碍中"伴其他躯体疾病"的标注。虽然ICD-10-CM编码的第五位数字有时用于表明特定的亚型或标注（如由创伤性脑损伤所致的轻度神经认知障碍的诊断编码F06.70中的第五位数字"0"表示无行为紊乱，而由创伤性脑损伤所致的轻度神经认知障碍的诊断编码F06.71中的第五位数字"1"表示伴行为紊乱），但 DSM-5-TR 中包含的大多数亚型和标注没有 ICD-10-CM 编码，而是在障碍的名称之后记录亚型或标注（如社交焦虑障碍，表演型）。

其他特定和未特定的精神障碍的使用

虽然工作人员通过数十年的努力制定出了第二部分中的精神障碍诊断标准，但我们都清楚地认识到这种类别诊断尚不能完全描述世界各地的个体每天所经历和呈现给临床工作者的全部精神障碍。因此，DSM-5-TR 用"其他特定的/未特定的"障碍来描述每章中不完全符合障碍的精准诊断边界的情况。而且，一些场所（如急诊室）只能确认与特定章节有关的最突出的症状表现（如妄想、幻觉、躁狂、抑郁、焦虑、物质中毒或神经认知症状）。在作出更完整的鉴别诊断之前，先诊断相应的"未特定的"障碍可能最恰当。

DSM-5 为不符合任何特定 DSM-5 障碍诊断标准的表现提供了两种诊断性选择：其他特定的障碍和未特定的障碍。其他特定的障碍允许临床工作者讨论那些不符合诊断类别中任何特定障碍的表现的特定原因。这通过记录类别名称，接着记录特定原因来完成。例如，个体若在没有任何其他精神病性症状的情况下出现持续幻觉（表现不符合"精神分裂症谱系及其他精神病性障碍"一章中任何特定障碍的诊断标准），临床工作者应记录"其他特定的精神分裂症谱系及其他精神病性障碍，伴持续性幻觉"。如果临床工作者不明确说明不符合特定障碍诊断标准的原因，则诊断结果便为"未特定的精神分裂症谱系及其他精神病性障碍"。注意，其他特定的障碍与未特定的障碍的区别是临床工作者是否选择说明表现不符合全部诊断标准的原因，为诊断提供最大的灵活性。当临床工作者确定有足够的可获得的临床信息来说明表现的性质时，可以给出"其他特定的"诊断；而当临床工作者无法进一步明确临床表现的情况（如在急诊室的环境下）时，则可以给出"未特定"的诊断。这完全取决于临床判断。

将 DSM-5-TR 第三部分"需要进一步研究的状况"一章中的状况作为可以使用"其他特定"命名的示例,是一个 DSM 长期存在的传统。但将这些需要进一步研究的状况作为示例,并不代表 APA 认同它们是有效的诊断类别。

临床判断的使用

DSM-5 是主要用于临床、教育和科研的精神障碍分类系统。诊断类别、诊断标准和文本描述适用于在诊断方面具备恰当的临床训练和经验的个体。未经临床训练的个体不能机械地使用 DSM-5。DSM-5 中包含的特定诊断标准应作为通过临床判断后的指南,而不能被僵化地像食谱那样使用。例如,只要症状持续且严重,即使临床表现不完全符合某种障碍的全部诊断标准,根据临床判断也可以作出诊断。此外,对 DSM-5 不熟悉或对 DSM-5 诊断标准的过度弹性应用会显著降低其实用性。

临床意义的标准

在许多精神障碍缺乏明确的生物标志物或临床上表明严重程度的有用的量表的情况下,明确区分包含在诊断标准中的正常与病理的症状表达是很难的。这种信息的差距在个体的症状表达(特别是在轻度形式下)不是天然病理性的情况下更成问题,此时诊断为"精神障碍"可能是不恰当的。因此,为建立障碍的阈值,通用的诊断标准需要包括痛苦或失能的表述,通常措辞为"这种障碍引起有临床意义的痛苦,或导致社交、职业或其他重要功能方面的损害"。评估是否符合这一诊断标准(特别是在角色功能方面)是一种困难的临床判断工作。精神障碍定义后的文本认为,这样的诊断标准特别有助于确定个体的治疗需求。使用来自个体、家庭成员和其他第三方通过访谈或自我/知情者对个体表现的评估通常是必要的。

编码和记录步骤

从2015年10月1日起，美国使用的官方编码系统是ICD-10的临床修订版（ICD-10-CM）。世界卫生组织制定的ICD-10已被美国疾病控制与预防中心下设的国家健康统计中心（NCHS）进行了修改以供临床使用，它为美国精神障碍的临床使用提供了唯一允许的诊断编码。大多数DSM-5障碍都有一个由字母和数字组成的ICD-10-CM编码，出现在DSM-5-TR分类中的障碍名称（或编码的亚型或标注）之前，以及每一种障碍的诊断标准中。对于一些障碍（如神经认知障碍、物质/药物所致的障碍）来说，恰当的编码基于进一步的分类，一般被列在此障碍的诊断标准中并附有编码备注，在一些情况下，还需要在"记录步骤"部分作出进一步澄清。一些障碍名称之后的括号内是其替代名称。

诊断编码的使用是医疗记录保存的基础。诊断编码有助于数据收集、检索和汇编统计信息。人们还经常通过编码向感兴趣的第三方，包括政府机构、私人保险公司和世界卫生组织报告诊断数据。例如，在美国，DSM-5-TR中障碍的ICD-10-CM编码的使用情况已由医疗保健财务管理局授权用于医疗保险系统下的报销事宜。

主要诊断/就诊原因

DSM-5的一般惯例是允许为符合一种以上DSM-5障碍诊断标准的表现给出多个诊断。当个体住院并被给予一种以上诊断时，主要诊断是指经过研究后确定的导致个体入院的主要原因。当个体在门诊被给予一种以上诊断时，主要诊断是指个体此次就诊接受门诊医疗服务的主要原因。在大多数案例中，主要诊断或就诊原因也是关注或治疗的焦点。通常很难（有时是主观臆断）确定哪一个是主要诊断或就诊原因。例如，对于患有精神分裂症和酒精使用障碍的住院患者，哪种诊断应被视为主要诊断可能尚不清楚，因为两种状况可能都需要住院和治疗。一般应首先列出主要诊断，然后按照关注和治疗的顺序依次列出其余诊断。当主要诊断或就诊原因是由其他躯体疾病所致的精神障碍时（如由阿尔茨海默病所致的重度神经认知障碍、由恶性肺肿瘤所致的精神病性障碍），根据 ICD 编码的规则，应首先列出病因性躯体疾病，接着列出作为主要诊断或就诊原因的由躯体疾病所致的精神障碍。为了最大限度地澄清，被列为主要诊断或就诊原因的障碍后面应写上描述语："主要诊断"或"就诊原因"。

临时诊断

术语临时用于当目前没有充足的信息表明符合诊断标准，但存在一种强烈的假设，一旦能够获得该信息则足以作出决定的情况。临床工作者可以通过在诊断后记录"临时"来表明诊断的不确定性。例如，当个体的表现目前看似与重性抑郁障碍的诊断一致，却无法提供充分的病史，但预期在与知情人面谈或回顾病历后可获得此类信息时，可使用此术语。之后一旦获得相关信息并确认符合诊断标准时，术语"临时"将被删除。另一个使用术语"临时"的情况是，鉴别诊断完全取决于障碍的病程有没有超过诊断标准要求的上限。例如，诊断精神分裂症样障碍要求病程至少 1 个月但少于 6 个月，如果个体目前的症状与精神分裂症样障碍一致，但由于症状仍在持续因此最终病程未知，则应使用术语"临时"。之后，如果症状在 6 个月内缓解，则要将"临时"删除。如果症状没有缓解，则应将诊断改为精神分裂症。

使用手册

关于术语的备注

物质/药物所致的精神障碍

术语物质/药物所致的精神障碍是指由于外源性物质对中枢神经系统的生理影响而引起的症状表现，包括能够引起生理依赖的外源性物质戒断期间产生的症状。此类外源性物质包括典型的毒品（如酒精、吸入剂、致幻剂、可卡因）、精神活性药物（如兴奋剂、镇静剂、催眠药、抗焦虑药）、其他药物（如类固醇药物）和环境毒素（如有机磷酸酯杀虫剂）。从DSM-Ⅲ到DSM-Ⅳ的DSM版本将这些称为"物质所致的精神障碍"。为了强调药物而不仅是滥用的物质会引起精神症状，DSM-5将术语更改为"物质/药物所致的精神障碍"。

独立的精神障碍

从历史上看，精神障碍曾被划分为"器质性"（由躯体因素引起）和"非器质性"（纯精神的，也被称为"功能性"或"心因性"）。这些术语一直包含在DSM中，直至DSM-Ⅲ-R。由于二分法暗示非器质性精神障碍没有生物学基础，而精神障碍没有躯体基础，这存在一定的误导，因此DSM-Ⅳ对这些术语进行了更新，具体如下：（1）DSM-Ⅳ中删除了术语器质性和非器质性；（2）之前被称为"器质性"的障碍被分为由某种物质的直接生理效应（物质所致的）所致的障碍和由躯体疾病对中枢神经系统的直接生理效应所致的障碍；（3）术语非器质性精神障碍（即那些不是由物质或躯体疾病所致的障碍）被原发性精神障碍取代。DSM-5将这些术语进一步细化，将原发性替换为独立的（如物质/药物所致的焦虑障碍的诊断标准C中，开始使用"这种障碍不能更好地用一种非物质/药物所致的焦虑障碍来解释，独立的焦虑障碍的证据包括……"）。这样做是为了减少混淆的可能性，因为"原发性"一词在历史上具有其他含义（如它有时用于表明数种

9

共病的障碍中最先出现的障碍）。独立的精神障碍不应被解释为该障碍独立于其他潜在的致病因素，如社会心理或其他环境应激源。

其他躯体疾病

DSM 早期版本采用反映身心二元论的二分法，将障碍分为"精神障碍"和"躯体疾病"。DSM-Ⅳ 根据 ICD 中的章节位置，用"精神障碍"与"一般躯体疾病"二分法代替了"精神障碍"与"躯体疾病"二分法。ICD 中的躯体疾病基于多种因素，分为 17 章，包括病因［如肿瘤（第 2 章）］、解剖位置［如耳朵和乳突障碍（第 8 章）］、躯体系统［如循环系统的障碍（第 9 章）］和情境［如怀孕、分娩和产褥期（第 15 章）］。在 ICD 框架中，精神障碍位于第 5 章，一般躯体疾病位于其他 16 章。由于担心术语"一般躯体疾病"可能与普通全科混为一谈，DSM-5 使用术语"其他躯体疾病"来强调以下事实：精神障碍是躯体疾病，并且精神障碍也可能由其他躯体疾病促发；精神障碍和其他躯体疾病仅仅是方便使用和理解的术语，并未暗示精神障碍和其他躯体疾病之间有任何根本区别（即精神障碍与躯体或生物因素或过程无关，或者其他躯体疾病与行为或心理社会因素或过程无关）。

DSM-5-TR 文本中的信息类型

DSM-5-TR 文本提供了有助于作出诊断决策的背景信息。这些文字描述就放在每种障碍的诊断标准后，并在相应标题下系统地描述了该障碍的记录步骤、亚型、标注、诊断特征、相关特征、患病率、发展与病程、风险与预后因素、与文化相关的诊断问题、与性和性别相关的诊断问题、诊断标志物，与自杀想法或行为的相关性、功能性后果、鉴别诊断和共病。通常，当信息有限或不足以构成一个部分时，则省略该部分。

记录步骤为确定障碍名称以及选择和记录恰当的 ICD-10-CM

诊断编码提供了指南。记录步骤里还有应用恰当的亚型和/或标注的相关说明。

亚型和/或**标注**提供了适用的亚型和/或标注的简要描述。

诊断特征用描述性文字说明了诊断标准的使用以及诠释它们的关键点。如在精神分裂症的诊断特征中解释了一些看起来是阴性症状，但可能归因于药物副作用的症状。

相关特征介绍了诊断标准中未列出，但相比未患有该障碍的个体，患有该障碍的个体更常见的临床特征。如患有广泛性焦虑障碍的个体也可能会出现不包含在障碍诊断标准中的躯体症状。

患病率描述了社区中该障碍的发生率，通常描述的为12个月内的患病率，有时对于某些障碍会备注时点患病率。在可能的情况下，还会按年龄组和民族种族/文化组提供患病率的估计值。这部分还提供了患病率的性别比例。当存在国际数据时，也会描述患病率的地理差异。对于某些障碍，尤其是社区患病率数据有限的障碍，会备注相关临床样本中的患病率。

发展与病程描述了障碍表现和演变的典型生命周期模式，还记录了起病的典型年龄、表现是否可能具有前驱/隐匿特征或可能突然起病、阵发性与持续性病程，以及单次发作与反复发作的病程。该部分中的描述可能涉及症状或发作的持续时间、严重程度的进展以及对相关功能的影响。该部分还描述了障碍随时间推移的总体变化趋势（如稳定、恶化、改善）以及与发育阶段（如婴儿期、儿童期、青少年期、成人期、老年期）相关的特征。

风险与预后因素主要是对障碍发展有影响的因素的讨论，主要包括这样几个方面：气质因素（如人格特征）、环境因素（如头部创伤、情感创伤、接触毒物、物质使用）、遗传和生理因素（如痴呆的 *APOE4* 基因、其他已知的家族遗传风险），还可能涉及家庭模式（传统）以及遗传和表观遗传因素。额外的病程改变因素包括可能引起病程恶化的因素，以及与之相反的可能具有改善或保护作用的因素。

与文化相关的诊断问题包括症状表达的差异、障碍病因的影响因素或促发因素、与人口统计学群体差异性患病率相关的因素、影响感知的病理的情绪水平的文化规范、评估来自被压抑种族群体的个体时被误诊的风险，以及其他与文化相关的信息。特定文化/种族群体的患病率被放在患病率部分。

与性和性别相关的诊断问题包括与性或性别相关的诊断相关性、按性或性别分类的主要症状或诊断，以及其他与性和性别相关的诊断意义，如性或性别在临床病程中的差异。按性别划分的患病率被放在患病率部分。

诊断标志物是对已建立的诊断值的客观测评。这部分可能包括体格检查的结果（如回避性/限制性摄食障碍中的营养不良体征）、实验室结果（如发作性睡病患者低水平的脑脊液下丘脑分泌素-1）或影像学结果（如由阿尔茨海默病所致的神经认知障碍的局部低代谢 FDGPET 影像）。

与自杀想法或行为的相关性提供了有关障碍的自杀想法或行为的患病率信息，以及可能与该障碍相关的自杀风险因素。

功能性后果讨论了可能对个体日常生活产生影响的与障碍有关的显著功能性后果。这些后果可能会影响个体的教育、工作和为维持独立生活而完成相关任务的能力。这些可能会随着年龄和所处生命周期的变化而有所变化。

鉴别诊断讨论了如何区分该障碍与具有类似表现特征的其他障碍。

共病主要是对可能与该障碍同时发生的精神障碍及其他躯体疾病的描述（即 ICD-10-CM 中精神和行为障碍章节之外的障碍）。

第二部分中的其他状况和障碍

除了提供 DSM-5 精神障碍的诊断标准和文字描述以外，第二部分还有两章内容用于介绍其他不是精神障碍但临床工作者可能遇到的状况。除了第二部分所列的精神障碍以外，这些状况可能也是临床就诊的原因。

药物所致的运动障碍及其他药物不良反应一章包括药物所致的帕金森综合征、神经阻滞剂恶性综合征、药物所致的急性肌张力障碍、药物所致的急性静坐不能、迟发性运动障碍、迟发性肌张力障碍/迟发性静坐不能、药物所致的体位性震颤、抗抑郁药撤药综合征，以及其他药物不良反应。第二部分列出这些状况是因为它们在精神障碍或其他躯体疾病的药物治疗和精神障碍的鉴别诊断（如焦虑障碍与药物所致的急性静坐不能）中具有一定的重要性。

可能成为临床关注焦点的其他状况一章包括不被视为精神障碍但会影响个体精神障碍的诊断、病程、预后或治疗的状况和心理社会或环境问题。这些状况用与其对应的 ICD-10-CM 编码（通常是 Z 编码）表示。本章中的状况或问题可能在有或没有伴随的精神障碍诊断的情况下进行编码：（1）如果它是目前就诊的原因；（2）如果它有助于解释检查、医疗程序或治疗的需要；（3）如果它在精神障碍的起始或加重中起作用；（4）如果它构成应在总体治疗计划中考虑的问题。这些包括自杀行为和非自杀性自伤，虐待与忽视，关系问题（如与配偶或亲密伴侣的关系困扰），教育、职业、住房和经济问题，与社会环境、法律制度的互动以及其他与社会心理、个人和环境情况相关的问题（如与意外怀孕、犯罪或恐怖主义受害者有关的问题），与获得医疗和其他健康服务相关的问题，个人史的情况（如心理创伤的个人史），其他健康服务咨询和医疗建议（如性咨询），以及可能成为临床关注焦点的其他情况或问题（如与精神障碍有关的流浪、非复杂性丧痛、生命阶段问题)。

在线增补

DSM-5-TR 在 PsychiatryOnline.org 上也有在线版本和与印刷版相同的电子书。在线版本提供了印刷版或电子书所没有的完整的支持文本的引用和参考文献,它还会定期更新,以反映在"介绍"中描述的 DSM-5 迭代修订过程中产生的所有变化。DSM-5 与 DSM 的早期版本都将以在线的方式保留在 PsychiatryOnline.org 上。

印刷版和电子书中的临床评估量表和测评(参见 DSM-5-TR 第三部分的"评估量表"),以及与相关障碍有关的在田野实验中使用的额外评估量表都被保存在网站(www.psychiatry.org/dsm5)上。在 DSM-5-TR 第三部分的"文化与精神障碍诊断"一章中,文化概念化访谈、文化概念化访谈知情者版本(两者都包含在印刷版和电子书中)以及核心的文化概念化访谈的补充模块都可以从 www.psychiatry.org/dsm5 上获取。

DSM-5 司法谨慎使用声明

DSM-5 诊断标准和文本的主旨是帮助临床工作者进行临床评估、案例概念化和制订治疗计划，同时，DSM-5 也被法院和律师当作评估精神障碍的法律后果的参考。需要指出的是，DSM-5 中对精神障碍的定义是为了满足临床工作者、公共卫生专业人员和研究者的需要，而不是为了满足法院和法律专业人士在技术方面的需要。另外，DSM-5 不为任何精神障碍提供治疗指南。

如果使用得当，诊断和诊断信息将有助于法律工作决策者作出决定。例如，当精神障碍的存在预示着后续的法律决定（如强制住院）时，使用已建立的诊断系统将有助于提高相关决定的价值和可靠性。通过提供基于相关临床和研究文献回顾的纲要，DSM-5 能够促进法律工作决策者对精神障碍相关特征的理解，有关诊断的文献也有助于核查对特定个体精神障碍和功能的主观臆测。此外，当法律问题涉及个体过去或未来某时的精神功能时，关于纵向病程的诊断信息可能会在改进决策方面发挥作用。

然而，在司法环境下使用 DSM-5 时应注意它的风险和局限。当 DSM-5 的类别、诊断标准和文字描述被用于司法目的时，可能存在诊断信息被误用或被误解的风险。存在这些风险是由于司法工作考虑问题的角度与临床诊断并不完全一致。在大多数情况下，DSM-5 精神障碍 [如智力发育障碍（智力障碍）、精神分裂症、重度神经认知障碍、赌博障碍或恋童障碍] 的临床诊断并不意味着存在此类状况的个体符合在法律中定义的存在精神障碍或 "精神疾病" 的法律标准或特定的法律标准（如胜任能力、刑事责任或失能）。对于法律工作而言，做判断或决策通常需要 DSM-5 诊断之外的额外信息，可能包括个体的功能损害，以及这些损害如何影响具体问题中的特定能力。由于损害、能力和失能的概念在每一个诊断类别中差异较大，因此给出一个特定诊断并不意味着特定水平的风险、损害或失能。

我们不建议非临床、非医疗或未经充分训练的人员使用 DSM-5 来评估精神障碍的存在。非临床决策者也应该明白，诊断并不一定表明个体精神障碍的病因、原因或与该障碍有关的行为控制的程度。即使个体的行为控制能力降低是某障碍的特征之一，具备相应诊断也不能证明个体在现在（或过去）的某个特定的时间无法控制自身的行为。

第二部分

诊断标准和编码

神经发育障碍 ······ 19
精神分裂症谱系及其他精神病性障碍 ······ 43
双相及相关障碍 ······ 61
抑郁障碍 ······ 91
焦虑障碍 ······ 113
强迫及相关障碍 ······ 127
创伤及应激相关障碍 ······ 139
分离障碍 ······ 153
躯体症状及相关障碍 ······ 157
喂食及进食障碍 ······ 163
排泄障碍 ······ 171
睡眠-觉醒障碍 ······ 173
性功能失调 ······ 193
性别烦躁 ······ 205
破坏性、冲动控制及品行障碍 ······ 209
物质相关及成瘾障碍 ······ 217
神经认知障碍 ······ 279
人格障碍 ······ 317
性欲倒错障碍 ······ 329

其他精神障碍及额外编码··················337
药物所致的运动障碍及其他药物不良反应··················341
可能成为临床关注焦点的其他状况··················363
索引··················387

神经发育障碍

智力发育障碍

智力发育障碍（智力障碍）

诊断标准

智力发育障碍（智力障碍）是在发育阶段发生的障碍，包括在概念、社交和实用领域中智力和适应功能两方面的缺陷。作出该障碍的诊断须达到下列三项标准：

A. 在智力方面（如推理、问题解决、计划、抽象思维、判断、学业学习和从经验中学习）存在缺陷，这种缺陷是由临床评估和个性化、标准化的智力测试共同确认的。

B. 适应功能的缺陷导致个体难以达到独立性和社会责任方面的发育水平，以及难以适应社会文化规范。若没有得到持续的支持，适应功能缺陷会导致一个或多个日常生活功能（如交流、社会参与和独立生活）损害，并且这种损害出现在多个环境中，如家庭、学校、工作地和社区。

C. 智力和适应功能缺陷是在发育阶段发生的。

注： 智力发育障碍这一术语可阐明其与 ICD-11 诊断系统的关系，后者也使用术语智力发育障碍。替代术语智力障碍放在括号中以便于继续运用。这两个术语在医学和研究文献中均常使用，而在教育及相关行业、游说团体和普通大众中经常

使用智力障碍。在美国联邦法律中,公共法的第111～256条(Rosa's Law)将所有提及的智力迟钝改为了智力障碍。

标注目前的严重程度(参见表1):

F70 轻度。

F71 中度。

F72 重度。

F73 极重度。

表1 智力发育障碍(智力障碍)的严重程度

严重程度	概念领域	社交领域	实用领域
轻度	在学龄前期,个体没有表现出明显的概念化异常。在学龄期和成人期,个体在获得学业技能(如读、写、计算、时间或金钱管理)方面存在困难,在一个或多个方面需要支持才能达到与年龄发育相符的预期水平 在成人阶段,下述能力是受损的:抽象思维、执行功能(如计划、策略、建立优先顺序和认知灵活性)、短期记忆、学业技能(如阅读、钱财管理)。对比同龄人,个体解决问题的方案在一定程度上是偏具体化的	与正常发育的同龄人相比,个体在社交方面显得不成熟,如难以准确地感知同伴的意图。对比预期的年龄水平,个体在交流、对话和语言方面显得更偏具体化和不成熟。个体以与年龄相符的方式调节情绪和行为可能是困难的,在社交情境下,同伴们能够注意到个体的这些困难。相对于个体的年龄,个体难以认识到社交活动中的风险,其社交判断力显得不足,容易被他人操纵(易上当)	个体拥有与年龄相符的自我照顾能力。然而,与同伴对比,个体在复杂的日常生活任务中需要得到一些支持。在成人阶段,这些任务常常包括购买日杂用品、使用交通工具、做家务和照顾儿童、准备营养食物、管理财务。个体能够参与同龄人参与的娱乐活动,但在判断娱乐活动的健康性和组织方式是否恰当方面需要得到帮助。在成人阶段,个体能够参加不强调概念化能力的、有竞争的工作,但他们通常在作出健康服务和法律上的决定、掌握职业技能方面需要支持,在经营家庭上也常常需要得到支持

续表

严重程度	概念领域	社交领域	实用领域
中度	在所有的发育阶段，个体的概念化技能显著落后于同伴。对于学龄前儿童，他们在语言和学业前技能方面发育缓慢。对于学龄儿童，他们在阅读、书写、计算、理解时间和金钱方面，在整个学校教育期间都发育缓慢，与同伴相比，他们这些方面的能力明显受限。对于成人，他们学业技能的发育通常处于小学生水平，他们在工作和个人生活中所有需要使用学业技能的方面均需要支持。个体完成日常生活中的概念化任务需要持续的帮助，甚至可能需要他人完全接管个体的这些责任	与同伴相比，个体在整个发育期社交和交流行为表现出显著的不同。通常，社交的主要工具是口语，但与同伴相比，其口语过于简单。发展关系的能力与家庭和朋友密切相关，个体在成人期可能有成功的朋友关系，有时还可能有恋爱关系。然而，个体可能不能精确地感受或解释社交关系。个体进行社会判断和作出决定的能力是受限的，照料者必须在生活决定方面帮助他们。个体与同伴发展友谊通常受到交流能力的影响。为了更好地工作，个体需要社交和交流的支持	作为成人，个体可以照顾自己的日常生活，如吃饭、穿衣、排泄和做个人卫生，尽管需要很长的教育和时间，个体才能在这些方面变得独立，并且可能需要提醒。同样，在成人期，个体可以参与所有的家务活动，但需要长时间的教育，如果想要有成年人水准的表现，通常需要持续的支持。个体可以获得那些需要有限的概念化和交流技能的工作，但需要同事、主管等相当多的支持，个体才能应对社会期待、工作的复杂性和附带责任，如排班、使用交通工具、使用健康福利和金钱管理。个体可以发展出多种不同的娱乐技能，这些通常需要较长时间的学习和额外的支持。极少数个体存在不良的适应行为并引起社会问题

续表

严重程度	概念领域	社交领域	实用领域
重度	个体只能获得有限的概念化技能，通常几乎不能理解书面语言或涉及数字、数量、时间和金钱的概念。照料者在个体的一生中都需要提供大量解决问题方面的支持	个体的口语在词汇和语法方面十分有限，讲话可能是单字或短语，可能需要通过辅助性手段来补充。其言语和交流往往聚焦于此时此地和日常事件。语言多用于满足社交需要而非用于阐述。个体能理解简单的言语和手势交流。家庭成员和熟悉的人是个体获得快乐和帮助的来源	个体日常生活的所有活动都需要支持，包括吃饭、穿衣、洗澡和排泄。个体总是需要指导，他们无法作出负责任的关于自己和他人健康的决定。在成人期，个体参与家务、娱乐活动和工作需要持续不断的支持和帮助。个体所有领域技能的获得，都需要长期的教育和持续的支持。极少数个体存在不良的适应行为，如自残
极重度	个体的概念化技能通常与物理世界有关，而不是象征性的过程。个体能够以目标导向的方式使用相应物品，进行自我照顾、工作和娱乐，可获得一定的视觉空间技能，如基于物理特征的匹配和分类。然而，同时出现的躯体和感觉损伤可能会妨碍个体对物体的功能性使用	在言语和手势的象征性交流中，个体的理解能力非常有限。他们能理解一些简单的指示或手势。他们表达自己的欲望或情感主要通过非语言、非象征性的交流。个体享受自己与家庭成员、照料者和非常熟悉的其他人的关系，他们通过手势和情感启动和应对社交互动。同时出现的感觉和躯体损伤可能会妨碍个体的许多社交活动	个体日常的身体照顾、健康和安全的所有方面都依赖于他人，尽管他们有时也能参与一些这样的活动。没有严重躯体损伤的个体或许能帮助做一些家庭中的日常工作，如把菜端到餐桌上。使用物体的简单行为可能是个体在持续的、高度的支持下从事一些职业活动的基础。个体参加欣赏音乐、看电影、外出散步或水上活动等娱乐活动都需要他人的支持。同时出现的躯体和感觉损伤常常是个体参与家务、娱乐和职业活动（除了观看）的障碍。极少数个体存在不良的适应行为

全面发育迟缓

F88

此诊断仅适用于 5 岁以下的个体,因为在幼儿期无法可靠地评估严重程度。当个体在智力功能的若干方面无法符合预期的发育标志时,就可以作出此诊断,此诊断也适用于那些无法接受系统性智力功能评估的个体,包括因年龄太小而无法参与标准化测评的儿童。这些个体需要在一段时间后重新进行评估。

未特定的智力发育障碍(智力障碍)

F79

此诊断用于 5 岁以上的个体,当由于相关的感觉或躯体疾病(如失明或语前聋、特定运动障碍、存在严重的问题行为或同时出现精神障碍)而难以或不可能通过当地可用的程序评估智力发育障碍(智力障碍)的程度时使用。此类别只能在特殊情况下使用且需要在一段时间后重新进行评估。

交流障碍

语言障碍

诊断标准 F80.2

A. 由于语言的综合理解或生成方面的缺陷,导致长期在各种形式的语言习得和使用（如说、写、手语或其他）中存在持续困难，包括下列情况：
1. 词汇量减少（词汇的知识和运用）。
2. 句式结构局限（根据语法和词态学规则把字和词连在一起形成句子的能力）。
3. 表述缺陷（使用词汇和句子来解释或描述一个主题或一系列事件或对话的能力）。

B. 语言能力显著地、可量化地低于年龄预期，导致在有效交流、社交参与、学业成绩或职业表现方面出现功能受限，这些情况可单独出现或任意组合出现。

C. 症状发生于发育早期。

D. 这些困难并非由听觉或其他感觉的损伤、运动功能失调、其他躯体疾病或神经系统疾病所致，也不能用智力发育障碍（智力障碍）或全面发育迟缓来更好地解释。

语音障碍

诊断标准 F80.0

A. 持续的语音生成困难影响了语音的可理解度，或妨碍了信息的口语式交流。

B. 这种障碍导致了有效交流受限，干扰了社交参与、学业成绩或职业表现，可单独出现或任意组合出现。

C. 症状发生于发育早期。

D. 这些困难并非由先天的或获得性障碍（如脑瘫、腭裂、耳聋或听力丧失、创伤性脑损伤、其他躯体疾病或神经系统疾病）所致。

神经发育障碍

儿童期起病的言语流畅障碍（口吃）

诊断标准　　　　　　　　　　　　　　　　　　F80.81

A. 言语的正常流利程度和停顿模式紊乱，这种紊乱相对个体的年龄和语言能力是不适当的，且长期持续存在，其特点是频繁和显著地出现下列一项（或更多）症状：
   1. 语音或音节的重复。
   2. 元音和辅音的语音延长。
   3. 字词的断裂（如在一个单词内停顿）。
   4. 有声或无声的阻断（言语中有内容或无内容的停顿）。
   5. 迂回的表达（以其他字词替代困难字词）。
   6. 字词生成伴有过度的躯体紧张。
   7. 重复单音节的字（如"我、我、我、我看见他"）。
B. 这种障碍造成说话焦虑或造成有效交流、社交参与、学业成绩或职业表现受限，这些情况可单独出现或任意组合出现。
C. 症状发生于发育早期。（注：发育晚期发生的案例应被诊断为 F98.5 成人发生的言语流畅障碍。）
D. 这种障碍并非由言语–运动缺陷或感觉缺陷、与神经系统损伤有关的言语障碍（如卒中、肿瘤、外伤）或其他躯体疾病所致，且不能用其他精神障碍来更好地解释。

社交（语用）交流障碍

诊断标准　　　　　　　　　　　　　　　　　　F80.82

A. 在社交时使用口语和非口语交流方面存在持续困难，表现为下列所有症状：

1. 在以社交为目的的交流方面（如在社交情景下以合适的方式进行问候和分享信息）存在缺陷。
   2. 变换交流方式以匹配语境或听众需要（如在教室里讲话和在操场上讲话不同；与孩子交流和与成人交谈不同，与孩子交流时要避免使用过于正式的语言）的能力受损。
   3. 难以遵循对话和讲故事的规则，如轮流交谈、被误解时改述、使用语言和非语言的信号去调节互动。
   4. 难以理解没有明确表述出来的（如推论）和非字面或模棱两可的意思（如成语、幽默、隐喻、根据语境解释多重含义）。
B. 这种缺陷导致了有效交流、社交参与、社交关系、学业成绩或职业表现方面的功能受限，这些情况可单独或组合出现。
C. 症状发生于发育早期（但直到社交交流的需求超过其有限的能力时，缺陷可能才会完全表现出来）。
D. 这些症状并非由其他躯体疾病、神经系统疾病或构词、语法方面的低能力所致，且不能用自闭症（孤独症）谱系障碍、智力发育障碍（智力障碍）、全面发育迟缓或其他精神障碍来更好地解释。

未特定的交流障碍

F80.9

此类型适用于那些具备交流障碍的典型症状，且引起有临床意义的痛苦，或导致社交、职业或其他重要功能方面的损害，但不符合交流障碍或神经发育障碍诊断类别中任何一种诊断标准的情况。未特定的交流障碍可在下列情况下使用：

临床工作者选择不标注不符合任何一种交流障碍或神经发育障碍的诊断标准的特定原因,以及因信息不足而无法作出更特定的诊断。

自闭症(孤独症)谱系障碍

自闭症(孤独症)谱系障碍

诊断标准　　　　　　　　　　　　　　　　　　　　F84.0

A. 在多种场所,社交交流和社交互动方面存在持续性的缺陷,表现为目前或病史中的下列情况(以下为示范性举例而非全部情况):
  1. 社交情感互动缺陷,如从异常的社交接触和不能正常地来回对话,到分享兴趣、情绪或情感的减少,再到不能启动或不能对社交互动作出回应。
  2. 在社交互动中使用非语言交流行为的缺陷,如从语言和非语言交流的整合困难,到眼神接触和身体语言异常或理解和使用手势存在缺陷,再到完全缺乏面部表情和非语言交流。
  3. 发展、理解和维持人际关系的缺陷,如从难以调整自己的行为以适应各种社交情境,到难以分享想象的游戏或交友,再到对同伴缺乏兴趣。

B. 受限的、重复的行为、兴趣或活动模式,表现为目前或病史中至少存在下列两种情况(以下为示范性举例而非全部情况):
  1. 刻板或重复的躯体运动、使用物体或言语(如简单的躯体刻板运动、重复摆放玩具或翻转物体、重复说着模仿言语或特殊短语)。
2. 坚持相同性,缺乏弹性地坚持常规、仪式化的语言或非语言的行为模式(如对微小的改变极端痛苦,难以转变僵化的思维模式,仪式化的问候,需要走相同的路线或每天吃同样的食物)。
3. 高度受限的、固定的兴趣,其强度和专注度方面是异常的(如对不寻常物体的强烈依恋或关注,过度局限的或持续的兴趣)。
4. 对感官输入的过度反应或反应不足,或对环境的感受有不同寻常的兴趣(如对疼痛/温度的感觉麻木,对特定的声音或质地的不良反应,过度地嗅或触摸物体,视觉上对光线或运动痴迷)。

C. 症状必须存在于发育早期(但直到社交需求超过其有限的能力时,缺陷可能才会完全表现出来,或可能被后天学会的策略所掩盖)。

D. 这些症状导致了社交、职业或目前其他重要功能方面的有临床意义的损害。

E. 这些症状不能用智力发育障碍(智力障碍)或全面发育迟缓来更好地解释。智力发育障碍(智力障碍)和自闭症(孤独症)谱系障碍经常同时出现,作出自闭症(孤独症)谱系障碍和智力发育障碍(智力障碍)的共病诊断时,个体的社交交流应低于预期的总体发育水平。

注: 若个体患有已确定的 DSM-IV 中的孤独症(自闭症)、阿斯伯格综合征或未在他处标注的全面发育障碍,则应给予自闭症(孤独症)谱系障碍的诊断。若个体在社交交流方面存在明显缺陷,但其症状不符合自闭症(孤独症)谱系障碍的诊断标准,则应进行社交(语用)交流障碍的评估。

严重程度应基于社交交流的损害和受限的重复行为的模式(参见表 2):

需要非常多的支持

神经发育障碍

需要多的支持

需要支持

标注如果是：

有或没有伴随的智力损害。

有或没有伴随的语言损害。

标注如果是：

与已知的遗传疾病或其他躯体疾病或环境因素有关（**编码备注**：使用额外的编码来确定有关的遗传或躯体疾病）。

与其他神经发育、精神或行为问题有关（**编码备注**：使用额外的编码来确定有关的神经发育、精神或行为问题）。

标注如果是：

伴紧张症（其定义参见与其他精神障碍有关的紧张症的诊断标准，第 56～57 页）。[**编码备注**：使用额外的编码 F06.1 "与自闭症（孤独症）谱系障碍相关的紧张症" 表明存在共病的紧张症。]

记录步骤

标注表 2 中两种核心精神病理领域的每一种需要支持的水平（如"社交交流方面需要非常多的支持及受限的、重复的行为方面需要多的支持"）可能会对诊断有所帮助。接下来应列出"有伴随的智力损害"或"没有伴随的智力损害"的标注。再下来是记录语言损害的标注。如果有伴随的语言损害，则应列出目前的语言功能水平（如"有伴随的语言损害——不能理解的言语"或"有伴随的语言损害——短语言语"）。

对自闭症（孤独症）谱系障碍来说，"与已知的遗传性或躯体疾病或环境因素有关"或"与其他神经发育、精神或行为问题有关"这两个标注是恰当的，应记录为与（疾病、障碍或因素的名称）相关的自闭症（孤独症）谱系障碍 [如与结节性硬化症相关的自闭症（孤独症）谱系障碍]。这些标注适用于列出的疾病或问题与个体的临床服务潜在相关的情况，并不一定表明这些疾病或问题与自闭症（孤独症）谱系障碍有因果关系。如果相关的神经发育、精神或行为问题符合神经发育障碍或其他精神障碍的标准，则应同时诊断为自闭症（孤独症）谱系障碍和其他精神障碍。

如果存在紧张症，则应分别记录"与自闭症（孤独症）谱系障碍相关的紧张症"。更多信息参见"精神分裂症谱系及其他精神病性障碍"一章中与其他精神障碍相关的紧张症的诊断标准。

表2 自闭症（孤独症）谱系障碍的严重程度（需要支持水平的范例）

严重程度	社交交流	受限的重复行为
水平3 "需要非常多的支持"	在语言和非语言社交交流技能方面的严重缺陷导致功能上的严重损害，极少启动社交互动，对来自他人的社交示意的反应极少。如个体只能讲几句能够被听懂的话，很少启动社交互动，当与人互动时，个体会做出不寻常的举动去满足社交需要，且仅对非常直接的社交举动作出反应	行为缺乏灵活性，应对改变极其困难，或其他局限的/重复的行为显著影响了各方面的功能。改变注意力或行动非常痛苦/困难
水平2 "需要多的支持"	在语言和非语言社交交流技能方面的显著缺陷（即使有支持）仍有明显的社交损害，启动社交互动有限，对他人的社交示意反应较少或异常，如个体只能讲简单的句子，其互动局限在非常狭窄的特定兴趣方面，且有显著的、奇怪的非语言交流	行为缺乏灵活性，应对改变困难，或其他局限的/重复的行为对普通观察者来说足够明显，且影响了不同情境下的功能。改变注意力或行动比较痛苦/困难
水平1 "需要支持"	在没有支持的情况下，社交交流方面的缺陷造成可观察到的损害。启动社交互动存在困难，如对他人的社交示意有非典型或不成功的反应。可表现为对社交互动的兴趣减少，如个体能够讲出完整的句子和参与社交交流，但与他人的对话是失败的，个体试图交友的努力是奇怪的且通常是不成功的	缺乏灵活性的行为显著地影响了一个或多个情境下的功能。难以转换不同的活动。组织和计划的困难妨碍了其独立性

神经发育障碍

注意缺陷 / 多动障碍

注意缺陷 / 多动障碍

诊断标准

A. 持续的注意缺陷和 / 或多动-冲动的模式,干扰了功能或发育,以下列 1 和 / 或 2 为特征::

1. 注意缺陷:下列六项(或更多)的症状持续至少 6 个月,且达到了与发育水平不相符的程度,并直接对社会和学业 / 职业活动产生了不良影响:

   注:这些症状并不仅仅是对立行为、违拗、敌意、不能理解任务或指令的表现。年龄较大的青少年和成人(17 岁及以上)至少需要下列症状中的五项。

   a. 经常不能密切关注细节或在作业、工作或其他活动中犯粗心大意的错误(如忽视或遗漏细节、工作不精确)。

   b. 在任务或游戏中经常难以维持注意力(如在听课、对话或长时间的阅读中难以维持注意力)。

   c. 当别人对其直接讲话时,经常看起来没有在听(如即使在没有任何明显干扰的情况下,也显得心不在焉)。

   d. 经常不遵循指令以致无法完成作业、家务或工作(如可以开始做某事,但很快就不能集中注意力,容易分神)。

   e. 经常难以组织任务和活动(如难以管理多条任务,难以把物品放得整整齐齐,工作凌乱、没头绪,不能有效地管理时间,不能遵守截止日期)。

   f. 经常回避、厌恶或不情愿从事那些需要精神上持续努力的任务(如学校作业或家庭作业,对年龄较大的青少年和成人则为准备报告、完成表格或阅读冗长的文章）。
g. 经常丢失完成任务或活动所需的物品（如学校的资料、铅笔、书、钱包、钥匙、文件、眼镜、手机）。
h. 经常容易因外界的刺激分神（对于年龄较大的青少年和成人，可能是经常产生不相关的想法）。
i. 经常在日常活动中忘记事情（如做家务、外出办事，对年龄较大的青少年和成人则为回电话、付账单、约会）。

2. 多动和冲动：下列六项（或更多）的症状持续至少6个月，且达到了与发育水平不相符的程度，并直接对社会和学业/职业活动产生了不良影响：

注：这些症状并不仅仅是对立行为、违拗、敌意、不能理解任务或指令的表现。年龄较大的青少年和成人（17岁及以上）至少需要符合下列症状中的五项。

a. 经常手脚动个不停或在座位上扭动。
b. 当被期待坐在座位上时却经常离座（如离教室、办公室或其他工作场所的座位，或在其他情况下需要保持原地的位置）。
c. 经常在不适当的场所跑来跑去或爬上爬下（注：对于青少年或成人，可以仅限于感到坐立不安）。
d. 经常无法安静地玩耍或从事休闲活动。
e. 经常"忙个不停"，好像"被发动机驱动着"似的（如在餐厅、会议中无法长时间保持不动或觉得不舒服，可能被他人认为坐立不安或难以跟上）。
f. 经常讲话过多。
g. 经常在别人的问题还没有讲完之前就把答案脱口而出（如接别人的话、不能等待按顺序交谈）。
h. 经常难以等待轮到自己（如当排队等待时）。
i. 经常打断或侵扰他人（如打断别人的对话、游戏或

神经发育障碍

活动,没有询问或未经允许就开始使用他人的东西,对于青少年和成人可能是侵扰或未经允许就接管他人正在做的事情)。

B. 若干注意缺陷或多动-冲动的症状在 12 岁之前就已存在。
C. 若干注意缺陷或多动-冲动的症状存在于两个或更多的场所(如在家里、学校或工作中,与朋友或亲属互动中,在其他活动中)。
D. 有明确的证据显示这些症状干扰或降低了社交、学业或职业功能的质量。
E. 这些症状并不只发生在精神分裂症或其他精神病性障碍中,也不能用其他精神障碍(如心境障碍、焦虑障碍、分离障碍、人格障碍、物质中毒或戒断)来更好地解释。

标注是否是:

F90.2 组合表现:如果在过去的 6 个月内,同时符合诊断标准 A1(注意缺陷)和诊断标准 A2(多动-冲动)。

F90.0 主要表现为注意缺陷:如果在过去的 6 个月内,符合诊断标准 A1(注意缺陷),但不符合诊断标准 A2(多动-冲动)。

F90.1 主要表现为多动/冲动:如果在过去的 6 个月内,符合诊断标准 A2(多动-冲动),但不符合诊断标准 A1(注意缺陷)。

标注如果是:

部分缓解:先前符合全部诊断标准,但在过去的 6 个月内不符合全部诊断标准,且症状仍然导致社交、学业或职业功能方面的损害。

标注目前的严重程度:

轻度:如果有症状,也几乎没有超出诊断所需的症状,且症状导致社交或职业功能方面的轻微损害。

中度:症状或功能损害介于"轻度"和"重度"之间。

重度：存在非常多的超出诊断所需的症状，或存在若干特别严重的症状，或症状导致明显的社交或职业功能方面的损害。

其他特定的注意缺陷/多动障碍

F90.8

此类型适用于那些具备注意缺陷/多动障碍的典型症状，且引起有临床意义的痛苦，或导致社交、职业或其他重要功能方面的损害，但不符合注意缺陷/多动障碍或神经发育障碍诊断类别中任何一种障碍的全部诊断标准的情况。当临床工作者选择交流不符合任何一种特定的注意缺陷/多动障碍或神经发育障碍的诊断标准的特定原因时，可以使用其他特定的注意缺陷/多动障碍这一诊断。这种情况一般先记录"其他特定的注意缺陷/多动障碍"，接着记录其特定原因（如"伴有不充分的注意缺陷症状"）。

未特定的注意缺陷/多动障碍

F90.9

此类型适用于那些具备注意缺陷/多动障碍的典型症状，且引起有临床意义的痛苦，或导致社交、职业或其他重要功能方面的损害，但不符合注意缺陷/多动障碍或神经发育障碍诊断类别中任何一种障碍的全部诊断标准的情况。当临床工作者选择不标注不符合任何一种注意缺陷/多动障碍或神经发育障碍的诊断标准的特定原因及因信息不足而无法作出更特定的诊断时，可以使用未特定的注意缺陷/多动障碍这一诊断。

特定学习障碍

特定学习障碍

诊断标准

A. 有学习和使用学业技能的困难,存在下列症状中至少一项症状,且持续至少 6 个月,尽管针对这些困难采取了干预措施:
 1. 不准确或缓慢且费力地读字(如读单个单词时不正确或缓慢、犹豫、经常猜测单词,发音有困难)。
 2. 难以理解所阅读的内容(如可以准确地读出内容但不能理解其顺序、关系、推论或更深层次的意义)。
 3. 拼写方面有困难(如可能添加、省略或替换元音或辅音)。
 4. 书面表达方面有困难(如在句子中犯下多种语法或标点符号方面的错误,段落组织差,书面表达思路不清晰)。
 5. 难以掌握数字的意义、数字事实或计算有困难(如数字理解能力差,不能区分数字的大小和关系,用手指进行简单的数字计算而不是像同伴那样直接计算,在算术计算中迷失方向或转换步骤)。
 6. 数学推理方面有困难(如在应用数学概念、事实或步骤去解决数量问题时有较大的困难)。

B. 受影响的学业技能显著地、可量化地低于个体实际年龄所应达到的水平,这显著干扰了个体的学业或职业表现或日常生活,而且相关情况在标准化成绩测评和综合临床评估中得到了证实。对于 17 岁以上的个体,有记录的学习困难病史可以代替标准化测评。

C. 学习方面的困难开始于学龄期,但直到对受到影响的学业技能的要求超过个体的有限能力时(如在定时测试中被要求读或写长篇复杂的报告，出现特别沉重的学业负担），症状才完全表现出来。

D. 学习困难不能用智力发育障碍（智力障碍）、未校正的视觉或听觉的敏感性、其他精神或神经性障碍、心理社会的逆境、对学业指导的语言不精通或不充分的教育指导来更好地解释。

注：上述四项诊断标准基于个人病史（发育、躯体、家庭、教育）、学校报告和心理教育的临床综合结果。

编码备注：标注所有受损的学业领域和次级技能。当超过一个领域受损时，每一个都应根据下列标注单独编码。

标注如果是：

F81.0 伴阅读受损：

阅读的准确性。

阅读的速度或流畅性。

阅读理解力。

注：阅读障碍是一个替代术语，是指一种学习困难的模式，以难以精确地或流利地认字、较差的解码和较差的拼写能力为特征。如果阅读障碍被用来标注这一特别的困难模式，那么标注任何额外存在的困难（如阅读理解困难或数学推理困难）也非常重要。

F81.81 伴书面表达受损：

拼写的准确性。

语法和标点的准确性。

书面表达的清晰度或条理性。

F81.2 伴数学受损：

数字感。

算术事实的记忆力。

计算的准确性或流畅性。

数学推理的准确性。

注：计算障碍是一个替代术语，是一种以数字信息处

理加工、学习计算事实、计算的准确性或流畅性困难为特征的困难模式。如果计算障碍被用来标注这一特别的困难模式,那么标注任何额外存在的困难(如数学推理困难或文字推理准确性困难)也非常重要。

标注目前的严重程度:

轻度:在一个或两个学业领域存在一些学习技能方面的困难,但困难非常轻微,当为个体提供适当的便利和支持性服务时,尤其是在学校期间,个体能够补偿或发挥相应功能。

中度:在一个或多个学业领域存在显著的学习技能方面的困难,在学校期间,如果没有间歇的强化和特殊的教育,个体不可能熟练地掌握有关技能。在学校、工作场所或家里的部分时间,个体需要借助一些适当的便利和支持性服务来准确和有效地完成相关活动。

重度:严重的学习技能方面的困难影响了个体数个学业领域,在学校期间的大部分时间内,如果没有持续的、强化的、个性化的、特殊的教育,个体不可能学会有关技能。即使在学校、工作场所或家里有很多适当的便利和支持性服务,个体可能仍然无法有效地完成所有活动。

记录步骤

特定学习障碍的每一个受损的学业领域和次级技能都应被记录下来。由于ICD编码的要求,阅读受损、书写表达受损、数学受损及与其相应的次级技能受损,都必须分别编码和记录。例如,阅读和数学受损,以及阅读速度与流畅性,阅读理解、准确或流畅的计算,准确的数学推理这些次级技能的受损应分别编码和记录为:F81.0特定学习障碍(伴阅读受损、伴阅读速度和流畅性受损、伴阅读理解受损);F81.2特定学习障碍(伴数学受损、伴准确或流畅的计算受损、伴准确的数学推理受损)。

运动障碍

发育性协调障碍

诊断标准　　　　　　　　　　　　　　　　　　　　　　F82

A. 协调运动技能的获得和使用显著低于个体实际年龄和与技能学习及使用机会相符的水平。其困难表现为动作笨拙（如跌倒或碰撞到物体）以及运动技能（如抓一个物体、使用剪刀或刀叉、写字、骑自行车或参加体育运动）表现得缓慢和不精确。

B. 诊断标准 A 中的运动技能缺陷显著地、持续地干扰了与实际年龄相应的日常生活活动（如自我照顾和自我维护），同时影响了学业/学校的成绩、就业前教育和职业活动、休闲、玩耍。

C. 症状发生于发育早期。

D. 运动技能的缺陷不能用智力发育障碍（智力障碍）或视觉损害来更好地解释，也并非由某种神经系统疾病（如脑瘫、肌营养不良症、退行性障碍）所致。

刻板运动障碍

诊断标准　　　　　　　　　　　　　　　　　　　　　F98.4

A. 有重复的、看似被驱使的、明显漫无目的运动行为（如握手或挥手、摆动身体、撞头、咬自己、打自己的身体）。

B. 重复的运动行为干扰了社交、学业或其他活动，且可能导致自伤。

C. 症状发生于发育早期。

神经发育障碍

D. 重复的运动行为不能归因于某种物质的生理效应或神经系统疾病，也不能用其他神经发育障碍或精神障碍[如拔毛癖（拔毛障碍）、强迫症]来更好地解释。

标注如果是：

伴自伤行为（或如果不采取预防措施，则将导致伤害行为）。
无自伤行为。

标注如果是：

与已知的遗传疾病、其他躯体疾病、神经发育障碍或环境因素有关[如莱施-奈恩综合征、智力发育障碍（智力障碍）、子宫内酒精接触]。

编码备注：使用额外的编码来确认相关的遗传疾病、其他躯体疾病、神经发育障碍或环境因素。

标注目前的严重程度：

轻度：症状很容易被感觉刺激或分神抑制住。
中度：症状需要明确的防护措施和行为矫正。
重度：需要采取持续的监控和防护措施，以防止严重的伤害。

记录步骤

与已知的遗传疾病、其他躯体疾病、神经发育障碍或环境因素有关的刻板运动障碍，记录为与"疾病（或障碍或因素的名称）有关的刻板运动障碍"（如与莱施-奈恩综合征有关的刻板运动障碍）。

抽动障碍

诊断标准

注：抽动是突然的、快速的、反复的、非节律性的运动或发声。

抽动秽语综合征 F95.2

A. 多种运动和一个或多个发声抽动在障碍的某段时间内出现,尽管不一定同时出现。
B. 抽动的频率可以有高有低,但这种情况自第一次抽动发生起持续超过 1 年。
C. 于 18 岁之前发生。
D. 这种障碍不能归因于某种物质(如可卡因)的生理效应或其他躯体疾病(如亨廷顿病、病毒后脑炎)。

持续性(慢性)运动或发声抽动障碍 F95.1

A. 在病程中出现了单一或多种运动抽动或发声抽动,但运动和发声两者并非同时出现。
B. 抽动的频率可以有高有低,但这种情况自第一次抽动发生起持续至少 1 年。
C. 于 18 岁之前发生。
D. 这种障碍不能归因于某种物质(如可卡因)的生理效应或其他躯体疾病(如亨廷顿病、病毒后脑炎)。
E. 从不符合抽动秽语综合征的诊断标准。

标注如果是:
仅有运动抽动。
仅有发声抽动。

暂时性抽动障碍 F95.0

A. 单一或多种运动和 / 或发声抽动。
B. 这种情况自第一次抽动发生起持续少于 1 年。
C. 于 18 岁之前发生。
D. 这种障碍不能归因于某种物质(如可卡因)的生理效应或其他躯体疾病(如亨廷顿病、病毒后脑炎)。
E. 从不符合抽动秽语综合征或持续性(慢性)运动或发声抽动障碍的诊断标准。

其他特定的抽动障碍

F95.8

此类型适用于那些具备抽动障碍的典型症状,且引起有临床意义的痛苦,或导致社交、职业或其他重要功能方面的损害,但不符合抽动障碍或神经发育障碍诊断类别中任何一种障碍的全部诊断标准的情况。当临床工作者选择交流不符合任何一种特定的抽动障碍或神经发育障碍的诊断标准的特定原因时,可以使用其他特定的抽动障碍这一诊断。使用这一诊断时,通常先记录"其他特定的抽动障碍",接着记录其特定原因(如"18岁后发生")。

未特定的抽动障碍

F95.9

此类型适用于那些具备抽动障碍的典型症状,且引起有临床意义的痛苦,或导致社交、职业或其他重要功能方面的损害,但不符合抽动障碍或神经发育障碍诊断类别中任何一种障碍的全部诊断标准的情况。当临床工作者选择不标注不符合任何一种抽动障碍或神经发育障碍的诊断标准的特定原因及包括因信息不足在内而无法作出更特定的诊断时,可以使用未特定的抽动障碍这一诊断。

其他神经发育障碍

其他特定的神经发育障碍

F88

此类型适用于那些具备神经发育障碍的典型症状，且引起有临床意义的痛苦，或导致社交、职业或其他重要功能方面的损害，但不符合神经发育障碍诊断类别中任何一种障碍的全部诊断标准的情况。当临床工作者选择交流不符合任何一种特定的神经发育障碍的诊断标准的特定原因时，可以使用其他特定的神经发育障碍这一诊断。使用这一诊断时，通常先记录"其他特定的神经发育障碍"，接着记录其特定原因（如"与产前酒精接触有关的神经发育障碍"）。

能够归类为"其他特定"这一情况的示例为：

与产前酒精接触有关的神经发育障碍： 与产前酒精接触有关的神经发育障碍以胎儿在子宫内接触到酒精后所产生的一系列发育障碍为特征。

未特定的神经发育障碍

F89

此类型适用于那些具备神经发育障碍的典型症状，且引起有临床意义的痛苦，或导致社交、职业或其他重要功能方面的损害，但不符合神经发育障碍诊断类别中任何一种障碍的全部诊断标准的情况。当临床工作者选择不标注不符合任何一种神经发育障碍的诊断标准的特定原因及包括因信息不足在内而无法作出更特定的诊断（如在急诊室的环境下）时，可以使用未特定的神经发育障碍这一诊断。

精神分裂症谱系及其他精神病性障碍

分裂型人格障碍

在"人格障碍"一章中可查阅到分裂型人格障碍的诊断标准。由于该障碍被认为是精神分裂症谱系障碍的一部分,在 ICD-10 中被列为分裂型障碍,因此将其列在本章中,而详细内容参见"人格障碍"一章。

妄想障碍

诊断标准　　　　　　　　　　　　　　　　　　　F22

A. 存在 1 个月或更长时间的一种(或多种)妄想。
B. 从未达到精神分裂症的诊断标准 A。
   注:如果存在幻觉,也并不突出,并与妄想的主题有关(如被昆虫寄生的感觉与被昆虫寄生的妄想有关)。
C. 除了妄想本身及其后果的影响之外,患者的功能没有显著受损,行为没有明显离奇或古怪。
D. 如果出现了躁狂或重性抑郁发作,则相对于妄想的持续时间而言,这些发作是短暂的。
E. 该障碍不能归因于物质的生理效应或其他躯体疾病,也不能用其他精神障碍(如躯体变形障碍或强迫症)来更好地解释。

标注是否是:

钟情型:此亚型适用于妄想的主题是他人爱上自己的情况。
夸大型:此亚型适用于妄想的主题是个体确信自己拥有某

种突出的才华（但没有被承认），具有洞察力或获得了一些重大发现的情况。

嫉妒型：此亚型适用于妄想的主题是个体认为自己的配偶或爱人对自己不忠诚的情况。

被害型：此亚型适用于妄想的主题涉及个体认为自己被合谋、欺骗、监视、追踪、下毒或下药、恶意诽谤、骚扰或阻碍自己追求长期目标的情况。

躯体型：此亚型适用于妄想的主题与躯体功能或感觉相关的情况。

混合型：此亚型适用于没有一个妄想主题占主要地位的情况。

未特定型：此亚型适用于主要地位的妄想信念无法明确确定或不能在特定亚型中被描述（如没有明显的被害或夸大因素的关系妄想）的情况。

标注如果是：

伴离奇的内容：如果妄想的内容是离奇的、不可理解的且并非源自普通生活经历（如个体认为陌生人切除了自己的内脏并用其他人的器官替代，并且没有留下任何伤口或疤痕），则认为妄想是离奇的。

标注如果是：

只能在障碍持续一年之后才使用以下病程标注：

初次发作，目前处于急性发作期：该障碍的首次表现符合明确的诊断症状和时间标准。急性发作期是指符合诊断标准的时期。

初次发作，目前处于部分缓解期：部分缓解期是指在前一次发作后得到改善，目前仅部分符合该障碍诊断标准的时期。

初次发作，目前处于完全缓解期：完全缓解期是指在前一次发作后，不存在特定症状的时期。

精神分裂症谱系及其他精神病性障碍

多次发作，目前处于急性发作期。
多次发作，目前处于部分缓解期。
多次发作，目前处于完全缓解期。
持续型：在大部分病程中，个体仍有符合诊断标准的症状，而阈下症状期对于整个病程而言是非常短暂的。
未特定型。

标注目前的严重程度：

严重程度通过对精神病主要症状（包括妄想、幻觉、言语紊乱、异常的精神运动行为和阴性症状）的定量评估来评定。这些症状中的每一个都可以根据目前的严重程度（过去7天中最严重的），从0（不存在）到4（存在且严重）在5级量表上进行评定。（参见 DSM-5-TR 第三部分"评估量表"中"精神病症状严重程度维度的临床工作者评估"。）

注：诊断妄想障碍可以不使用严重程度的标注。

短暂精神病性障碍

诊断标准　　　　　　　　　　　　　　　　　　F23

A. 存在以下一项（或多项）症状。其中至少一项必须是1、2或3：

   1. 妄想。
   2. 幻觉。
   3. 言语紊乱（如经常离题或思维松弛）。
   4. 严重紊乱的或紧张症的行为。

   注：如果症状是文化认可的反应，则不包括在内。

B. 这种障碍发作的持续时间至少为1天但少于1个月，个体最终能完全恢复到起病前的功能水平。

C. 这种障碍不能用伴精神病性特征的重性抑郁障碍或双相障碍，或其他精神病性障碍（如精神分裂症或紧张症）来更好地解释，也不能归因于某种物质（如滥用的毒品、药物）的生理效应或其他躯体疾病。

标注如果是：

伴明显的应激源（短暂的反应性精神病）：如果出现的症状是对单独或同时发生的事件的反应，这些事件对个体文化中几乎任何处于类似情况下的个体都有明显的压力。

无明显的应激源：如果出现的症状不是对单独或同时发生的事件的反应，这些事件对个体文化中几乎任何处于类似情况下的个体都有明显的压力。

于围产期发生：如果是在怀孕期间或产后4周内发生。

标注如果是：

伴紧张症（其定义参见与其他精神障碍有关的紧张症的诊断标准，第56～57页）。

编码备注：使用额外的编码F06.1"与短暂精神病性障碍有关的紧张症"表明存在共病的紧张症。

标注目前的严重程度：

严重程度通过对精神病主要症状（包括妄想、幻觉、言语紊乱、异常的精神运动行为和阴性症状）的定量评估来评定。这些症状中的每一个都可以根据目前的严重程度（过去7天中最严重的），从0（不存在）到4（存在且严重）在5级量表上进行评定。（参见DSM-5-TR第三部分"评估量表"中"精神病症状严重程度维度的临床工作者评估"。）

注：诊断短暂精神病性障碍可以不使用严重程度的标注。

精神分裂症谱系及其他精神病性障碍

精神分裂症样障碍

诊断标准 F20.81

A. 存在以下两项（或更多项）症状，每一项症状均在1个月中存在很长时间（如果经过有效治疗，则时间可以更短）。其中，至少有一项必须是1、2或3：
  1. 妄想。
  2. 幻觉。
  3. 言语紊乱（如经常离题或思维松弛）。
  4. 严重紊乱的或紧张症的行为。
  5. 阴性症状（即情绪表达减少或意志减退）。

B. 这种障碍的发作持续至少1个月但少于6个月。当不等痊愈就必须作出诊断时，应将其定性为"暂时性的"。

C. 已经排除了分裂情感性障碍和抑郁或双相障碍伴精神病性特征，因为：(1)活动期症状中没有同时出现重性抑郁或躁狂发作；(2)如果在症状活动期出现了心境发作，它们只出现在障碍活动期和残留期病程中的小部分时间内。

D. 这种障碍不能归因于某种物质（如滥用的毒品、药物）的生理效应或其他躯体疾病。

标注如果是：

伴良好的预后特征：此标注需要至少存在下列两项特征：在日常行为或功能首次出现可觉察的变化的4周内，出现显著的精神病性症状；混沌或混乱；病前社交或职业功能良好；无情感迟钝或平淡。

无良好的预后特征：此标注适用于不存在两项或更多的上述特征。

标注如果是：

伴紧张症（其定义参见与其他精神障碍有关的紧张症的

诊断标准，第 56～57 页）。

编码备注：使用额外的编码 F06.1"与精神分裂症样障碍有关的紧张症"表明存在共病的紧张症。

标注目前的严重程度：

严重程度通过对精神病主要症状（包括妄想、幻觉、言语紊乱、异常的精神运动行为和阴性症状）的定量评估来评定。这些症状中的每一个都可以根据目前的严重程度（过去 7 天中最严重的），从 0（不存在）到 4（存在且严重）在 5 级量表上进行评定。（参见 DSM-5-TR 第三部分"评估量表"中"精神病症状严重程度维度的临床工作者评估"。）

注：诊断精神分裂症样障碍可以不使用严重程度的标注。

精神分裂症

诊断标准 F20.9

A. 出现两项（或更多项）下列症状，每一项症状均在 1 个月中存在很长时间（如果经过有效治疗，则时间可以更短）。其中，至少有一项必须是 1、2 或 3：
  1. 妄想。
  2. 幻觉。
  3. 言语紊乱（如经常离题或思维松弛）。
  4. 明显紊乱的或紧张症的行为。
  5. 阴性症状（如情绪表达减少或意志减退）。

B. 自障碍发生以来的大部分时间内，个体一个或更多的重要领域的功能水平明显低于障碍发生前的水平，如在工作、人际关系或自我照顾方面（儿童期或青少年期起病的患者，未能达到人际关系、学业或职业功能预期的发展水平）。

精神分裂症谱系及其他精神病性障碍

C. 这种障碍的表现至少持续 6 个月。在这 6 个月中必须至少有 1 个月（如果经过有效治疗，则时间可以更短）符合诊断标准 A 的症状（即活动期症状），并且可能包括前驱症状或残留症状的时间。在前驱期或残留期，障碍的表现可能仅为阴性症状，或诊断标准 A 中列出的两个或更多的症状以轻微形式出现（如奇怪的信念、不寻常的知觉体验）。

D. 已排除分裂情感性障碍和抑郁或双相障碍伴精神病性特征，因为：（1）活动期症状中没有同时出现重性抑郁或躁狂发作；（2）如果在症状活动期出现了心境发作，它们只出现在障碍活动期和残留期的小部分时间内。

E. 这种障碍不能归因于某种物质（如滥用的毒品、药物）的生理效应或其他躯体疾病。

F. 若有自闭症（孤独症）谱系障碍或儿童期发生的交流障碍的病史，在作出精神分裂症的额外诊断时，要求除了精神分裂症的其他症状外，至少还应在 1 个月（如果经过有效治疗，则时间可以更短）内存在明显的妄想或幻觉。

标注如果是：

如果以下病程标注与诊断的病程标准不矛盾，则只能在障碍持续 1 年之后使用它们。

初次发作，目前处于急性发作期：该障碍的首次表现符合明确的诊断症状和时间标准。急性发作期是指符合诊断标准的时期。

初次发作，目前处于部分缓解期：部分缓解期是指在前一次发作后得到改善，目前只部分符合诊断标准的时期。

初次发作，目前处于完全缓解期：完全缓解期是指在前一次发作之后，不存在障碍的特定症状的时期。

多次发作，目前处于急性发作期：经过至少 2 次发作后，称为多次发作（如首次发作后缓解，接着至少又有 1 次复发）。

多次发作，目前处于部分缓解期。
多次发作，目前处于完全缓解期。
持续型：在大部分病程中，个体仍有符合诊断标准的症状，而阈下症状期对于整个病程而言是非常短暂的。
未特定型。

标注如果是：

伴紧张症（其定义参见与其他精神障碍有关的紧张症的诊断标准，第 56～57 页）。

编码备注：使用额外的编码 F06.1 "与精神分裂症有关的紧张症"表明存在共病的紧张症。

标注当前的严重程度：

严重程度通过对精神病主要症状（包括妄想、幻觉、言语紊乱、异常的精神运动行为和阴性症状）的定量评估来评定。这些症状中的每一个都可以根据目前的严重程度（过去 7 天中最严重的），从 0（不存在）到 4（存在且严重）在 5 级量表上进行评定。（参见 DSM-5-TR 第三部分"评估量表"中"精神病症状严重程度维度的临床工作者评估"。）

注：诊断精神分裂症可以不使用严重程度的标注。

分裂情感性障碍

诊断标准

A. 在一个不间断的障碍周期中有主要心境发作（重性抑郁或躁狂），同时存在符合精神分裂症诊断标准 A 的症状。

   注：重性抑郁发作必须包括诊断标准 A1：抑郁心境。

B. 在这种障碍的全部病程中，在缺少主要心境发作（抑郁或躁狂）的情况下，存在持续 2 周或更长时间的妄想或

精神分裂症谱系及其他精神病性障碍

幻觉。

C. 在此障碍整个活动期和残留期的大部分时间内,症状符合主要心境发作的诊断标准。

D. 这种障碍不能归因于某种物质(如滥用的毒品、药物)的生理效应或其他躯体疾病。

标注是否是:

F25.0 双相型:此亚型适用于如果一部分临床表现是躁狂发作,重性抑郁发作也可能出现的情况。

F25.1 抑郁型:此亚型适用于如果一部分临床表现仅有重性抑郁发作的情况。

标注如果是:

伴紧张症(其定义参见与其他精神障碍有关的紧张症的诊断标准,第 56 ~ 57 页)。

编码备注:使用额外的编码 F06.1 "与分裂情感性障碍有关的紧张症"表明存在共病的紧张症。

标注如果是:

如果以下病程标注与诊断的病程标准不矛盾,则只能在障碍持续 1 年之后使用它们。

初次发作,目前处于急性发作期:该障碍的首次表现符合明确的诊断症状和时间标准。急性发作期是指符合诊断标准的时期。

初次发作,目前处于部分缓解期:部分缓解期是指在前一次发作后得到改善,目前只部分符合诊断标准的时期。

初次发作,目前处于完全缓解期:完全缓解期是指在前一次发作后,不存在障碍的特定症状的时期。

多次发作,目前处于急性发作期:经过至少 2 次发作后,称为多次发作(如首次发作后缓解,接着至少又有 1 次复发)。

多次发作,目前处于部分缓解期。

多次发作,目前处于完全缓解期。

持续型：在大部分病程中，个体仍有符合诊断标准的症状，而阈下症状期对于整个病程而言是非常短暂的。
未特定型。

标注目前的严重程度：

严重程度通过对精神病主要症状（包括妄想、幻觉、言语紊乱、异常的精神运动行为和阴性症状）的定量评估来评定。这些症状中的每一个都可以根据目前的严重程度（过去7天中最严重的），从0（不存在）到4（存在且严重）在5级量表上进行评定。（参见DSM-5-TR第三部分"评估量表"中"精神病症状严重程度维度的临床工作者评估"。）

注：诊断分裂情感性障碍可以不使用严重程度的标注。

物质/药物所致的精神病性障碍

诊断标准

A. 存在下列症状的一项或两项：
  1. 妄想。
  2. 幻觉。
B. 存在病史、体格检查的证据或1和2的实验室发现：
  1. 诊断标准A的症状出现在物质中毒或戒断的过程中或不久后，或者接触或停止某种药物之后。
  2. 所涉及的物质/药物能够引起诊断标准A的症状。
C. 这种障碍不能用一种非物质/药物所致的精神病性障碍来更好地解释。独立的精神病性障碍的证据如下：
症状的发作是在开始使用物质/药物之前；在急性戒断或重度中毒结束之后，症状仍持续相当长时间（如约1个月），或有其他证据（如反复的与非物质/药物相关的发作病史）表明存在一种独立的、非物质/药物所致的精神病性障碍。

精神分裂症谱系及其他精神病性障碍

D. 这种障碍并非仅仅出现于谵妄时。

E. 这种障碍引起有临床意义的痛苦,或导致社交、职业或其他重要功能方面的损害。

注:仅当诊断标准 A 的症状在临床表现中非常明显且已经严重到足以引起临床关注时,才应该作出该诊断,而不是"物质中毒"或"物质戒断"的诊断。

编码备注:下表中列出了 ICD-10-CM 中特定的物质/药物所致的精神病性障碍的编码。注意 ICD-10-CM 的编码基于是否存在共病同一类物质的物质使用障碍。在任何情况下,都不需要给予额外的物质使用障碍的单独诊断。如果一个轻度的物质使用障碍共病物质所致的精神病性障碍,则第四位的数字为"1",而且临床工作者应该在物质所致的精神病性障碍之前记录"轻度(物质)使用障碍"(如"轻度的可卡因使用障碍伴可卡因所致的精神病性障碍")。如果中度或重度的物质使用障碍共病物质所致的精神病性障碍,则第四位的数字为"2",临床工作者应该根据共病物质使用障碍的严重程度来记录"中度(物质)使用障碍"或"重度(物质)使用障碍"。如果没有共病物质使用障碍(如仅一次高剂量物质使用后),则第四位的数字为"9",并且临床工作者应该仅记录物质所致的精神病性障碍。

项目	ICD-10-CM		
	伴轻度使用障碍	伴中度或重度使用障碍	无使用障碍
酒精	F10.159	F10.259	F10.959
大麻	F12.159	F12.259	F12.959
苯环己哌啶	F16.159	F16.259	F16.959
其他致幻剂	F16.159	F16.259	F16.959
吸入剂	F18.159	F18.259	F18.959
镇静剂、催眠药或抗焦虑药	F13.159	F13.259	F13.959

续表

项目	ICD-10-CM		
	伴轻度使用障碍	伴中度或重度使用障碍	无使用障碍
苯丙胺类物质（或其他兴奋剂）	F15.159	F15.259	F15.959
可卡因	F14.159	F14.259	F14.959
其他（或未知）物质	F19.159	F19.259	F19.959

标注（参见"物质相关及成瘾障碍"一章中的表1，它标明了"于中毒期间发生"和/或"于戒断期间发生"是否适用于某一特定的物质类别；或说明了"于使用药物后发生"）：

于中毒期间发生：如果物质中毒和在中毒过程中产生的症状都符合诊断标准。

于戒断期间发生：如果物质戒断和在戒断过程中或不久后产生的症状都符合诊断标准。

于使用药物后发生：如果在开始用药、用药情况发生改变或停药期间出现症状。

标注目前的严重程度：

严重程度通过对精神病主要症状（包括妄想、幻觉、言语紊乱、异常的精神运动行为和阴性症状）的定量评估来评定。这些症状中的每一个都可以根据其当前的严重程度（过去7天中最严重的），从0（不存在）到4（存在而且严重）在5级量表上进行评定。（参见DSM-5-TR第三部分"评估量表"中的"精神病症状严重程度维度的临床工作者评估"。）

注：诊断物质/药物所致的精神病性障碍可以不使用严重程度的标注。

记录步骤

物质/药物所致的精神病性障碍的名称由假设能导致妄想或幻

觉的特定物质（如可卡因、地塞米松）开始。诊断编码从诊断标准部分的表格中选择，该表格基于物质类别和是否存在共病的物质使用障碍。对于不属于任何类别的物质（如地塞米松），应使用"其他（或未知）物质"编码；如果一种物质被判断为致病因素，但具体物质类别未知，也应使用相同的编码。

当记录障碍名称时，共病的"物质使用障碍"（若有）应列在前面，接着记录"伴"这个字，后面记录"物质所致的精神病性障碍"的名称，再接着记录发生的标注（即于中毒期间发生、于戒断期间发生）。例如，有重度可卡因使用障碍的个体若在中毒时出现妄想，则应诊断为 F14.259"重度可卡因使用障碍伴可卡因所致的精神病性障碍，于中毒期间发生"，不再给予单独的共病的重度可卡因使用障碍的诊断。如果物质所致的精神病性障碍出现在没有共病的物质使用障碍时（如仅一次高剂量物质使用后），则无须记录共病的物质使用障碍（如 F16.959 苯环己哌啶所致的精神病性障碍，于中毒期间发生）。当一种以上的物质被判断在精神病性症状的发展过程中起到重要作用时，应分别列出（如 F12.259 重度大麻使用障碍伴大麻所致的精神病性障碍，于中毒期间发生；F16.159 轻度苯环己哌啶使用障碍伴苯环己哌啶所致的精神病性障碍，于中毒期间发生）。

由其他躯体疾病所致的精神病性障碍

诊断标准

A. 存在显著的幻觉或妄想。
B. 存在病史、体格检查的证据或实验室发现表明这种障碍是其他躯体疾病的直接的病理生理性后果。
C. 这种障碍不能用其他精神障碍来更好地解释。
D. 这种障碍并非仅仅出现于谵妄时。
E. 这种障碍引起有临床意义的痛苦，或导致社交、职业或其他重要功能方面的损害。

标注是否是:

编码需基于主要症状:

F06.2 伴妄想:如果主要症状为妄想。

F06.0 伴幻觉:如果主要症状为幻觉。

编码备注:将其他躯体疾病的名称包含在此精神障碍的名称之内(如 F06.2 由恶性肺肿瘤所致的精神病性障碍,伴妄想)。在由其他躯体疾病所致的精神病性障碍之前,其他躯体疾病应该被编码和单独列出(如 C34.90 恶性肺肿瘤;F06.2 由恶性肺肿瘤所致的精神病性障碍,伴妄想)。

标注目前的严重程度:

严重程度通过对精神病主要症状(包括妄想、幻觉、言语紊乱、异常的精神运动行为和阴性症状)的定量评估来评定。这些症状中的每一个都可以根据目前的严重程度(过去 7 天中最严重的),从 0(不存在)到 4(存在且严重)在 5 级量表上进行评定。(参见 DSM-5-TR 第三部分"评估量表"中"精神病症状严重程度维度的临床工作者评估"。)

注:诊断由其他躯体疾病所致的精神病性障碍可以不使用严重程度的标注。

紧张症

与其他精神障碍有关的紧张症(紧张症标注)

F06.1

A. 临床表现主要包括三项(或更多)下列症状:

1. 木僵(即无精神运动性活动,无主动与环境联系)。

精神分裂症谱系及其他精神病性障碍

2. 僵住（即被动地产生对抗重力的姿势）。
3. 蜡样屈曲（即对检查者摆放的姿势仅有轻微、均匀的阻力）。
4. 缄默［即没有或几乎没有言语反应（如果有失语症，除外此项）］。
5. 违拗（即对指令或外部刺激抗拒或没有反应）。
6. 作态（即自发地、主动地维持对抗重力的姿势）。
7. 装相（即奇怪地、矫揉造作地模仿正常的行为）。
8. 刻板运动（即进行重复的、异常频繁的、非目标导向的运动）。
9. 不受外界刺激影响的激越。
10. 扮鬼脸。
11. 模仿言语（即模仿他人的言语）。
12. 模仿动作（即模仿他人的动作）。

编码备注：记录该障碍时，需指出相关的精神障碍的名称（如F06.1与重性抑郁障碍有关的紧张症），应先编码有关的精神障碍（即神经发育障碍、短暂精神病性障碍、精神分裂症样障碍、精神分裂症、分裂情感性障碍、双相障碍、重性抑郁障碍或其他精神障碍）（如F25.1分裂情感性障碍，抑郁型；F06.1与分裂情感性障碍有关的紧张症）。

由其他躯体疾病所致的紧张症

诊断标准   F06.1

A. 临床表现主要包括三项（或更多）下列症状：
  1. 木僵（即无精神运动性活动，无主动与环境联系）。
  2. 僵住（即被动地产生对抗重力的姿势）。
  3. 蜡样屈曲（即对检查者摆放的姿势仅有轻微、均匀的阻力）。

4. 缄默［即没有或几乎没有言语反应（如果有失语症，除外此项）］。
5. 违拗（即对指令或外部刺激抗拒或没有反应）。
6. 作态（即自发地、主动地维持对抗重力的姿势）。
7. 装相（即奇怪地、矫揉造作地模仿正常的行为）。
8. 刻板运动（即进行重复的、异常频繁的、非目标导向的运动）。
9. 不受外界刺激影响的激越。
10. 扮鬼脸。
11. 模仿言语（即模仿他人的言语）。
12. 模仿动作（即模仿他人的动作）。

B. 存在病史、体格检查的证据或实验室发现表明该障碍是其他躯体疾病的直接病理生理性后果。
C. 这种障碍不能用其他精神障碍（如躁狂发作）来更好地解释。
D. 这种障碍并非仅仅出现于谵妄时。
E. 这种障碍引起有临床意义的痛苦，或导致社交、职业或其他重要功能方面的损害。

编码备注：应将其他躯体疾病的名称包含在此精神障碍的名称之内（如 F06.1 由肝性脑病所致的紧张症）。在诊断由其他躯体疾病所致的紧张症之前，其他躯体疾病应该被编码和单独列出（如 K76.82 肝性脑病；F06.1 由肝性脑病所致的紧张症）。

未特定的紧张症

此类型适用于那些具备紧张症的典型症状，且引起有临床意义的痛苦，或导致社交、职业或其他重要功能方面的损害，但引起紧张症的基础精神障碍的性质或其他躯体疾病目前尚不清楚，不符合紧张症的全部诊断标准或因信息不足而无法作出更特定的诊断（如在急诊室的环境下）的情况。

编码备注：涉及神经和肌肉骨骼系统的其他症状首先编码 R29.818，接着编码 F06.1 未特定的紧张症。

其他特定的精神分裂症谱系及其他精神病性障碍

F28

此类型适用于那些具备精神分裂症谱系及其他精神病性障碍的典型症状，且引起有临床意义的痛苦，或导致社交、职业或其他重要功能方面的损害，但不符合精神分裂症谱系及其他精神病性障碍诊断类别中任何一种障碍的全部诊断标准的情况。当临床工作者选择交流不符合任何一种特定的精神分裂症谱系及其他精神病性障碍的诊断标准的特定原因时可以使用其他特定的精神分裂症谱系及其他精神病性障碍这一诊断。使用这一诊断时，通常先记录"其他特定的精神分裂症谱系及其他精神病性障碍"，接着记录其特定原因（如"持续性听幻觉"）。

能够归类为"其他特定"这一情况的示例为：

1. **持续性听幻觉**：出现于缺少任何其他特征的情况下。
2. **妄想伴显著的重叠性心境发作**：在妄想症状相当显著的一段时间内，存在持续性妄想伴重叠性心境发作（诊断标准规定在妄想障碍中如只有短暂的心境障碍，则不符合此诊断）。
3. **轻微精神病综合征**：此综合征的特点是存在精神病样症状，但低于完全的精神病性障碍的阈值（如这些症状不那么严重、比较短暂，且自知力相对保留）。
4. **在与有显著妄想的个体的关系背景下的妄想症状**：在一

段关系的背景下，来自患有精神病性障碍个体的妄想素材成为其他人持有相同妄想的内容，而这些人可能没有符合精神病性障碍诊断标准的其他症状。

未特定的精神分裂症谱系及其他精神病性障碍

F29

此类型适用于那些具备精神分裂症谱系及其他精神病性障碍的典型症状，且引起有临床意义的痛苦，或导致社交、职业或其他重要功能方面的损害，但不符合精神分裂症谱系及其他精神病性障碍诊断类别中任何一种障碍的全部诊断标准的情况。当临床工作者选择不标注不符合任何一种精神分裂症谱系及其他精神病性障碍的诊断标准的特定原因及包括因信息不足在内而无法作出更特定的诊断（如在急诊室的环境下）时，可以使用未特定的精神分裂症谱系及其他精神病性障碍这一诊断。

双相及相关障碍

双相 I 型障碍

诊断标准

诊断双相 I 型障碍，需要符合躁狂发作的诊断标准。躁狂发作可能出现在轻躁狂发作或重性抑郁发作之前或之后。

躁狂发作

A. 一段明显的时期内有异常且持续的心境高涨、膨胀或易激惹，以及异常且持续增多的活动或能量。此情况持续至少 1 周，而且几乎每一天的大部分时间都存在此情况（或如果有必要住院治疗，则持续时间可任意）。

B. 在心境紊乱、能量或活动增加的时期存在三项（或更多）以下症状（如果心境仅仅是易激惹，则至少存在四项），与通常的行为相比，表现出明显的改变并达到显著的程度。

1. 自尊心膨胀或夸大。
2. 睡眠的需求减少（如仅 3 小时睡眠就精神饱满）。
3. 比平时更健谈或有持续讲话的压力感。
4. 意念飘忽或主观感受到思维奔逸。
5. 有自我报告或被观察到的注意力不集中（即注意力太容易被不重要或无关的外界刺激所吸引）。
6. 目标导向活动增加（无论是在社交、工作、学校还是在性活动方面）或出现精神运动性激越（即无目的非目标导向的活动）。
7. 过度地参与那些很可能产生痛苦后果的高风险活动

（如无节制的购物、轻率的性行为、愚蠢的商业投资）。

C. 这种心境紊乱严重到足以导致显著的社交或职业功能损害，或必须住院以防止伤害自己或他人，或存在精神病性特征。

D. 这种发作不能归因于某种物质（如滥用的毒品、药物）的生理效应或其他躯体疾病。

注：在抗抑郁治疗（如药物治疗、电休克治疗）期间出现完整的躁狂发作，但是持续存在的全部症状超过了治疗的生理效应，这是躁狂发作的充分证据，因此可诊断为双相Ⅰ型障碍。

注：诊断标准A～D构成了躁狂发作。诊断为双相Ⅰ型障碍需要个体一生中至少有1次躁狂发作。

轻躁狂发作

A. 一段明显的时期内有异常且持续的心境高涨、膨胀或易激惹，以及异常且持续增多的活动或能量。此情况至少连续4天，而且几乎每一天的大部分时间存在此情况。

B. 在心境紊乱、能量和活动增加的时期持续存在三项（或更多）以下症状（如果心境仅仅是易激惹，则至少存在四项）。与通常的行为相比，表现出明显的改变并达到显著的程度：

1. 自尊心膨胀或夸大。
2. 睡眠的需求减少（如仅3小时睡眠就精神饱满）。
3. 比平时更健谈或有持续讲话的压力感。
4. 意念飘忽或主观感受到思维奔逸。
5. 有自我报告或被观察到的注意力不集中（即注意力太容易被不重要或无关的外界刺激所吸引）。
6. 目标导向活动增加（无论是在社交、工作、学校还是在性活动方面）或出现精神运动性激越。
7. 过度地参与那些很可能产生痛苦后果的高风险活动

（如无节制的购物、轻率的性行为、愚蠢的商业投资）。
C. 这种发作伴有明确的功能改变，这些改变在没有症状时不是个体的特征。
D. 心境紊乱和功能改变能够被其他人观察到。
E. 这种发作没有严重到引起社交或职业功能方面的显著损害或需要住院。如果存在精神病性特征，那么根据定义，则为躁狂发作。
F. 这种发作不能归因于某种物质（如滥用的毒品、药物）的生理效应或其他躯体疾病。

注：由抗抑郁治疗（如药物治疗、电休克治疗）引起完整的轻躁狂发作，持续存在的全部症状超过了治疗的生理效应，这是轻躁狂发作的充分证据。然而，需要注意的是，通过一项或两项症状（特别是使用抗抑郁药物后增加的易激惹、急躁或激越）不足以作出轻躁狂发作的诊断，也并不一定表明个体有双相的素质。

注：诊断标准 A～F 构成了轻躁狂发作，轻躁狂发作虽然常见于双相 I 型障碍，但对于双相 I 型障碍的诊断而言并不必要。

重性抑郁发作

A. 五项（或更多）下列症状出现在同一个 2 周的时期内，代表着以往功能出现了改变，至少其中一项是 1. 抑郁心境或 2. 丧失兴趣或愉悦感。

注：不包括明显由其他躯体疾病所致的症状。

1. 几乎每天大部分时间都存在抑郁心境，既可以是主观的报告（如感到悲伤、空虚、无望），也可以是他人的观察（如表现为流泪）（注：儿童和青少年可能表现为心境易激惹）。
2. 每天或几乎每天的大部分时间内，对于所有或几乎所有活动的兴趣或愉悦感都明显减少（既可以是主观陈述，也可以是他人观察所见）。

3. 在未节食的情况下体重明显减轻或体重增加（如1个月内体重变化超过原体重的5%），或几乎每天食欲都减退或增加（注：儿童则可表现为未能达到体重增加的预期）。
4. 几乎每天都失眠或睡眠过多。
5. 几乎每天都精神运动性激越或迟滞（他人能够观察到，而不仅仅是主观体验到的坐立不安或变得迟钝）。
6. 几乎每天都疲劳或能量不足。
7. 几乎每天都感到自己毫无价值，或过分地、不适当地感到内疚（可以达到妄想程度），而且并不仅仅是因为患病而自责或内疚。
8. 几乎每天都存在思考能力减退、注意力不能集中或犹豫不决的情况（既可以是主观的陈述，也可以是他人观察所见）。
9. 反复出现死亡的想法（而不仅仅是恐惧死亡），反复出现没有具体计划的自杀想法、特定的自杀计划或自杀企图。

B. 这些症状引起有临床意义的痛苦，或导致社交、职业或其他重要功能方面的损害。

C. 这些症状不能归因于某种物质的生理效应或其他躯体疾病。

注：诊断标准A～C构成了重性抑郁发作。重性抑郁发作虽然常见于双相I型障碍，但对于双相I型障碍的诊断而言并不必要。

注：对于重大丧失（如丧痛、经济破产、自然灾害带来的损失、严重的躯体疾病或失能）的反应，可能包括诊断标准A所列出的症状，如强烈的悲伤、对于损失的反刍思维、失眠、食欲缺乏和体重减轻，这些症状可能类似于抑郁发作的症状。尽管此类症状对于丧失来说是可以理解的或被认为是恰当的，但除了对于重大丧失的正常反应之外，也应该仔细考虑是否额

外存在重性抑郁发作的可能。作出这一临床判断，无疑需要根据个人史和在丧失的背景下表达痛苦的文化常模综合进行衡量。①

双相Ⅰ型障碍

A. 至少符合1次躁狂发作的诊断标准（上述躁狂发作A～D的诊断标准）。

B. 至少1次躁狂发作的出现不能用分裂情感性障碍来更好地解释，也不能叠加于精神分裂症、精神分裂症样障碍、妄想障碍或其他特定的或未特定的精神分裂症谱系及其他精神病性障碍。

编码与记录步骤

双相Ⅰ型障碍的诊断编码基于目前或最近一次发作的类型、目前严重程度的状态、是否存在精神病性特征以及缓解状态。只有目前符合躁狂或重性抑郁发作的全部诊断标准时，才标明目前的严重程度和精神病性特征。如果目前不符合躁狂、轻躁狂或重性抑郁发作的全部诊断标准，则仅作出缓解标注。编码如下：

---

① 在区分悲痛反应和重性抑郁发作时，下列考虑会有所帮助：悲痛反应的主要影响是空虚和丧失感。重性抑郁发作是持续的抑郁心境和无力预见幸福或快乐。悲痛反应中的烦躁情绪可能随着天数或周数的增加而减弱，并且呈波浪式出现，所谓一阵阵的悲痛。这种波浪式的悲痛往往与想起逝者或提示逝者有关。重性抑郁发作的抑郁心境更加持久，并且不与某些特定的想法或关注点相关联。悲痛反应的痛苦可能伴随着正性的情绪或幽默，这与以广泛的不快乐和不幸为特点的重性抑郁发作不同。与悲痛反应相关的思考内容通常以思念逝者和回忆逝者为主，而不是在重性抑郁发作中所见的自责或悲观的反刍。悲痛反应中通常保留了自尊，然而在重性抑郁发作中，无价值感或自我厌恶感则是普遍的。如果悲痛反应中存在自我贬低性思维，通常涉及感知到对不起逝者（如没有足够频繁地探望、没有告诉逝者对他或她的爱有多深）。如果痛失亲人的个体想到死亡和垂死，这种想法通常聚焦于逝者和为了跟逝者"一起死"；然而在重性抑郁发作中，这种想法则聚焦于想结束自己的生命，因为认为自己毫无价值、不值得活着或无力应对抑郁带来的痛苦。

双相Ⅰ型障碍	目前或最近一次为躁狂发作	目前或最近一次为轻躁狂发作*	目前或最近一次为抑郁发作	目前或最近一次为未特定的发作**
轻度（第88～89页）	F31.11	NA	F31.31	NA
中度（第88～89页）	F31.12	NA	F31.32	NA
重度（第88～89页）	F31.13	NA	F31.4	NA
伴精神病性特征*** （第84～85页）	F31.2	NA	F31.5	NA
部分缓解（第88页）	F31.73	F31.71	F31.75	NA
完全缓解（第88页）	F31.74	F31.72	F31.76	NA
未特定的	F31.9	F31.9	F31.9	NA

* 严重程度标注和精神病性标注不适用；对于未处于缓解状态的案例编码F31.0。
** 严重程度标注、精神病性标注和缓解标注不适用，编码F31.9。
*** 如果存在精神病性特征，编码"伴精神病性特征"的标注，而不考虑发作的严重程度。

记录诊断名称时，应按以下顺序排列术语：双相Ⅰ型障碍、目前发作的类型（如果双相Ⅰ型障碍部分或完全缓解，则记录最近一次发作）、严重程度标注/精神病性标注/缓解标注，接着是适用于目前发作（如果双相Ⅰ型障碍部分缓解或完全缓解，则记录最近一次发作）的没有编码的下述标注，需要几个就用几个。注："伴快速循环"和"伴季节性模式"的标注描述了心境发作的模式。

标注如果是：

伴焦虑痛苦（第79～80页）。

伴混合特征（第80～81页）。

伴快速循环（第81～82页）。

伴忧郁特征（第82～83页）。

伴非典型特征（第83～84页）。

伴心境协调性精神病性特征（第84页，适用于躁狂发作

双相及相关障碍

和 / 或重性抑郁发作）。

伴心境不协调性精神病性特征（第 85 页，适用于躁狂发作和 / 或重性抑郁发作）。

伴紧张症（第 85 页），编码备注：使用额外的编码 F06.1。

于围产期发生（第 85 ～ 87 页）。

伴季节性模式（第 87 ～ 88 页）。

双相 II 型障碍

诊断标准　　　　　　　　　　　　　　　　　F31.81

诊断为双相 II 型障碍，必须符合下列目前或过去的轻躁狂发作的诊断标准，以及目前或过去的重性抑郁发作的诊断标准。

轻躁狂发作

A. 一段明显的时期内有异常且持续的心境高涨、膨胀或易激惹，以及异常且持续增多的活动或能量。此情况至少连续 4 天，而且几乎每一天的大部分时间存在此情况。

B. 在心境紊乱、能量和活动增加的时期，持续存在三项（或更多）以下症状（如果心境仅仅是易激惹，则至少存在四项），与通常的行为相比，表现出明显的改变并达到显著的程度：

1. 自尊心膨胀或夸大。
2. 睡眠的需求减少（如仅 3 小时睡眠就精神饱满）。
3. 比平时更健谈或有持续讲话的压力感。
4. 意念飘忽或主观感受到思维奔逸。
5. 有自我报告或被观察到的注意力不集中（即注意力太容易被不重要或无关的外界刺激所吸引）。
6. 目标导向活动增加（无论是在社交、工作、学校还是在性活动方面）或出现精神运动性激越。

7. 过度地参与那些很可能产生痛苦后果的高风险活动（如无节制的购物、轻率的性行为、愚蠢的商业投资）。

C. 这种发作伴有明确的功能改变，这些改变在没有症状时不是个体的特征。

D. 心境紊乱和功能改变能够被其他人观察到。

E. 这种发作没有严重到引起社交或职业功能方面的显著损害或需要住院。如果存在精神病性特征，那么根据定义，则为躁狂发作。

F. 这种发作不能归因于某种物质（如滥用的毒品、药物）的生理效应或其他躯体疾病。

注：由抗抑郁治疗（如药物治疗、电休克治疗）引起完整的轻躁狂发作，持续存在的全部症状超过了治疗的生理效应，这是轻躁狂发作的充分证据。然而，需要注意的是，通过一项或两项症状（特别是使用抗抑郁药物后增加的易激惹、急躁或激越）不足以作出轻躁狂发作的诊断，也并不一定表明个体有双相的素质。

重性抑郁发作

A. 五项（或更多）下列症状出现在同一个 2 周的时期内，代表着以往功能出现了改变，至少其中一项是 1. 抑郁心境或 2. 丧失兴趣或愉悦感。

注：不包括明显由其他躯体疾病所致的症状。

1. 几乎每天大部分时间都存在抑郁心境，既可以是主观的报告（如感到悲伤、空虚、无望），也可以是他人的观察（如表现为流泪）（注：儿童和青少年可能表现为心境易激惹）。

2. 每天或几乎每天的大部分时间内，对于所有或几乎所有活动的兴趣或愉悦感都明显减少（既可以是主观陈述，也可以是他人观察所见）。

3. 在未节食的情况下体重明显减轻或体重增加（如 1 个

月内体重变化超过原体重的 5%），或几乎每天食欲都减退或增加（注：儿童则可表现为未能达到体重增加的预期）。

4. 几乎每天都失眠或睡眠过多。
5. 几乎每天都精神运动性激越或迟滞（他人能够观察到，而不仅仅是主观体验到的坐立不安或变得迟钝）。
6. 几乎每天都疲劳或能量不足。
7. 几乎每天都感到自己毫无价值，或过分地、不适当地感到内疚（可以达到妄想程度），而且并不仅仅是因为患病而自责或内疚。
8. 几乎每天都存在思考能力减退、注意力不能集中或犹豫不决的情况（既可以是主观的陈述，也可以是他人观察所见）。
9. 反复出现死亡的想法（而不仅仅是恐惧死亡），反复出现没有具体计划的自杀想法、特定的自杀计划或自杀企图。

B. 这些症状引起有临床意义的痛苦，或导致社交、职业或其他重要功能方面的损害。

C. 这些症状不能归因于某种物质的生理效应或其他躯体疾病。

注：诊断标准 A～C 构成了重性抑郁发作。

注：对于重大丧失（如丧痛、经济破产、自然灾害带来的损失、严重的躯体疾病或失能）的反应，可能包括诊断标准 A 所列出的症状，如强烈的悲伤、对于损失的反刍思维、失眠、食欲缺乏和体重减轻，这些症状可能类似于抑郁发作的症状。尽管此类症状对于丧失来说是可以理解的或被认为是恰当的，但除了对于重大丧失的正常反应之外，也应该仔细考虑是否额外存在重性抑郁发作的可能。作出这一临床判断，无疑需要根据个人史和在丧失的背景下表达痛苦的文化常模综合进行衡

量。①

双相 II 型障碍

A. 至少 1 次符合轻躁狂发作的诊断标准（上述"轻躁狂发作"A～F 的诊断标准）和至少 1 次符合重性抑郁发作的诊断标准（上述"重性抑郁发作"A～C 的诊断标准）。

B. 从未有过躁狂发作。

C. 至少 1 次的轻躁狂发作和至少 1 次的重性抑郁发作不能更好地用分裂情感性障碍来解释，也不能叠加于精神分裂症、精神分裂症样障碍、妄想障碍或其他特定的或未特定的精神分裂谱系及其他精神病性障碍。

D. 抑郁症状或抑郁期和轻躁狂期频繁交替所致的不可预测性引起有临床意义的痛苦，或导致社交、职业或其他重要功能方面的损害。

编码与记录步骤

双相 II 型障碍只有一个诊断编码：F31.81，无法编码目前的严重程度。存在精神病性特征、病程和其他标注等状态时，应进行书面注明（如 F31.81 双相 II 型障碍，目前为抑郁发作，中度严重程度，伴混合特征；F31.81 双相 II 型障碍，最近一次为抑郁发作，部分缓解）。

---

① 在区分悲痛反应和重性抑郁发作时，下列考虑会有所帮助：悲痛反应的主要影响是空虚和丧失感。重性抑郁发作是持续的抑郁心境和无力预见幸福或快乐。悲痛反应中的烦躁情绪可能随着天数或周数的增加而减弱，并且呈波浪式出现，所谓一阵阵的悲痛。这种波浪式的悲痛往往与想起逝者或提示逝者有关。重性抑郁发作的抑郁心境更加持久，并且不与这些特定的想法或关注点相关联。悲痛反应的痛苦可能伴随着正性的情绪或幽默，这与以广泛的不快乐和不幸为特点的重性抑郁发作不同。与悲痛反应相关的思考内容通常以思念逝者和回忆逝者为主，而不是在重性抑郁发作中所见的自责或悲观的反刍。悲痛反应中通常保留了自尊，然而在重性抑郁发作中，无价值感或自我厌恶感则是普遍的。如果悲痛反应中存在自我贬低性思维，通常涉及意识到对不起逝者（如没有足够频繁地探望、没有告诉逝者对他或她的爱有多深）。如果痛失亲人的个体想到死亡和垂死，这种想法通常聚焦于逝者和为了跟逝者"一起死"；然而在重性抑郁发作中，这种想法则聚焦于想结束自己的生命，因为认为自己毫无价值、不值得活着或无力应对抑郁带来的痛苦。

双相及相关障碍

标注目前或最近一次发作：

轻躁狂。

抑郁。

如果目前发作为轻躁狂（如果双相Ⅱ型障碍部分或完全缓解，则记录最近一次发作）：

记录诊断名称时，应按以下顺序排列术语：双相Ⅱ障碍、目前或最近一次发作为轻躁狂、部分缓解/完全缓解（如果目前不符合轻躁狂发作的全部诊断标准）（本书第88页），再加以下任何适用的轻躁狂发作标注。注："伴快速循环"和"伴季节性模式"的标注描述了心境发作的模式。

标注如果是：

伴焦虑痛苦（第79～80页）

伴混合特征（第80～81页）

伴快速循环（第81～82页）

于围产期发生（第85～87页）

伴季节性模式（第87～88页）

如果目前发作为抑郁（如果双相Ⅱ型障碍部分或完全缓解，则记录最近一次发作）：

记录诊断名称时，应按以下顺序排列术语：双相Ⅱ型障碍、目前或最近一次发作为抑郁、轻度/中度/重度（如果目前符合重性抑郁发作的全部诊断标准）、部分缓解/完全缓解（如果目前未达到重性抑郁发作的全部诊断标准）（本书第88页），再加以下任何适用的重性抑郁发作标注。注："伴快速循环"和"伴季节性模式"的标注描述了心境发作的模式。

标注如果是：

伴焦虑痛苦（第79～80页）。

伴混合特征（第80～81页）。

伴快速循环（第81～82页）。

伴忧郁特征（第82～83页）。

伴非典型特征（第83～84页）。
伴心境协调性精神病性特征（第85页）。
伴心境不协调性精神病性特征（第85页）。
伴紧张症（第85页），编码备注：使用额外的编码F06.1。
于围产期发生（第85～87页）。
伴季节性模式（第87～88页）。

标注其病程，如果目前不符合心境发作的全部诊断标准：
部分缓解（第88页）。
完全缓解（第88页）。

标注其严重程度，如果目前符合重性抑郁发作的全部诊断标准：
轻度（第89页）。
中度（第89页）。
重度（第89页）。

环性心境障碍

诊断标准 F34.0

A. 至少2年（儿童和青少年至少1年）的时间内有多次轻躁狂症状，但未符合轻躁狂发作的诊断标准，且有多次抑郁症状，但未符合重性抑郁发作的诊断标准。

B. 在上述的2年（儿童和青少年为1年）时间内，至少有一半的时间存在诊断标准A的症状，且个体无症状的时间每次从未超过2个月。

C. 从未符合重性抑郁、躁狂或轻躁狂发作的诊断标准。

D. 诊断标准A的症状不能用分裂情感性障碍、精神分裂症、精神分裂症样障碍、妄想障碍或其他特定的或未特定的精神分裂症谱系及其他精神病性障碍来更好地解释。

E. 这些症状不能归因于某种物质（如滥用的毒品、药物）的生理效应或其他躯体疾病（如甲状腺功能亢进）。
F. 这些症状引起有临床意义的痛苦，或导致社交、职业或其他重要功能方面的损害。

标注如果是：
伴焦虑痛苦（第79～80页）

物质/药物所致的双相及相关障碍

诊断标准

A. 存在一种显著的和持续性的心境紊乱，在临床表现中占主导地位，其特征是心境高涨、膨胀或易激惹，活动或能量异常增加。
B. 存在病史、体格检查的证据或1和2的实验室发现：
    1. 诊断标准A中的症状是在物质中毒或戒断后，或在药物接触或戒断后出现的。
    2. 涉及的物质/药物能够使个体产生诊断标准A的症状。
C. 这种心境紊乱不能用一种非物质/药物所致的双相及相关障碍来更好地解释。独立的双相及相关障碍的证据如下：症状的发作是在开始使用物质/药物之前，在急性戒断或重度中毒结束之后，症状仍持续相当长的时间（如约1个月），或有其他证据（如反复的与非物质/药物相关的发作病史）表明存在一种独立的、非物质/药物所致的双相及相关障碍。
D. 这种障碍并非仅仅出现于谵妄时。
E. 这种障碍引起有临床意义的痛苦，或导致社交、职业或其他重要功能方面的损害。

注：仅当诊断标准A的症状在临床表现中非常明显且已经严重到足以引起临床关注时，才应该作出该诊断，而不应作出"物

质中毒"或"物质戒断"的诊断。

编码备注：下表中列出了 ICD-10-CM 中特定的物质/药物所致的双相及相关障碍的编码。注意 ICD-10-CM 的编码基于是否存在共病同一类物质的物质使用障碍。在任何情况下，都不需要给予额外的物质使用障碍的单独诊断。如果轻度的物质使用障碍共病该物质所致的双相及相关障碍，则第四位的数字为"1"，而且临床工作者应该在物质所致的双相及相关障碍之前记录"轻度（物质）使用障碍"（如"轻度的可卡因使用障碍伴可卡因所致的双相及相关障碍"）。如果中度或重度的物质使用障碍共病该物质所致的双相及相关障碍，则第四位的数字为"2"，并且临床工作者应该根据共病物质使用障碍的严重程度来记录"中度（物质）使用障碍"或"重度（物质）使用障碍"。如果没有共病物质使用障碍（如仅一次高剂量物质使用后），则第四位的数字为"9"，并且临床工作者应该仅记录物质所致的双相及相关障碍。

项目	ICD-10-CM		
	伴轻度使用障碍	伴中度或重度使用障碍	无使用障碍
酒精	F10.14	F10.24	F10.94
苯环己哌啶	F16.14	F16.24	F16.94
其他致幻剂	F16.14	F16.24	F16.94
镇静剂、催眠药或抗焦虑药	F13.14	F13.24	F13.94
苯丙胺类物质（或其他兴奋剂）	F15.14	F15.24	F15.94
可卡因	F14.14	F14.24	F14.94
其他（或未知）物质	F19.14	F19.24	F19.94

标注（参见"物质相关及成瘾障碍"一章中的表 1，它标明了"于中毒期间发生"和/或"于戒断期间发生"是否适用于某一特定的物质类别；或说明了"于使用药物后发生"）：

于中毒期间发生：如果物质中毒和在中毒过程中产生的症状都符合诊断标准。

于戒断期间发生：如果物质戒断和在戒断过程中或不久后产生的症状都符合诊断标准。

于使用药物后发生：如果在开始用药、用药情况发生改变或停药期间出现症状。

记录步骤

物质／药物所致的双相及相关障碍的名称由假设能导致双相心境症状的特定物质（如可卡因、地塞米松）开始。诊断编码从诊断标准部分的表格中选择，该表格基于物质类别和是否存在共病的物质使用障碍。对于不属于任何类别的物质（如地塞米松），应使用"其他（或未知）物质"编码；如果一种物质被判断为致病因素，但具体物质类别未知，也应使用该编码。

当记录障碍名称时，共病的"物质使用障碍"（若有）应列在前面，然后记录"伴"这个字，后面记录"物质所致的双相及相关障碍"的名称，接着记录发生的标注（即于中毒期间发生、于戒断期间发生）。例如，有重度可卡因使用障碍的个体若在中毒时出现易激惹的症状，则应诊断为"F14.24重度可卡因使用障碍伴可卡因所致的双相及相关障碍，于中毒期间发生"，不再给予单独的共病的重度可卡因使用障碍的诊断。如果物质所致的双相及相关障碍出现在没有共病的物质使用障碍时（如仅一次高剂量物质使用后），则无须记录共病物质使用障碍（如F15.94苯丙胺所致的双相及相关障碍，于中毒期间发生）。当一种以上的物质被判断在双相心境症状的发展过程中起到重要作用时，应分别列出（如F15.24重度哌甲酯使用障碍伴哌甲酯所致的双相及相关障碍，于中毒期间发生；F19.94地塞米松所致的双相及相关障碍，于中毒期间发生）。

由其他躯体疾病所致的双相及相关障碍

诊断标准

A. 存在一种显著且持续的心境紊乱，在临床表现中占主导地位，其特征是异常的心境高涨、膨胀或易激惹，以及异常的活动或能量增多。

B. 存在病史、体格检查的证据或实验室发现表明该障碍由其他躯体疾病的直接病理生理效应所致。

C. 这种障碍不能用其他精神障碍来更好地解释。

D. 这种障碍并非仅仅出现于谵妄时。

E. 这种障碍引起有临床意义的痛苦，或导致社交、职业或其他重要功能方面的损害，或必须住院治疗以防止伤害自己或他人或存在精神病性特征。

编码备注：ICD-10-CM 中的编码取决于其标注（如下）。

标注如果是：

F06.33 伴躁狂特征：不符合躁狂或轻躁狂发作的全部诊断标准。

F06.33 伴躁狂或轻躁狂样发作：符合躁狂发作的诊断标准 D 以外的或轻躁狂发作的诊断标准 F 以外的全部诊断标准。

F06.34 伴混合特征：目前还存在抑郁症状，但抑郁症状在临床表现中不占主导地位。

编码备注：在编码时，应将其他躯体疾病的名称列在此精神障碍的名称之内（如 F06.33 由甲状腺功能亢进所致的双相及相关障碍，伴躁狂特征）。在由其他躯体疾病所致的双相及相关障碍之前，相应躯体疾病应该被编码和单独列出（如 E05.90 甲状腺功能亢进；F06.33 由甲状腺功能亢进所致的双相及相关障碍，伴躁狂特征）。

其他特定的双相及相关障碍

诊断标准　　　　　　　　　　　　　　　　　　　　　F31.89

此类型适用于那些具备双相及相关障碍的典型症状，且引起有临床意义的痛苦，或导致社交、职业或其他重要功能方面的损害，但不符合双相及相关障碍诊断类别中任何一种障碍的全部诊断标准的情况。当临床工作者选择交流不符合任何一种特定的双相及相关障碍的诊断标准的特定原因时，可使用其他特定的双相及相关障碍这一诊断。使用时，应先记录"其他特定的双相及相关障碍"，接着记录其特定原因（如"短暂环性心境障碍"）。

能够归入"其他特定"这一情况的示例如下：

1. **短暂轻躁狂发作（2～3天）及重性抑郁发作**：在个体一生的病史中，有1次或多次重性抑郁发作，但从未符合躁狂或轻躁狂发作的全部诊断标准；且有2次或更多次短暂轻躁狂发作，它符合轻躁狂发作的全部症状标准但只持续2～3天。轻躁狂的发作在时间上与重性抑郁发作不重合，因此该情况不符合重性抑郁发作伴混合特征这一诊断标准。

2. **轻躁狂发作（伴症状不足）及重性抑郁发作**：在个体一生的病史中，有1次或多次重性抑郁发作，但从未符合躁狂或轻躁狂发作的全部诊断标准；且有1次或多次轻躁狂发作，但不符合轻躁狂发作的全部诊断标准（即至少有连续4天的心境高涨及一个或两个轻躁狂发作的其他症状，或易激惹的心境及两个或三个轻躁狂发作的其他症状）。轻躁狂症状的发作在时间上与重性抑郁发作不重合，因此该情况不符合重性抑郁发作伴混合特征这一诊断标准。

3. **无先前重性抑郁发作的轻躁狂发作**：1次或多次轻躁狂发作，但不符合重性抑郁发作或躁狂发作的全部诊断标准。

4. **短暂环性心境障碍（少于24个月）**：有多次不符合轻躁

狂发作诊断标准的轻躁狂症状发作，多次不符合重性抑郁发作诊断标准的抑郁症状发作，它们的持续时间少于24个月（儿童或青少年少于12个月）。个体从未符合重性抑郁、躁狂或轻躁狂发作的全部诊断标准，且从未符合任何精神病性障碍的诊断标准。在这种障碍的病程中，轻躁狂症状或抑郁症状在大部分时间里存在，个体无症状的时间每次不超过2个月，且这些症状导致显著的临床痛苦或损害。

5. **精神分裂症、精神分裂症样障碍、妄想障碍或其他特定和未特定的精神分裂症谱系及其他精神病性障碍叠加的躁狂发作。注**：对作为分裂情感性障碍一部分的躁狂发作不需要给予其他特定的双相及相关障碍的额外诊断。

未特定的双相及相关障碍

F31.9

此类型适用于那些具备双相及相关障碍的典型症状，且引起有临床意义的痛苦，或导致社交、职业或其他重要功能方面的损害，但不符合双相及相关障碍诊断类别中任何一种障碍的全部诊断标准的情况。当临床工作者选择不标注不符合任何一种双相及相关障碍的诊断标准的特定原因及包括因信息不足在内而无法作出更特定的诊断（如在急诊室的环境下）时，可使用未特定的双相及相关障碍这一诊断。

未特定的心境障碍

F39

此类型适用于那些具备心境障碍的典型症状，且引起有临床意义的痛苦，或导致社交、职业或其他重要功能方面的损害，但在评估时不符合双相障碍或抑郁障碍诊断类别中任何一种障碍的全部诊断标准，并且难以在未特定的双相及相关障碍和未特定的抑郁障碍（如急性激越）之间进行选择的情况。

双相及相关障碍的标注

标注如果是：

伴焦虑痛苦：在目前双相Ⅰ型障碍的躁狂、轻躁狂或重性抑郁发作（如果双相Ⅰ型障碍处于部分或完全缓解阶段，则为最近一次发作）的大部分时间内，或目前双相Ⅱ型障碍的轻躁狂或重性抑郁发作（如果双相Ⅱ型障碍处于部分或完全缓解阶段，则为最近一次发作）的大部分时间内，或在环性心境障碍的大多数有症状的日子里，至少存在以下两种症状：

1. 感到激动或紧张。
2. 感到异常坐立不安。
3. 因担心而难以集中注意力。
4. 因可能发生的可怕的事情而恐惧。
5. 感觉个人可能会失去自我控制。

   标注目前的严重程度：

   轻度：两种症状。

   中度：三种症状。

   中-重度：四种或五种症状。

   重度：四种或五种症状，伴运动性激越。

   注：在初级保健和专业精神卫生场所，焦虑痛苦被注意到是双相障碍和重性抑郁障碍的突出特征。高水平的焦虑与更高的自杀风险、更长的患病时间和更大的治疗无效的可能性相关。因此，准确地标注焦虑痛苦的存在和严重程度，在临床上对于制订治疗计划和监

控治疗反应是有用的。

伴混合特征：混合特征的标注适用于目前双相Ⅰ型障碍的躁狂、轻躁狂或重性抑郁发作（如果双相Ⅰ型障碍处于部分或完全缓解阶段，则适用于最近一次发作），或目前双相Ⅱ型障碍的轻躁狂或重性抑郁发作（如果双相Ⅱ型障碍处于部分或完全缓解阶段，则适用于最近一次发作）。

躁狂或轻躁狂发作伴混合特征：

A. 符合躁狂或轻躁狂发作的全部诊断标准，在目前或最近一次躁狂或轻躁狂发作的大多数日子里，存在下列症状中的至少三项：
   1. 突出的烦躁或抑郁的心境，可以是主观报告（如感觉悲伤或空虚），也可以是他人的观察（如表现为流泪）。
   2. 对所有或几乎所有活动的兴趣或愉悦感减少（通过主观的陈述或他人的观察）。
   3. 几乎每天都表现出精神运动性迟滞（可被他人观察到，而不仅是主观体验到的变得迟钝）。
   4. 感到疲劳或能量不足。
   5. 感到自己毫无价值，或过度地、不适当地感到内疚（不仅是因为患病而自责或内疚）。
   6. 反复出现死亡的想法（而不仅是恐惧死亡），反复出现没有特定计划的自杀想法、特定的自杀计划或自杀企图。

B. 混合症状能够被他人观察到，并且与个体平常的行为不同。

C. 由于躁狂的显著损害和临床的严重性，如果个体的症状同时符合躁狂和抑郁发作的全部诊断标准，则应诊断为躁狂发作伴混合特征。

D. 混合症状不能归因于某种物质（如滥用的毒品、药物）的生理效应。

抑郁发作伴混合特征：

A. 符合重性抑郁发作的全部诊断标准，在目前或最近一次抑郁发作的大多数日子里，存在下列躁狂/轻躁狂症状中的至少三项：
   1. 心境高涨、膨胀。
   2. 自尊心膨胀或夸大。
   3. 比平时更健谈或有持续讲话的压力感。
   4. 意念飘忽或主观感受到思维奔逸。
   5. 能量增加或目标导向的活动增多［社交、工作（或上学）或性活动］。
   6. 增加或过度地参与那些很可能产生痛苦后果的高风险活动（如无节制的购物、轻率的性行为或愚蠢的商业投资）。
   7. 睡眠的需求减少（与失眠相反，尽管睡眠比平时少，仍精神饱满）。

B. 混合症状能够被他人观察到，并且与个体平常的行为不同。

C. 如果个体的症状同时符合躁狂和抑郁发作的全部诊断标准，则应诊断为躁狂发作伴混合特征。

D. 混合症状不能归因于某种物质（如滥用的毒品、药物）的生理效应。

注：与重性抑郁发作相关的混合特征，已被发现是发展成双相 I 型障碍或双相 II 型障碍的显著风险因素。因此，注明"伴混合特征"在临床上对于制订治疗计划和监控治疗反应是有用的。

伴快速循环：在先前的 12 个月内，在双相 I 型障碍中有符合躁狂、轻躁狂或重性抑郁发作诊断标准或在双相 II 型障碍中有符合轻躁狂或重性抑郁发作诊断标准的至少 4 次心境发作。

注：发作是指被至少 2 个月的部分或完全缓解期间

隔，或转换到相反极性的发作（如从抑郁发作转到躁狂发作）。

注：快速循环的双相障碍的基本特征是，在先前的 12 个月内出现至少 4 次心境发作。这些发作可以呈现出任何的组合和顺序。这些发作必须符合重性抑郁、躁狂或轻躁狂发作的病程或症状数量方面的诊断标准，必须被一段时间的完全缓解期间隔或转换到相反的极性。躁狂和轻躁狂发作被视为同一极性。除了出现得更频繁，这些发作在快速循环模式和非快速循环模式中并没有区别。作出快速循环模式的心境发作的诊断应排除由物质（如可卡因、皮质类固醇）或其他躯体疾病直接导致的发作。

伴忧郁特征：

A. 在目前重性抑郁发作最严重的障碍期内（或如果双相Ⅰ型障碍或双相Ⅱ型障碍目前处于部分或完全缓解阶段，则为最近一次重性抑郁发作），存在下列两种情况之一：

1. 对全部或几乎全部的活动失去愉悦感。
2. 对通常能令人愉快的刺激缺乏反应（当好事发生时也不会感觉明显的好，即使是暂时的）。

B. 存在下列三项（或更多）症状：

1. 以明显的极度沮丧、绝望和/或郁闷或所谓空虚的心境为特征的不同性质的抑郁心境。
2. 抑郁通常在早晨加重。
3. 早醒（即比通常提前至少 2 小时睡醒）。
4. 出现明显的精神运动性激越或迟滞。
5. 出现明显的厌食或体重减轻。
6. 出现过度或不适当的内疚。

注：如果这些特征存在于发作的最严重阶段，则适用"伴忧郁特征"的标注。几乎完全丧失快乐的能力而不仅是减少。评估心境缺乏反应的准则是：即使是非

常渴望的事件也不会与心境的明显变开朗有关；心境完全不再开朗，或只是部分开朗（如每次仅有数分钟能够达到正常状态的20%～40%）。作为"伴忧郁特征"标注的特征，心境的"独特性质"与非忧郁性抑郁发作期间的情绪存在质的不同。仅仅被描述为更严重、更持久或没有原因就存在的抑郁心境，不能被考虑为质的不同。"伴忧郁特征"的个体几乎总是存在精神运动的改变，并且可以被他人观察到。在同一个体的多个发作期中，忧郁特征仅表现为轻微的重复倾向。与门诊患者相比，住院患者更容易出现这种特征；与重度重性抑郁发作相比，轻度重性抑郁发作伴忧郁特征的可能性更小；并且伴忧郁特征更可能发生于伴精神病性特征的患者中。

伴非典型特征：在目前重性抑郁发作的多数日子里（如果双相Ⅰ型障碍或双相Ⅱ型障碍目前处于部分或完全缓解阶段，则为最近一次重性抑郁发作期间），此标注适用于下列特征占主导地位时。

A. 存在心境反应能力（即面对实际发生的或潜在发生的正性事件，心境会变得开朗）。

B. 有下列两项（或更多）特征：
1. 明显的体重增加或食欲增加；
2. 睡眠过多；
3. 灌铅样麻痹（即上肢或下肢有沉重的、灌铅样感觉）；
4. 对人际排斥敏感的长期模式（不限于心境紊乱发作期）导致社交或职业功能明显受损。

C. 在同一次发作中，不符合"伴忧郁特征"或"伴紧张症"的诊断标准。

注："非典型抑郁"具有历史意义（即非典型抑郁与常见的更典型的激越、"内源性"抑郁的表现形成鲜

明对比，这种表现在门诊患者中很少被诊断为抑郁障碍，并且几乎从未在青少年或年轻人中被诊断出来），如今，该名称并不意味着其可能暗示的不常见或不寻常的临床表现。

心境反应是指当出现正性事件（如子女来访、受到他人表扬）时，个体有能力高兴起来。如果外部环境保持良好，心境会变得正常（不悲伤），并且可以持续相当长的时间。食欲增加可以表现为明显的食物摄入量增加或体重增加。睡眠增加可以包括较长时间的夜间睡眠和日间打盹，每天至少有总计 10 个小时的睡眠（或比不抑郁的时候至少多睡 2 小时）。灌铅样麻痹被定义为感觉沉重、有灌铅样或负重感，这种感觉通常出现在上肢或下肢。这种感觉 1 天至少存在 1 个小时，但经常一次就持续数小时。与其他非典型特征不同的是，对主观人际排斥的病理性敏感是一种早年出现并几乎贯穿整个成年期的特质。对排斥的敏感性在个体抑郁或不抑郁时都有，尽管它可能会在抑郁期加重。

伴精神病性特征：妄想或幻觉可出现在双相 I 型障碍目前的躁狂或重性抑郁发作（或如果双相 I 型障碍目前处于部分或完全缓解阶段，则为最近一次躁狂或重性抑郁发作）或双相 II 型障碍目前的重性抑郁发作（如果双相 II 型障碍目前处于部分或完全缓解阶段，则为最近一次重性抑郁发作）的任何时间内。如果存在精神病性特征，则须标注心境协调性或心境不协调性。

适用于目前或最近一次为躁狂发作时（在双相 I 型障碍中）：

 伴心境协调性精神病性特征：在躁狂发作期，所有的妄想和幻觉的内容均与夸大、不会受伤害等典型的躁狂主题相符，但也会包括怀疑或偏执的主题，尤其是关于他人怀疑患者的能力、成就等。

伴心境不协调性精神病性特征：妄想和幻觉的内容不涉及上文所述的躁狂主题，或其内容是心境协调性和心境不协调性主题的混合型。

适用于目前或最近一次为重性抑郁发作时（在双相 I 型障碍或双相 II 型障碍中）：

伴心境协调性精神病性特征：所有妄想和幻觉的内容与典型的抑郁主题一致，即个人不足、内疚、疾病、死亡、虚无主义或应受的惩罚。

伴心境不协调性精神病性特征：妄想和幻觉的内容不涉及典型的个人不足、内疚、疾病、死亡、虚无主义或应受的惩罚等抑郁主题，或其内容是心境协调性和心境不协调性主题的混合型。

伴紧张症：如果紧张症的特征在大部分发作期里存在，则"伴紧张症"的标注适用于双相 I 型障碍中目前的躁狂或重性抑郁发作（如果双相 I 型障碍目前处于部分或完全缓解阶段，则适用于最近一次躁狂或重性抑郁发作）或双相 II 型障碍中目前的重性抑郁发作（如果双相 II 型障碍目前处于部分或完全缓解阶段，则适用于最近一次重性抑郁发作）。参见"精神分裂症谱系及其他精神病性障碍"一章中与精神障碍相关的紧张症的诊断标准。

于围产期发生：如果心境症状发生在孕期或产后 4 周内，则此标注适用于双相 I 型障碍目前的躁狂、轻躁狂或重性抑郁发作（如果双相 I 型障碍目前处于部分或完全缓解阶段，则适用于最近一次躁狂或重性抑郁发作）或双相 II 型障碍目前的轻躁狂或重性抑郁发作（如果双相 II 型障碍目前处于部分或完全缓解阶段，则适用于最近一次轻躁狂或重性抑郁发作）。

注：心境发作可能起病于孕期或产后。50% 的"产后"重性抑郁发作实际上始于产前。因此，这些发作被统称为围产期发生。

在怀孕和生产之间，大约9%的女性会经历一次重性抑郁发作。从生产到产后12个月之间，重性抑郁发作患病率的最佳估算值略低于7%。

围产期发生的心境发作可以伴有或没有精神病性特征：杀婴现象（一种罕见的情况）最常伴随着产后精神病发作出现，其特征性表现是通过命令性幻觉杀死婴儿或妄想婴儿着魔了，但精神病性症状也可发生于无此特定幻觉或妄想的重度产后心境发作期间。

伴精神病性特征的产后心境发作：重性抑郁或躁狂发生于 1/500 ～ 1/1000 的分娩，更常见于初产妇。先前有产后精神病性心境发作史的女性，产后伴精神病性特征发作的风险尤其增加，先前有抑郁或双相障碍（尤其是双相Ⅰ型障碍）病史的女性和有双相障碍家族史的女性，产后伴精神病性特征发作的风险也会升高。

一旦女性有产后伴精神病性特征的发作，每次后续分娩的复发风险为 30% ～ 50%。应将产后伴精神病性特征发作与产后发生的谵妄相鉴别，后者以觉知或注意力的波动为特征。

还应将于围产期发生的抑郁障碍与更常见的"产后忧郁"或俗称的"婴儿忧郁"相鉴别。产后忧郁被认为不是一种精神障碍，其特征是心境的突然改变（如在没有抑郁障碍的情况下突然开始流泪），不会导致功能障碍，并且很可能由产后发生的生理变化所致。它是暂时的，且具有自限性，通常会迅速（1周内）改善而不需要治疗。产后忧郁的其他症状包括睡眠障碍，甚至分娩后不久就会出现混沌。

围产期女性患由甲状腺异常及其他可能导致抑郁症状的躯体疾病所致的抑郁障碍的风险可能更高。如果判断抑郁症状由与围产期相关的其他躯体疾病所致，则应诊断为由其他躯体疾病所致的抑郁障碍,而不是重性抑郁发作,于围产期发生。

伴季节性模式:此标注适用于心境发作的终身模式,其基本特征是至少有一种发作(即躁狂、轻躁狂或抑郁)是规律性的季节模式,其他类型的发作可以不符合这一模式。如个体有季节性发作的躁狂,但其抑郁可以不在一年的特定时间中规律地出现。

A. 在双相 I 型障碍或双相 II 型障碍中,躁狂、轻躁狂或重性抑郁发作的起病与一年中的特定时间(如秋季或冬季)存在规律性的时间关系。

   注:不包括那些受与季节相关的心理社会应激源明显影响的案例(如每年冬天都常规性失业)。

B. 完全缓解(或从重性抑郁到躁狂或轻躁狂的转变,反之亦然)也发生于一年中的特定时间(如抑郁在春季消失)。

C. 在过去的 2 年中,个体的躁狂、轻躁狂或重性抑郁发作证明了上述时间上的季节性关系,且在 2 年的周期内没有非季节性的极性发作出现。

D. 在个体的一生中,季节性的躁狂、轻躁狂或抑郁(如上所述)的出现显著超过了任何非季节性的躁狂、轻躁狂或抑郁。

   注:"伴季节性模式"的标注适用于双相 I 型障碍和双相 II 型障碍的重性抑郁发作模式、双相 I 型障碍的躁狂发作和轻躁狂发作模式,以及双相 II 型障碍的轻躁狂发作模式。其基本特征是在一年中的特定时间出现重性抑郁、躁狂或轻躁狂发作的起病和缓解。在大多数情况下,季节性重性抑郁发作始于秋季或冬季,并在春季得到缓解。不太可能会出现反复的夏季抑郁发作。这种发作的起病和缓解的模式必须至少在 2 年内发生,在此期间没有发生任何非季节性发作。此外,季节性抑

郁、躁狂或轻躁狂发作的数量必须远远超过个体一生中的任何非季节性抑郁、躁狂或轻躁狂发作。

此标注不适用于那些可以用与季节相关的心理社会应激源（如季节性失业或学校的时间表）来更好地解释的情况。目前尚不清楚重性抑郁发作的季节性模式更可能发生在反复发作的重性抑郁障碍中还是双相障碍中。然而，在双相障碍谱系中，重性抑郁发作的季节性模式更多地出现在双相Ⅱ型障碍中而不是双相Ⅰ型障碍中。在一些个体中，躁狂或轻躁狂发作的出现也可能与一个特定的季节有关，躁狂或轻躁狂发作的高峰季节是从春季到夏季的这一段时期。

冬季型的季节性模式的患病率似乎因不同的纬度、年龄和性别而异。高纬度地区个体的患病率会增加，年龄也是季节性的一个强大的预测指标，年轻人冬季抑郁发作的风险较高。

标注如果是：

部分缓解：存在最近一次躁狂、轻躁狂或重性抑郁发作的症状，但目前不符合全部诊断标准，或在这样的一次发作结束后，有持续时间少于2个月的无任何躁狂、轻躁狂或重性抑郁障碍发作的明显症状。

完全缓解：过去的2个月内没有任何明显的该障碍的体征或症状。

标注目前躁狂发作的严重程度：

严重程度是基于诊断标准症状的数目、症状的严重程度和功能损害的程度而定的。

轻度：达到躁狂发作的最低症状标准。

中度：非常显著的活动增加或判断力损害。

重度：为了防止造成对自己或他人的身体伤害，几乎需要持续的监管。

标注目前重性抑郁发作的严重程度：

严重程度是基于诊断标准症状的数目、症状的严重程度和功能损害的程度而定的。

轻度：存在非常少的超出诊断所需的症状数量，症状的强度引起痛苦但可以控制，症状的强度导致社交或职业功能方面的轻微损害。

中度：症状的数量、强度和/或功能损害介于"轻度"和"重度"之间。

重度：症状的数量远超出诊断所需，症状的强度引起显著的痛苦且难以控制，症状明显干扰了个体的社交和职业功能。

抑郁障碍

破坏性心境失调障碍

诊断标准 F34.81

A. 严重的、反复发作的脾气爆发,表现在言语(如言语暴力)和/或行为(如对他人或财产的躯体性攻击)方面,其强度或持续时间与具体情况或所受的挑衅完全不成比例。

B. 脾气爆发与个体的发育水平不一致。

C. 脾气爆发平均每周发生3次及以上。

D. 在几乎每天和一天中的大部分时间里,脾气爆发之间的心境是持续性的易激惹或愤怒,且可被他人(如父母、老师、同伴)观察到。

E. 诊断标准A~D的症状已经持续存在12个月或更长时间。在这段时间里,个体从未连续3个月或更长时间没有诊断标准A~D的所有症状。

F. 诊断标准A和D存在于下列三种场景的至少两种(即在家、在学校、与同伴在一起)中,且至少在其中一种场景中是严重的。

G. 6岁前或18岁后不应首次作出诊断。

H. 根据病史或观察,诊断标准A~E的症状出现在10岁前。

I. 从来没有一个明显的超过1天的持续时期,在此期间,除了持续时间以外,符合躁狂或轻躁狂发作的全部症状标准。

注:与发育阶段相符的心境高涨,如遇到或预测到一个非常积极的事件发生,不应被视为躁狂或轻躁狂的症状。

J. 这些行为不能只出现在重性抑郁障碍的发作期，且不能用其他精神障碍 [如自闭症（孤独症）谱系障碍、创伤后应激障碍、分离焦虑障碍、持续性抑郁障碍] 来更好地解释。

注：此诊断不能与对立违抗障碍、间歇性暴怒障碍或双相障碍共存，但可与其他精神障碍并存，包括重性抑郁障碍、注意缺陷/多动障碍、品行障碍和物质使用障碍。如果个体的症状同时符合破坏性心境失调障碍和对立违抗障碍的诊断标准，则应只诊断为破坏性心境失调障碍。如果个体曾有过躁狂或轻躁狂发作，则不能诊断为破坏性心境失调障碍。

K. 这些症状不能归因于某种物质的生理效应，或其他躯体疾病或神经系统疾病。

重性抑郁障碍

诊断标准

A. 五项（或更多）下列症状出现在同一个 2 周的时期内，代表着以往功能出现了改变，至少其中一项是 1. 抑郁心境或 2. 丧失兴趣或愉悦感。

注：不包括明显由其他躯体疾病所致的症状。

1. 几乎每天大部分时间都存在抑郁心境，既可以是主观的报告（如感到悲伤、空虚、无望），也可以是他人的观察（如表现为流泪）（注：儿童和青少年可能表现为心境易激惹）。
2. 每天或几乎每天的大部分时间内，对于所有或几乎所有活动的兴趣或愉悦感都明显减少（既可以是主观陈述，也可以是他人观察所见）。
3. 在未节食的情况下体重明显减轻或体重增加（如一个

抑郁障碍

月内体重变化超过原体重的 5%），或几乎每天食欲都减退或增加（注：儿童则可表现为未能达到体重增加的预期）。

4. 几乎每天都失眠或睡眠过多。
5. 几乎每天都精神运动性激越或迟滞（他人能够观察到，而不仅仅是主观体验到的坐立不安或变得迟钝）。
6. 几乎每天都疲劳或能量不足。
7. 几乎每天都感到自己毫无价值，或过分地、不适当地感到内疚（可以达到妄想程度），而且并不仅仅是因为患病而自责或内疚。
8. 几乎每天都存在思考能力减退、注意力不能集中或犹豫不决的情况（既可以是主观的陈述，也可以是他人的观察）。
9. 反复出现死亡的想法（而不仅仅是恐惧死亡），反复出现没有特定计划的自杀想法、特定的自杀计划或自杀企图。

B. 这些症状引起有临床意义的痛苦，或导致社交、职业或其他重要功能方面的损害。

C. 这些症状不能归因于某种物质的生理效应或其他躯体疾病。

注：诊断标准 A～C 构成了重性抑郁发作。

注：对于重大丧失（如丧痛、经济破产、自然灾害带来的损失、严重的躯体疾病或失能）的反应，可能包括诊断标准 A 所列出的症状，如强烈的悲伤、对于损失的反刍思维、失眠、食欲缺乏和体重减轻，这些症状可能类似于抑郁发作。尽管此类症状对于丧失来说是可以理解的或被认为是恰当的，但除了对于重大丧失的正常反应之外，也应该仔细考虑是否额外存在重性抑郁发作的可能。作出这一临床判断，无疑需要根据个人史和在丧失的背景下表达痛苦的文化常模综合进行

衡量。①

D. 这种重性抑郁发作的出现不能用分裂情感性障碍来更好地解释,并且不叠加于精神分裂症、精神分裂症样障碍、妄想障碍或其他特定的或未特定的精神分裂症谱系及其他精神病性障碍。

E. 从未出现过躁狂发作或轻躁狂发作。

注:若所有躁狂样或轻躁狂样发作都由物质所致,或可归因于其他躯体疾病的生理效应,则此排除条款不适用。

编码与记录步骤:重性抑郁障碍的诊断编码基于单次发作或反复发作、目前的严重程度、是否存在精神病性特征,以及缓解状态。只有在目前符合重性抑郁发作的全部诊断标准时才要标明目前的严重程度和精神病性特征。只有在目前不符合重性抑郁发作的全部诊断标准时,才要进行缓解的标注。编码如下:

---

① 在区分悲痛反应和重性抑郁发作时,下列考虑会有所帮助:悲痛反应的主要影响是空虚和丧失感。重性抑郁发作是持续的抑郁心境和无力预见幸福或快乐。悲痛反应中的烦躁情绪可能随着天数或周数的增加而减弱,并且呈波浪式出现,所谓一阵阵的悲痛。这种波浪式的悲痛往往与想起逝者或提示逝者有关。重性抑郁发作的抑郁心境更加持久,并且不与某些特定的想法或关注点相关联。悲痛反应的痛苦可能伴随着正性的情绪或幽默,这与以广泛的不快乐和不幸为特点的重性抑郁发作不同。与悲痛反应相关的思考内容通常以思念逝者和回忆逝者为主,而不是在重性抑郁发作中所见的自责或悲观的反刍。悲痛反应中通常保留了自尊,然而在重性抑郁发作中,无价值感或自我厌恶感则是普遍的。如果悲痛反应中存在自我贬低性思维,则通常涉及感知到对不起逝者(没有足够频繁地探望,没有告诉逝者对他或她的爱有多深)。如果痛失亲人的个体想到死亡和垂死,这种想法通常聚焦于逝者和为了跟逝者"一起死";然而在重性抑郁发作中,这种想法则聚焦于想结束自己的生命,因为自认毫无价值、不值得活着或无力应对抑郁带来的痛苦。

抑郁障碍

严重程度 / 病程标注	单次发作	反复发作 *
轻度（第 112 页）	F32.0	F33.0
中度（第 112 页）	F32.1	F33.1
重度（第 112 页）	F32.2	F33.2
伴精神病性特征 **（第 108 ～ 109 页）	F32.3	F33.3
部分缓解（第 111 页）	F32.4	F33.41
完全缓解（第 111 页）	F32.5	F33.42
未特定的	F32.9	F33.9

* 若为反复发作，则发作的间隔期必须至少有连续的 2 个月，且间隔期达不到重性抑郁发作的诊断标准。标注的定义可在括号内提示的页码找到。
** 如果存在精神病性特征，则编码时加"伴精神病性特征"的标注，而不考虑发作的严重程度。

记录诊断的名称时，应按以下顺序排列术语：重性抑郁障碍、单次或反复发作、严重程度标注 / 精神病性标注 / 缓解标注，接着记录下述适用于目前发作的没有编码的标注，需要几个就用几个（如果重性抑郁障碍处于部分缓解或完全缓解阶段，则记录最近一次发作）。注："伴季节性模式"的标注描述了反复的重性抑郁发作模式。

标注如果是：

伴焦虑痛苦（第 105 页）。
伴混合特征（第 105 ～ 106 页）。
伴忧郁特征（第 106 ～ 107 页）。
伴非典型特征（第 107 ～ 108 页）。
伴心境协调性精神病性特征（第 108 ～ 109 页）。
伴心境不协调性精神病性特征（第 109 页）。
伴紧张症（第 109 页），**编码备注**：使用额外的编码 F06.1。
于围产期发生（第 109 ～ 110 页）。
伴季节性模式（适用于反复的重性抑郁发作模式）（第 110 ～ 111 页）。

持续性抑郁障碍

诊断标准　　　　　　　　　　　　　　　　　　　　F34.1

此障碍由 DSM-Ⅳ 所定义的慢性重性抑郁障碍与恶劣心境障碍合并而来。

A. 至少在 2 年内的多数日子里，一天中的大部分时间出现抑郁心境，既可以是主观的体验，也可以是他人观察所见。

注：儿童和青少年的心境可能表现为易激惹，且持续至少 1 年。

B. 处于抑郁状态时，存在下列两项（或更多）症状：
   1. 食欲缺乏或暴饮暴食。
   2. 失眠或嗜睡。
   3. 能量降低或疲劳。
   4. 自尊心低。
   5. 注意力不集中或犹豫不决。
   6. 感到无望。

C. 在 2 年（儿童或青少年为 1 年）的时间内，个体没有诊断标准 A 和 B 所描述的症状的时间从未超过 2 个月。

D. 重性抑郁障碍的诊断标准可能连续存在 2 年。

E. 从未有过躁狂或轻躁狂发作。

F. 这种障碍不能用一种持续性的分裂情感性障碍、精神分裂症、妄想障碍、其他特定的或未特定的精神分裂症谱系及其他精神病性障碍来更好地解释。

G. 这些症状不能归因于某种物质（如滥用的毒品、药物）的生理效应或其他躯体疾病（如甲状腺功能减退）。

H. 这些症状引起有临床意义的痛苦，或导致社交、职业或其他重要功能方面的损害。

注：如果在抑郁情绪的 2 年期间的任何时候都能达到重性抑郁发作的诊断标准，那么除了诊断持续性抑郁障碍及相关的标注之外，还应单独诊断重性抑郁（如伴间歇性重性抑郁发

作,目前为发作状态)。

标注如果是:

伴焦虑痛苦(第105页)。
伴非典型特征(第107～108页)。

标注如果是:

部分缓解(第111页)。
完全缓解(第111页)。

标注如果是:

早发:若在21岁前起病。
晚发:若在21岁或之后起病。

标注如果是(在持续性抑郁障碍的最近的2年内):

伴纯粹的恶劣心境综合征:在过去至少2年内,不符合重性抑郁发作的全部诊断标准。
伴持续性重性抑郁发作:在过去2年内,始终符合重性抑郁发作的诊断标准。
伴间歇性重性抑郁发作,目前为发作状态:目前符合重性抑郁发作的诊断标准,但在过去至少2年内,至少有8周达不到重性抑郁发作的诊断标准。
伴间歇性重性抑郁发作,目前为未发作状态:目前达不到重性抑郁发作的诊断标准,但在过去至少2年内,至少有1次或多次重性抑郁发作。

标注目前的严重程度:

轻度(第112页)。
中度(第112页)。
重度(第112页)。

经前期烦躁障碍

诊断标准　　　　　　　　　　　　　　　　　　　F32.81

A. 在大多数的月经周期中,在月经开始前的最后 1 周必须至少出现五种症状,症状在月经开始后的数天内开始改善,并且在月经结束后的 1 周内变得轻微或不存在。

B. 必须存在下列一种(或多种)症状:
  1. 出现明显的情绪不稳定的情况(如心境波动、突然感到悲伤或流泪,或对拒绝的敏感性增强)。
  2. 出现明显的易激惹或愤怒或人际冲突增多的情况。
  3. 有明显的抑郁心境、无望感,或自我贬低的想法。
  4. 有明显的焦虑、紧张和/或感到烦躁,或有站在悬崖边的感觉。

C. 必须另外存在下列一种(或多种)症状,结合诊断标准 B 的症状累计符合五种症状。
  1. 对日常活动(如工作、上学、交友、爱好)的兴趣下降。
  2. 主观感觉注意力难以集中。
  3. 嗜睡、易疲劳或能量明显不足。
  4. 出现明显的食欲改变、暴饮暴食或对特定食物有渴求的情况。
  5. 睡眠过多或失眠。
  6. 感到被压垮或失去控制。
  7. 出现躯体症状,如乳房疼痛和肿胀、关节或肌肉疼痛、感觉"肿胀"或体重增加。

注:在过去 1 年绝大多数的月经周期中,必须符合诊断标准 A ~ C 的症状。

D. 这些症状引起有临床意义的显著痛苦,或干扰了工作、学习、日常的社交活动或与他人的关系(如回避社交活动,在工作、学校或家庭中的生产力或效率下降)。

E. 这种障碍不仅仅是其他障碍症状的加重,如重性抑郁障

抑郁障碍

碍、惊恐障碍、持续性抑郁障碍或某种人格障碍（尽管它可以与这些障碍中的任何一种同时发生）。

F. 诊断标准 A 应该在至少两个症状周期中，通过前瞻性的日常评估予以确认。（注：在确认之前可以作出临时诊断）。
G. 这些症状不能归因于某种物质（如滥用的毒品、药物）的生理效应或其他躯体疾病（如甲状腺功能亢进）。

记录步骤

如果症状不能通过对至少两个症状周期的前瞻性的日常评估予以确认，则应在诊断的名称后备注"临时"（即"经前期烦躁障碍，临时"）。

物质/药物所致的抑郁障碍

诊断标准

A. 一种显著的和持续性的心境紊乱在临床表现中占主导地位，其特征是存在抑郁心境或对所有或几乎所有活动的兴趣或愉悦感明显减少。
B. 存在病史、体格检查的证据或 1 和 2 的实验室发现：
   1. 诊断标准 A 中的症状是在物质中毒或戒断后，或在药物接触或戒断后出现的。
   2. 涉及的物质/药物能够产生诊断标准 A 的症状。
C. 这种心境紊乱不能用一种非物质/药物所致的抑郁障碍来更好地解释。独立的抑郁障碍的证据如下：
   症状的发作是在开始使用物质/药物之前；在急性戒断或重度中毒结束之后，症状仍持续相当长的时间（如约 1 个月）；有其他证据（如反复的与非物质/药物相关的发作病史）表明存在一种独立的、非物质/药物所致的抑郁障碍。
D. 这种障碍并非仅仅出现于谵妄时。

E. 这种障碍引起有临床意义的痛苦，或导致社交、职业或其他重要功能方面的损害。

注：仅当诊断标准 A 的症状在临床表现中非常明显且已经严重到足以引起临床关注时，才应该作出该诊断，而不是物质中毒或物质戒断的诊断。

编码备注：下表中列出了 ICD-10-CM 中特定的物质/药物所致的抑郁障碍的编码。注意 ICD-10-CM 的编码基于是否存在共病同一类物质的物质使用障碍。在任何情况下，都不需要给予额外的物质使用障碍的单独诊断。如果一个轻度的物质使用障碍共病物质所致的抑郁障碍，则第四位的数字为"1"，而且临床工作者应该在物质所致的抑郁障碍之前记录"轻度（物质）使用障碍"（如"轻度的可卡因使用障碍伴可卡因所致的抑郁障碍"）。如果有中度或重度的物质使用障碍共病物质所致的抑郁障碍，则第四位的数字为"2"，临床工作者应该根据共病物质使用障碍的严重程度来记录"中度（物质）使用障碍"或"重度（物质）使用障碍"。如果没有共病物质使用障碍（如仅一次高剂量物质使用后），则第四位的数字为"9"，并且临床工作者应该仅记录物质所致的抑郁障碍。

项目	ICD-10-CM		
	伴轻度使用障碍	伴中度或重度使用障碍	无使用障碍
酒精	F10.14	F10.24	F10.94
苯环己哌啶	F16.14	F16.24	F16.94
其他致幻剂	F16.14	F16.24	F16.94
吸入剂	F18.14	F18.24	F18.94
阿片类物质	F11.14	F11.24	F11.94
镇静剂、催眠药或抗焦虑药	F13.14	F13.24	F13.94
苯丙胺类物质（或其他兴奋剂）	F15.14	F15.24	F15.94
可卡因	F14.14	F14.24	F14.94
其他（或未知）物质	F19.14	F19.24	F19.94

抑郁障碍

标注（参见"物质相关及成瘾障碍"一章中的表1，它标明了"于中毒期间发生"和/或"于戒断期间发生"是否适用于某一特定的物质类别；或说明了"于使用药物后发生"）：

于中毒期间发生：如果物质中毒和在中毒过程中产生的症状都符合诊断标准。

于戒断期间发生：如果物质戒断和在戒断过程中或不久后产生的症状都符合诊断标准。

于使用药物后发生：如果在用药起始阶段、用药情况发生改变或停药期间出现症状。

记录步骤

物质/药物所致的抑郁障碍的名称由假设能导致抑郁症状的特定物质（如可卡因、地塞米松）开始。诊断编码从诊断标准部分的表格中选择，该表格基于物质类别和是否存在共病的物质使用障碍。对于不属于任何类别的物质（如地塞米松），应使用"其他（或未知）物质"编码；如果一种物质被判断为致病因素，但具体物质类别未知，也应使用此编码。

当记录障碍名称时，共病的物质使用障碍（若有）应列在前面，然后记录"伴"这个字，后面记录"物质所致的抑郁障碍"的名称，接着记录发生的标注（即于中毒期间发生，于戒断期间发生）。例如，有重度可卡因使用障碍的个体若在戒断期间出现症状，则应诊断为"F14.24 重度可卡因使用障碍伴可卡因所致的抑郁障碍，于戒断期间发生"，不再给予单独的共病的重度可卡因使用障碍的诊断。如果物质所致的抑郁障碍出现在没有共病的物质使用障碍时（如仅一次高剂量物质使用后），则无须记录共病的物质使用障碍（如F16.94 苯环己哌啶所致的抑郁障碍，于中毒期间发生）。当一种以上的物质被判断在抑郁心境症状的发展过程中起重要作用时，应将它们分别列出（如 F15.24 重度哌甲酯使用障碍伴哌甲酯所致的抑郁障碍，于戒断期间发生；F19.94 地塞米松所致的抑郁障碍，于中毒期间发生）。

由其他躯体疾病所致的抑郁障碍

诊断标准

A. 一种显著且持续的心境紊乱，在临床表现中占主导地位，其特征是存在抑郁心境或对所有或几乎所有活动的兴趣或愉悦感显著降低。
B. 存在病史、体格检查的证据或实验室发现表明该障碍是其他躯体疾病的直接的病理生理性后果。
C. 这种障碍不能用其他精神障碍（如适应障碍伴抑郁心境，其应激源是一种严重的躯体疾病）来更好地解释。
D. 这种障碍并非仅仅出现于谵妄时。
E. 这种障碍引起有临床意义的痛苦，或导致社交、职业或其他重要功能方面的损害。

编码备注：ICD-10-CM 中的编码取决于其标注（如下）。

标注如果是：

F06.31 伴抑郁特征：达不到一次重性抑郁发作的全部诊断标准。

F06.32 伴重性抑郁样发作：符合重性抑郁发作除诊断标准 C 外的其他诊断标准。

F06.34 伴混合特征：目前还存在躁狂或轻躁狂的症状，但这些症状在临床表现中不占主导地位。

编码备注：应将其他躯体疾病的名称包含在此精神障碍的名称之内（如 F06.31 由甲状腺功能减退所致的抑郁障碍，伴抑郁特征）。在由其他躯体疾病所致的抑郁障碍之前，其他躯体疾病应该被编码和单独列出（如 E03.9 甲状腺功能减退；F06.31 由甲状腺功能减退所致的抑郁障碍，伴抑郁特征）。

其他特定的抑郁障碍

F32.89

此类型适用于那些具备抑郁障碍的典型症状，且引起有临床意义的痛苦，或导致社交、职业或其他重要功能方面的损害，但不符合抑郁障碍诊断类别中任何一种障碍的全部诊断标准，且不符合适应障碍伴抑郁心境或适应障碍伴混合性焦虑和抑郁心境的诊断标准的情况。当临床工作者选择交流不符合任何一种特定的抑郁障碍的诊断标准的特定原因时，可使用其他特定的抑郁障碍这一诊断。使用这一诊断时，应先记录"其他特定的抑郁障碍"，接着记录其特定原因（如"短暂性抑郁发作"）。

能够归类为"其他特定"情况的示例如下：

1. **反复发作的短期抑郁**：在至少连续的 12 个月内，至少每月 1 次并持续 2～13 天（与月经周期无关），同时存在抑郁心境和至少四种其他的抑郁症状，个体的临床表现从不符合任何其他抑郁障碍或双相障碍的诊断标准，且目前不符合任何精神病性障碍活动期或残留期的诊断标准。

2. **短暂性抑郁发作（4～13 天）**：存在抑郁情绪和重性抑郁发作的其他八种症状中的至少四种，伴有明显的临床痛苦或损害，持续 4 天以上，但少于 14 天，个体的临床表现从不符合任何其他抑郁障碍或双相障碍的诊断标准，且目前不符合任何精神病性障碍活动期或残留期的诊断标准，也不符合反复发作的短期抑郁的诊断标准。

3. **症状不足的抑郁发作**：存在抑郁情绪和重性抑郁发作的其他八种症状中的至少一种，伴有明显的临床痛苦或损害，至少持续 2 周，个体的临床表现从不符合任何其他抑郁障碍或双相障碍的诊断标准，且目前不符合任何精神病性障碍活动期或残留期的诊断标准，也不符合混合性焦虑和抑郁障碍的症状标准。

4. **重性抑郁发作叠加精神分裂症、精神分裂症样障碍、妄想障碍或其他特定和未特定的精神分裂症谱系及其他精神病性障碍。注：** 作为分裂情感性障碍一部分的重性抑郁发作不需要额外诊断为其他特定的抑郁障碍。

未特定的抑郁障碍

F32.A

此类型适用于那些具备抑郁障碍的典型症状，且引起有临床意义的痛苦，或导致社交、职业或其他重要功能方面的损害，但不符合抑郁障碍诊断类别中任何一种障碍的全部诊断标准，且不符合适应障碍伴抑郁心境或适应障碍伴混合性焦虑和抑郁心境的诊断标准的情况。当临床工作者选择不标注不符合任何一种抑郁障碍的诊断标准的特定原因及包括因信息不足在内而无法作出更特定的诊断（如在急诊室的环境下）时，可使用特定的抑郁障碍这一诊断。

未特定的心境障碍

F39

此类型适用于那些具备心境障碍的典型症状，且引起有临床意义的痛苦，或导致社交、职业或其他重要功能方面的损害，但在评估时不符合双相障碍或抑郁障碍诊断类别中任何一种障碍的全部诊断标准，并且难以在未特定的双相及相关障碍和未特定的抑郁障碍（如急性激越）之间进行选择的情况。

抑郁障碍的标注

标注如果是:

伴焦虑痛苦:在目前为重性抑郁发作(如果重性抑郁障碍目前处于部分或完全缓解阶段,则为最近一次重性抑郁发作)或目前为持续性抑郁障碍的大部分日子里存在下列症状中的至少两个,则被定义为焦虑痛苦:

1. 感到激动或紧张。
2. 感到异常的坐立不安。
3. 因担心而难以集中注意力。
4. 因可能发生的可怕事情而恐惧。
5. 感觉个人可能失去自我控制。

标注目前的严重程度:

轻度:两种症状。

中度:三种症状。

中-重度:四种或五种症状。

重度:四种或五种症状,伴运动性激越。

注:在初级保健和专业精神卫生场所中,焦虑痛苦被注意到是双相障碍和重性抑郁障碍的突出特征。高焦虑程度与更高的自杀风险、更长的疾病病程和治疗无效的可能性相关。因此,准确地标注焦虑痛苦的存在和严重程度,在临床上对于制订治疗计划和监控治疗反应是有用的。

伴混合特征:

A. 在重性抑郁发作的大部分日子里(如果重性抑郁障碍目前处于部分或完全缓解阶段,则为最近一次重性抑郁发作)存在下列至少三个躁狂/轻躁狂症状:

1. 心境高涨、膨胀。
2. 自尊心膨胀或夸大。
3. 比平时更健谈或有持续讲话的压力感。

    4. 意念飘忽或主观感受到思维奔逸。
    5. 能量增加或目标导向的活动（社交、工作/上学，或性活动）增多。
    6. 增加或过度地参与那些很可能带来痛苦后果的活动（如无节制的购物、轻率的性行为、愚蠢的商业投资）。
    7. 睡眠的需求减少（与失眠相反，尽管睡眠比平时少，仍精神饱满）。
B. 混合症状能够被他人观察到，而且代表着个体平常行为的改变。
C. 如果症状符合躁狂或轻躁狂的全部诊断标准，则应诊断为双相 I 型障碍或双相 II 型障碍。
D. 混合症状不能归因于某种物质（如滥用的毒品、药物）的生理效应。

注：与重性抑郁发作相关的混合特征已被发现是发展成双相 I 型障碍或双相 II 型障碍的一个明显风险因素。因此，加上"伴混合特征"的标注，在临床上对于制订治疗计划和监控治疗反应是有用的。

伴忧郁特征：
A. 在目前重性抑郁发作最严重的时期内（如果重性抑郁障碍目前处于部分或完全缓解阶段，则为最近一次重性抑郁发作）存在下列情况之一：
  1. 对全部或几乎全部的活动失去愉悦感。
  2. 对通常能令人愉快的刺激缺乏反应（当好事发生时也不会感觉明显得好，即使是暂时的）。
B. 存在下列三项（或更多）症状：
  1. 有以明显的极度沮丧、绝望和/或郁闷或所谓空虚的心境为特征的不同性质的抑郁心境。
  2. 抑郁通常在早晨加重。
  3. 早醒（即比通常睡醒时间至少提前 2 小时）。

4. 出现明显的精神运动性激越或迟滞。

5. 有明显的厌食或体重减轻的情况。

6. 出现过度或不适当的内疚。

注：如果这些特征存在于发作的最严重阶段，则适用"伴忧郁特征"的标注。几乎完全丧失快乐的能力，而不仅仅是减少。评估心境缺乏反应性的准则是：即使是非常渴望的事件也不会与心境的明显变开朗有关。心境完全不再开朗，或只是部分开朗（如每次仅有数分钟能够达到正常状态的 20%～40%）。作为"伴忧郁特征"标注的特征，心境的"独特性质"与非忧郁性抑郁发作期间的情绪存在质的不同。仅仅被描述为更严重、更持久或没有原因就存在的抑郁心境，不能被考虑为质的不同。"伴忧郁特征"的个体几乎总是存在精神运动的改变，且可以被他人观察到。

在同一个体的多个发作期中，忧郁特征仅表现为轻微的重复倾向。与门诊患者相比，住院患者更容易出现这种特征；与重度重性抑郁发作相比，轻度重性抑郁发作出现这种特征的可能性更小；并且这种特征更可能出现在伴精神病性特征的患者中。

伴非典型特征：在目前为重性抑郁发作（如果重性抑郁障碍目前处于部分或完全缓解阶段，则为最近一次重性抑郁发作）或目前为持续性抑郁障碍的多数日子里，下列特征占主导地位时适用此标注。

A. 存在心境反应能力（即面对实际发生的或潜在发生的正性事件，心境会变得开朗）。

B. 有下列两项（或更多）特征：

1. 明显的体重增加或食欲增加。

2. 睡眠过多。

3. 灌铅样麻痹（即上肢或下肢有沉重的、灌铅样感觉）。

4. 对人际排斥敏感的长期模式（不限于心境紊乱发作期）导致社交或职业功能明显受损。

C. 在同一次发作中，不符合"伴忧郁特征"或"伴紧张症"的诊断标准。

注："非典型抑郁"具有历史意义（即非典型抑郁与常见的更典型的激越、"内源性"抑郁的表现形成鲜明对比，这种表现在门诊患者中很少被诊断为抑郁障碍，并且几乎从未在青少年或年轻人中被诊断出来），如今，该名称并不意味着其可能暗示的不常见或不寻常的临床表现。

心境反应是指当出现正性事件（如子女来访、被他人表扬）时，个体有能力高兴起来。如果外部环境保持良好，心境会变得正常（不悲伤），并且可以持续相当长的时间。食欲增加可以表现为明显的食物摄入量增加或体重增加。睡眠增加包括较长时间的夜间睡眠和日间打盹，表现为每天至少有总计 10 个小时的睡眠（或比不抑郁的时候至少多睡 2 小时）。灌铅样麻痹被定义为感觉沉重、灌铅样或负重感，通常出现在上肢或下肢。这种感觉 1 天至少存在 1 个小时，但经常一次就持续数小时。不像其他的非典型特征，对主观人际排斥的病理性敏感是一种早年出现并几乎贯穿整个成年期的特质。对排斥的敏感性在个体抑郁或不抑郁时都有，尽管它可能会在抑郁期加重。

伴精神病性特征：妄想和/或幻觉可出现在目前的重性抑郁发作（如果重性抑郁障碍目前处于部分或完全缓解阶段，则为最近一次重性抑郁发作）的任何时间内。如果存在精神病性特征，则须标注心境协调性或心境不协调性。

伴心境协调性精神病性特征：所有妄想和幻觉的内容与典型的抑郁主题一致，即个人不足、内疚、疾病、死亡、虚无主义或应受的惩罚。

伴心境不协调性精神病性特征：妄想和幻觉的内容不

涉及典型的个人不足、内疚、疾病、死亡、虚无主义或应受的惩罚等抑郁主题,或其内容是心境协调性和心境不协调性主题的混合型。

伴紧张症:如果紧张症的特征在大部分发作期里存在,则"伴紧张症"的标注适用于目前的重性抑郁发作(如果重性抑郁障碍目前处于部分或完全缓解阶段,则为最近一次重性抑郁发作)。参见"精神分裂症谱系及其他精神病性障碍"一章中与精神障碍相关的紧张症的诊断标准。

于围产期发生:如果心境症状发生在孕期期间或产后4周内,则此标注适用于目前的重性抑郁发作(如果重性抑郁障碍目前处于部分或完全缓解阶段,则为最近一次重性抑郁发作)。

注:心境发作可以起病于孕期期间或产后。50%的"产后"重性抑郁发作实际上始于产前。因此,这些发作被统称为于围产期发生。

在受孕和生产之间,大约9%的女性会经历一次重性抑郁发作。从生产到产后12个月之间,重性抑郁发作患病率的最佳估算值略低于7%。

围产期发生的心境发作可能伴有或不伴有精神病性特征。杀婴现象(一种罕见的情况)最常伴随着产后精神病发作,其特征性表现是通过命令性幻觉杀死婴儿或妄想婴儿着魔了,但精神障碍的症状也可发生于无此特定幻觉或妄想的重度产后心境发作时。

伴精神病性特征的产后心境发作(重性抑郁或躁狂)的发生率为1/500~1/1000,更常见于初产妇。对于先前有产后精神病性心境发作史的女性,产后伴精神病性特征发作的风险尤其增加,对于先前有抑郁障碍或双相障碍(尤其是双相Ⅰ型障碍)病史的女性和有双相障碍家族史的女性,风险也会升高。

一旦女性有产后伴精神病性特征的发作,每次后续分娩的复发风险为 30% ～ 50%。应将产后伴精神病性特征的发作与产后发生的谵妄相鉴别,后者以觉知或注意力的波动为特征。

还应将于围产期发生的抑郁障碍与更常见的"产后忧郁"或俗称的"婴儿忧郁"相鉴别。产后忧郁不被认为是一种精神障碍,其特征是心境的突然改变(如在没有抑郁障碍的情况下突然开始流泪),不会导致功能障碍,并且很可能由产后发生的生理变化所致。它是暂时的且具有自限性,通常会迅速(1 周内)改善而不需要治疗。产后忧郁的其他症状包括睡眠障碍,甚至分娩后不久就会出现混沌。

围产期女性患由甲状腺异常及其他可能导致抑郁症状的躯体疾病所致的抑郁障碍的风险可能更高。如果确定抑郁症状由与围产期相关的其他躯体疾病所致,则应诊断为由其他躯体疾病所致的抑郁障碍,而不是重性抑郁发作,于围产期发生。

伴季节性模式:此标注适用于反复发作的重性抑郁障碍。

A. 重性抑郁障碍中重性抑郁发作的起病与一年中的特定时间(如秋季或冬季)存在规律性的关系。

注:不包括那些明显受与季节性相关的心理社会应激源影响的案例(如每年冬天都常规性失业)。

B. 完全缓解也发生于一年中的特定时间(如抑郁在春季消失)。

C. 在过去的 2 年中,两次重性抑郁发作的出现时间能够证明其与季节的相关性,并且在同一时期内没有非季节性的重性抑郁发作。

D. 在个体的一生中,季节性的重性抑郁发作(如上所述)显著多于非季节性的重性抑郁发作。

注:"伴季节性模式"的标注适用于反复发作的重性抑郁障

碍中的重性抑郁发作模式。其必要特征是重性抑郁发作的发生和缓解发生于一年中的特定时间。在大多数情况中，发作始于秋季或冬季，于春季缓解。少数情况下会出现反复的夏季抑郁发作。这种发生和缓解的模式必须发生在至少2年的时间内，在此期间没有任何非季节性的发作。此外，在个体的一生中，季节性的重性抑郁发作明显多于非季节性的重性抑郁发作。

此标注不适用于那些可以用与季节性相关的心理社会应激源（如季节性失业或学校的时间表）来更好地解释的情况。以季节性模式出现的重性抑郁发作经常具备的特征有：能量减少、睡眠增加、暴食、体重增加和渴求碳水化合物。

冬季型的季节性模式的患病率似乎随着纬度、年龄和性别不同而不同。高纬度地区的患病率会增加，年龄也是季节性模式的一个强大的预测指标，年轻人冬季抑郁发作的风险较高。

标注如果是：

部分缓解：存在上一次重性抑郁发作的症状，但目前不符合全部诊断标准，或在一次发作结束之后，存在持续时间少于2个月的没有重性抑郁发作的任何明显症状的情况。

完全缓解：在过去2个月内没有任何明显的该障碍的体征或症状。

标注目前的严重程度：

严重程度基于符合诊断标准症状的数目、症状的严重程度和功能损害的程度。

轻度：存在非常少的（若有）超出诊断所需的症状数量，症状的强度引起痛苦但可以控制，症状导致社交或职业功能方面的轻微损害。

中度：症状的数量、强度和/或功能损害介于"轻度"和"重度"之间。

重度：症状的数量远远超出诊断所需，症状的强度引起显著的痛苦且难以控制，症状明显干扰了个体的社交和职业功能。

焦虑障碍

分离焦虑障碍

诊断标准 F93.0

A. 个体与其依恋对象分离时,会产生与其发育阶段不相称的、过度的恐惧或焦虑,至少符合以下表现中的三种:
   1. 当预期或经历与家庭或与主要依恋对象分离时,产生反复的、过度的痛苦。
   2. 持续和过度地担心会失去主要依恋对象,或担心他们可能受到伤害(如疾病、受伤、灾难或死亡)。
   3. 持续和过度地担心会经历导致与主要依恋对象分离的不幸事件(如走失、被绑架、事故、生病)。
   4. 因恐惧分离,持续表现出不愿出门或拒绝出门、离开家、去上学、去工作或去其他地方。
   5. 对没有主要依恋对象的陪伴,独自一人在家中或其他环境中表现出持续和过度的恐惧或不情愿。
   6. 持续地不愿或拒绝在家以外的地方睡觉或在主要依恋对象不在身边时睡觉。
   7. 反复做涉及分离主题的噩梦。
   8. 当与或预期与主要依恋对象分离时,反复地抱怨躯体性症状(如头疼、胃疼、恶心、呕吐)。
B. 这种恐惧、焦虑或回避是持续性的,儿童和青少年至少持续4周,成人通常持续6个月或更长时间。
C. 这种障碍引起有临床意义的痛苦,或导致社交、学业、职业或其他重要功能方面的损害。

D. 这种障碍不能用其他精神障碍［如自闭症（孤独症）谱系障碍中因不愿过度改变而导致拒绝离家，精神病性障碍中与分离有关的妄想或幻觉，场所恐怖症中因没有一个信任的同伴陪伴而拒绝出门，广泛性焦虑障碍中担心疾病或其他伤害会降临到重要的人身上，疾病焦虑障碍中的担心患病］来更好地解释。

选择性缄默症

诊断标准　　　　　　　　　　　　　　　　　　　　　　　　F94.0

A. 在被期待讲话的特定社交情境（如在学校）中持续地不能讲话，尽管在其他情境中能够讲话。
B. 这种障碍妨碍了教育或职业成就或社交交流。
C. 这种障碍的持续时间至少1个月（不限于入学的第1个月）。
D. 这种无法讲话不能归因于缺少社交情境下所需的口语知识或舒适度。
E. 这种障碍不能用一种交流障碍（如儿童期起病的言语流畅障碍）来更好地解释，且不能仅仅出现在自闭症（孤独症）谱系障碍、精神分裂症或其他精神病性障碍的病程中。

特定恐怖症

诊断标准

A. 对于特定的物体或情境（如飞行、高处、动物、接受注射、看见血液）产生显著的恐惧或焦虑。

   注：儿童的恐惧或焦虑也可能表现为哭闹、发脾气、僵住或依恋他人。

B. 恐怖的事物或情境几乎总是能够立即促发个体的恐惧或

焦虑障碍

焦虑。
C. 个体会主动地回避恐怖的事物或情境，或是忍受强烈的恐惧或焦虑。
D. 这种恐惧或焦虑与特定事物或情境所引起的实际危险以及所处的社会文化环境不相称。
E. 这种恐惧、焦虑或回避通常持续至少6个月。
F. 这种恐惧、焦虑或回避引起有临床意义的痛苦，或导致社交、职业或其他重要功能方面的损害。
G. 这种障碍不能用其他精神障碍的症状（如在场所恐怖症中对与惊恐样症状或其他失能症状有关的情境的恐惧、焦虑或回避，在强迫症中对与强迫思维有关的事物或情境的恐惧、焦虑或回避，在创伤后应激障碍中对创伤性事件提示物的恐惧、焦虑或回避，在分离焦虑障碍中对离开家或依恋对象的恐惧、焦虑或回避，在社交焦虑障碍中对社交场所的恐惧、焦虑或回避）来更好地解释。

标注如果是：

根据恐惧刺激源编码：

F40.218 动物型（如蜘蛛、昆虫、狗）。

F40.228 自然环境型（如高处、暴风雨、水）。

F40.23x 血液-注射-损伤型（如针头、侵入性医疗操作）。

编码备注：选择特别的ICD-10-CM编码如下。F40.230 恐惧血液；F40.231 恐惧注射和输液；F40.232 恐惧其他医疗服务；F40.233 恐惧受伤。

F40.248 情境型（如飞机、电梯、其他封闭空间）。

F40.298 其他（如可能导致哽噎或呕吐的情况，儿童则可能表现为对巨响或化妆人物的恐惧）。

编码备注：当存在一种以上的恐惧刺激源时，需要列出所有适合的ICD-10-CM编码（如恐惧蛇和飞行，其编码分别为F40.218 特定恐怖症，动物型和F40.248 特定恐怖症，情境型）。

社交焦虑障碍

诊断标准　　　　　　　　　　　　　　　　　　F40.10

A. 个体由于面对可能被他人审视的一种或多种社交情境而产生显著的恐惧或焦虑,如社交互动(对话、会见陌生人)、被观看(吃、喝的时候),以及在他人面前表演(演讲时)。

   注:在儿童中,这种焦虑必须出现在有同伴的场所,而不仅仅是与成人互动时。

B. 个体恐惧自己的言行或呈现的焦虑症状会导致负性的评价(即被羞辱或尴尬,导致被拒绝或冒犯他人)。

C. 社交情境几乎总是能够促发恐惧或焦虑。

   注:在儿童中,恐惧或焦虑也可能表现为哭闹、发脾气、僵住、依恋他人、畏缩或不敢在社交情境中讲话。

D. 个体会回避社交情境,或忍受强烈的恐惧或焦虑。

E. 这种恐惧或焦虑与社交情境和社会文化环境所造成的实际威胁不相称。

F. 这种恐惧、焦虑或回避通常持续至少 6 个月。

G. 这种恐惧、焦虑或回避引起有临床意义的痛苦,或导致社交、职业或其他重要功能方面的损害。

H. 这种恐惧、焦虑或回避不能归因于某种物质(如滥用的毒品、药物)的生理效应或其他躯体疾病。

I. 这种恐惧、焦虑或回避不能用其他精神障碍[如惊恐障碍、躯体变形障碍或自闭症(孤独症)谱系障碍]的症状来更好地解释。

J. 如果存在其他躯体疾病(如帕金森病、肥胖症、烧伤或外伤造成的畸形),则这种恐惧、焦虑或回避明显是与其不相关的或过度的。

标注如果是:

仅限于表演状态:如果这种恐惧仅仅出现于在公共场所演讲或表演时。

惊恐障碍

诊断标准　　　　　　　　　　　　　　　　　　　　　F41.0

A. 反复出现不可预期的惊恐发作。一次惊恐发作是突然发生的强烈的恐惧或不适感,并在数分钟内达到高峰,发作期间出现下列四项或以上症状:

注:这种突然发生的惊恐可以出现在平静状态或焦虑状态中。

1. 心悸、心慌或心率加速。
2. 出汗。
3. 震颤或发抖。
4. 气短或窒息感。
5. 哽噎感。
6. 胸痛或胸部不适。
7. 恶心或腹部不适。
8. 感到头昏、脚步不稳、头重脚轻或昏厥。
9. 发冷或发热感。
10. 感觉异常(麻木或针刺感)。
11. 现实解体(感觉不真实)或人格解体(感觉脱离了自己)。
12. 恐惧失去控制或"发疯"。
13. 濒死感。

注:可能观察到与特定文化有关的症状(如耳鸣、颈部酸痛、头疼、无法控制的尖叫或哭喊),此类症状不可作为诊断所需的四种症状之一。

B. 至少在1次发作之后,出现下列症状中的一项或两项,且持续1个月(或更长)时间:

1. 持续地担忧或担心再次的惊恐发作或其后果(如失去控制、心脏病发作、"发疯")。
2. 在与惊恐发作相关的行为方面出现显著的不良改变

[如设计某些行为以回避惊恐发作,(如回避锻炼或不熟悉的情境)]。

C. 这种障碍不能归因于某种物质(如滥用的毒品、药物)的生理效应或其他躯体疾病(如甲状腺功能亢进、心肺疾病)。

D. 这种障碍不能用其他精神障碍的症状[如对恐惧的社交情境的反应(如在社交焦虑障碍中),对具体的恐怖的事物或情境的反应(如在特定恐怖症中),对强迫思维的反应(如在强迫症中),对创伤性事件提示物的反应(如在创伤后应激障碍中),对与依恋对象分离的反应(如在分离焦虑障碍中)]来更好地解释。

惊恐发作的标注

注:症状的呈现是为了确认一次惊恐发作。然而,惊恐发作不是精神障碍,也不能被编码。惊恐发作可出现于任何一种焦虑障碍中,也可出现于其他精神障碍(如抑郁障碍、创伤后应激障碍、物质使用障碍)中,以及某些躯体疾病(如心脏的、呼吸系统的、前庭的、胃肠道的疾病)中。当惊恐发作被确认后,应该被记录为标注(如"创伤后应激障碍伴惊恐发作")。对于惊恐障碍而言,惊恐发作被包含在其诊断标准中,因此惊恐发作不能被作为标注。

这种突然发生的强烈的恐惧或不适感,在数分钟内达到高峰,在此期间至少出现下列四项或以上症状:

注:这种突然发生的惊恐可以出现在平静状态或焦虑状态中。

1. 心悸、心慌或心率加速。
2. 出汗。
3. 震颤或发抖。
4. 气短或窒息感。

5. 哽噎感。
6. 胸痛或胸部不适。
7. 恶心或腹部不适。
8. 感到头昏、脚步不稳、头重脚轻或昏厥。
9. 发冷或发热感。
10. 感觉异常(麻木或针刺感)。
11. 现实解体(感觉不真实)或人格解体(感觉脱离了自己)。
12. 恐惧失去控制或"发疯"。
13. 濒死感。

注:可能观察到与特定文化有关的症状(如耳鸣、颈部酸痛、头疼、无法控制的尖叫或哭喊),此类症状不可作为诊断所需的四种症状之一。

场所恐怖症

诊断标准 F40.00

A. 对下列五种情境中的两种或两种以上感到显著的恐惧或焦虑:
   1. 乘坐公共交通工具(如汽车、公共汽车、火车、轮船或飞机)。
   2. 处于开放的空间(如停车场、集市或桥梁)。
   3. 处于密闭的空间(如商店、剧院或电影院)。
   4. 排队或处于人群中。
   5. 独自离家。
B. 个体恐惧或回避这些情境是因为想到一旦出现惊恐样症状或其他失能或窘迫的症状(如老年人恐惧摔倒、恐惧失禁)时难以逃离或得不到帮助。
C. 场所恐怖情境几乎总能促发恐惧或焦虑。

D. 个体总是主动回避场所恐怖情境,处在这些情境中时需要人陪伴或需要忍受强烈的恐惧或焦虑。
E. 这种恐惧或焦虑与场所恐怖情境和社会文化环境所造成的实际危险不相称。
F. 这种恐惧、焦虑或回避通常持续至少 6 个月。
G. 这种恐惧、焦虑或回避引起有临床意义的痛苦,或导致社交、职业或其他重要功能方面的损害。
H. 如果存在其他躯体疾病(如炎症性肠病、帕金森病),则这种恐惧、焦虑或回避是明显过度的。
I. 这种恐惧、焦虑或回避不能用其他精神障碍的症状 [如情境型特定恐怖症的症状,对社交情境的恐惧、焦虑或回避(如在社交焦虑障碍中),对强迫思维的恐惧、焦虑或回避(如在强迫症中),对躯体外貌的感知缺陷或瑕疵的恐惧、焦虑或回避(如在躯体变形障碍中),对创伤性事件提示物的恐惧、焦虑或回避(如在创伤后应激障碍中),对分离的恐惧、焦虑或回避(如在分离焦虑障碍中)] 来更好地解释。

注:无论是否存在惊恐障碍,都可以诊断为场所恐怖症。如果个体的表现符合惊恐障碍和场所恐怖症的诊断标准,则可同时给予这两个诊断。

广泛性焦虑障碍

诊断标准　　　　　　　　　　　　　　　　　　　　　F41.1

A. 在至少 6 个月的多数日子里,对于诸多事件或活动(如工作或学校表现)表现出过分的焦虑和担心(预期焦虑)。
B 个体难以控制这种担心。
C. 这种焦虑和担心与下列六种症状中的三种或三种以上有关(在过去 6 个月中,至少一些症状在多数日子里存在):

焦虑障碍

注： 儿童只需一种。

1. 坐立不安或感到激动或紧张。
2. 容易疲倦。
3. 注意力难以集中或头脑一片空白。
4. 易激惹。
5. 肌肉紧张。
6. 睡眠紊乱（难以入睡或保持睡眠状态，或休息不充分、睡眠质量不佳）。

D. 这种焦虑、担心或躯体症状引起有临床意义的痛苦，或导致社交、职业或其他重要功能方面的损害。

E. 这种障碍不能归因于某种物质（如滥用的毒品、药物）的生理效应或其他躯体疾病（如甲状腺功能亢进）。

F. 这种障碍不能用其他精神障碍的症状（如惊恐障碍中对发生惊恐发作的焦虑和担心，社交焦虑障碍中对负性评价的焦虑和担心，强迫症中对污染或其他强迫思维的焦虑和担心，分离焦虑障碍中对与依恋对象分离的焦虑和担心，创伤后应激障碍中对创伤性事件提示物的焦虑和担心，神经性厌食中对体重增加的焦虑和担心，躯体症状障碍中对躯体不适的焦虑和担心，躯体变形障碍中对感知的外貌瑕疵的焦虑和担心，疾病焦虑障碍中对感到有严重疾病的焦虑和担心，精神分裂症或妄想障碍中对妄想信念的内容的焦虑和担心）来更好地解释。

物质/药物所致的焦虑障碍

诊断标准

A. 惊恐发作或焦虑在临床表现中占主导地位。

B. 存在病史、体格检查的证据或 1 和 2 的实验室发现：

1. 诊断标准 A 中的症状是在物质中毒或戒断后或在药

物接触或戒断后出现的。
2. 涉及的物质/药物能够使个体产生诊断标准A的症状。

C. 这种障碍不能用一种非物质/药物所致的焦虑障碍来更好地解释。独立的焦虑障碍的证据包括：
症状的发作是在开始使用物质/药物之前；在急性戒断或重度中毒结束之后，症状仍持续相当长的时间（如约1个月）；有其他证据（如反复的与非物质/药物相关的发作病史）表明存在一种独立的、非物质/药物所致的焦虑障碍。

D. 这种障碍并非仅仅出现于谵妄时。

E. 这种障碍引起有临床意义的痛苦，或导致社交、职业或其他重要功能方面的损害。

注：仅当诊断标准A的症状在临床表现中非常明显且已经严重到足以引起临床关注时，才应该作出该诊断，而不是"物质中毒"或"物质戒断"的诊断。

编码备注：下表中列出了ICD-10-CM中特定的物质/药物所致的焦虑障碍的编码。注意ICD-10-CM的编码基于是否存在共病同一类物质的物质使用障碍。在任何情况下，都不需要给予额外的物质使用障碍的单独诊断。如果一个轻度的物质使用障碍共病物质所致的焦虑障碍，则第四位数字为"1"，而且临床工作者应该在物质所致的焦虑障碍之前记录"轻度（物质）使用障碍"（如"轻度的可卡因使用障碍伴可卡因所致的焦虑障碍"）。如果有中度或重度的物质使用障碍共病物质所致的焦虑障碍，则第四位数字为"2"，临床工作者应该根据共病物质使用障碍的严重程度来记录"中度（物质）使用障碍"或"重度（物质）使用障碍"。如果没有共病物质使用障碍（如仅一次高剂量物质使用后），则第四位的数字为"9"，并且临床工作者应该仅记录物质所致的焦虑障碍。

焦虑障碍

项目	ICD-10-CM		
	伴轻度使用障碍	伴中度或重度使用障碍	无使用障碍
酒精	F10.180	F10.280	F10.980
咖啡因	NA	NA	F15.980
大麻	F12.180	F12.280	F12.980
苯环己哌啶	F16.180	F16.280	F16.980
其他致幻剂	F16.180	F16.280	F16.980
吸入剂	F18.180	F18.280	F18.980
阿片类物质	F11.188	F11.288	F11.988
镇静剂、催眠药或抗焦虑药	F13.180	F13.280	F13.980
苯丙胺类物质（或其他兴奋剂）	F15.180	F15.280	F15.980
可卡因	F14.180	F14.280	F14.980
其他（或未知）物质	F19.180	F19.280	F19.980

标注（参见"物质相关及成瘾障碍"一章中的表 1，它标明了"于中毒期间发生"和 / 或"于戒断期间发生"是否适用于某一特定的物质类别；或说明了"于使用药物后发生"）：

于中毒期间发生：如果物质中毒和在中毒过程中产生的症状都符合诊断标准。

于戒断期间发生：如果物质戒断和在戒断过程中或不久后产生的症状都符合诊断标准。

于使用药物后发生：如果在用药起始阶段、用药情况发生改变或停药期间出现症状。

记录步骤

物质 / 药物所致的焦虑障碍的名称由假设能导致焦虑症状的特定物质 / 药物（如可卡因、沙丁胺醇）开始。诊断编码从诊断标准部分的表格中选择，该表格基于物质类别和是否存在共病的物质使用障碍。对于不属于任何类别的物质（如沙丁胺醇），应使用"其他（或未知）物质"编码；如果一种物质被判断为致病因素，但具体物质类别未知，也应使用该编码。

当记录障碍名称时，共病的物质使用障碍（若有）应列在前面，然后记录"伴"这个字，后面记录物质/药物所致的焦虑障碍的名称（包含特定病因的物质/药物的名称），接着记录发生的标注（即于中毒期间发生、于戒断期间发生、于使用药物后发生）。例如，有重度劳拉西泮使用障碍的个体若在戒断期间出现焦虑症状，则应诊断为"F13.280重度劳拉西泮使用障碍伴劳拉西泮所致的焦虑障碍，于戒断期间发生"，不再给予单独的共病的重度劳拉西泮使用障碍的诊断。如果物质所致的焦虑障碍出现在没有共病的物质使用障碍时（如仅一次高剂量物质使用后），则无须记录共病物质使用障碍（F16.980裸盖菇素所致的焦虑障碍，于中毒期间发生）。当一种以上的物质被判断在焦虑症状的发展过程中起到重要作用时，应分别列出（如F15.24重度哌甲酯使用障碍伴哌甲酯所致的焦虑障碍，于中毒期间发生；F19.980沙丁胺醇所致的焦虑障碍，于使用药物后发生）。

由其他躯体疾病所致的焦虑障碍

诊断标准　　　　　　　　　　　　　　　　　　　　F06.4

A. 惊恐发作或焦虑在临床表现中占主导地位。
B. 存在病史、体格检查的证据或实验室发现表明，该障碍是其他躯体疾病的直接病理生理性后果。
C. 这种障碍不能用其他精神障碍来更好地解释。
D. 这种障碍并非仅仅出现于谵妄时。
E. 这种障碍引起有临床意义的痛苦，或导致社交、职业或其他重要功能方面的损害。

焦虑障碍

编码备注：应将其他躯体疾病的名称包含在此精神障碍的名称之内（如F06.1由嗜铬细胞瘤所致的焦虑障碍）。在诊断由其他躯体疾病所致的焦虑障碍之前，其他躯体疾病应该被编码和单独列出（如D35.00嗜铬细胞瘤；F06.4由嗜铬细胞瘤所致的焦虑障碍）。

其他特定的焦虑障碍

F41.8

此类型适用于那些具备焦虑障碍的典型症状，且引起有临床意义的痛苦，或导致社交、职业或其他重要功能方面的损害，但不符合焦虑障碍诊断类别中任何一种障碍的全部诊断标准，且不符合适应障碍伴焦虑或适应障碍伴混合性焦虑和抑郁心境的诊断标准的情况。当临床工作者选择交流不符合任何一种特定的焦虑障碍的诊断标准的特定原因时，可使用其他特定的焦虑障碍这一诊断。使用这一诊断时，可先记录"其他特定的焦虑障碍"，接着记录其特定原因（如"少于诊断所需天数的广泛性焦虑障碍"）。

能够归类为"其他特定"情况的示例如下：

1. **有限症状的发作。**
2. **少于诊断所需天数的广泛性焦虑障碍。**
3. **Khyâl 发作（被风攻击）**：参见 DSM-5-TR 第三部分"文化与精神障碍诊断"。
4. **Ataque de nervios（神经质发作）**：参见 DSM-5-TR 第三部分"文化与精神障碍诊断"。

未特定的焦虑障碍

F41.9

此类型适用于那些具备焦虑障碍的典型症状,且引起有临床意义的痛苦,或导致社交、职业或其他重要功能方面的损害,但不符合焦虑障碍诊断类别中任何一种障碍的全部诊断标准,且不符合适应障碍伴焦虑或适应障碍伴混合性焦虑和抑郁心境的诊断标准的情况。当临床工作者选择不标注不符合任何一种焦虑障碍的诊断标准的特定原因及包括因信息不足在内而无法作出更特定的诊断(如在急诊室的环境下)时,可使用未特定的焦虑障碍这一诊断。

强迫及相关障碍

强迫症

诊断标准 F42.2

A. 存在强迫思维、强迫行为,或两者皆有。

强迫思维被定义为以下 1 和 2:

1. 在该障碍的某些时间段内,感受到反复的、持续性的、侵入性的和不必要的想法、冲动或画面,大多数个体会产生显著的焦虑或痛苦。
2. 个体试图忽略或压抑此类想法、冲动或影像,或用其他一些想法或行为来中和它们(如通过某种强迫行为)。

强迫行为被定义为以下 1 和 2:

1. 作为对强迫思维或必须严格执行的规则的反应,个体感到被迫执行重复行为(如洗手、排序、核对)或精神活动(如祈祷、计数、反复默诵字词)。
2. 这些行为或精神活动的目的是防止或减少焦虑或痛苦,或防止某些可怕的事件或情境;然而,这些行为或精神活动用来中和或预防,是不现实的或者明显是过度的。

注:幼儿可能不能明确地表达这些重复行为或精神活动的目的。

B. 强迫思维或强迫行为是耗时的(如每天消耗 1 小时以上)或引起有临床意义的痛苦,或导致社交、职业或其他重要功能方面的损害。

C. 此强迫症状不能归因于某种物质（如滥用的毒品、药物）的生理效应或其他躯体疾病。

D. 这种障碍不能用其他精神障碍的症状 [如广泛性焦虑障碍中的过度担心，躯体变形障碍中的外貌先占观念，囤积障碍中的难以丢弃或放弃物品，拔毛癖（拔毛障碍）中的拔毛发，抓痕（皮肤搔抓）障碍中的皮肤搔抓，刻板运动障碍中的刻板行为，进食障碍中的仪式化进食行为，物质相关及成瘾障碍中的物质或赌博的先占观念，疾病焦虑障碍中的患有某种疾病的先占观念，性欲倒错障碍中的性冲动或性幻想，破坏性、冲动控制及品行障碍中的冲动，重性抑郁障碍中的内疚性思维反刍，精神分裂症谱系及其他精神病性障碍中的思维插入或妄想性的先占观念，自闭症（孤独症）谱系障碍中的重复性行为模式] 来更好地解释。

标注如果是：

伴良好或一般的自知力：个体认识到强迫症的信念肯定或很可能不是真的，或者它们可以是或可以不是真的。

伴差的自知力：个体认为强迫症的信念可能是真的。

伴缺乏自知力/妄想信念：个体完全确信强迫症的信念是真的。

标注如果是：

抽动相关的：个体目前有或过去有抽动障碍的病史。

躯体变形障碍

F45.22

A. 具有一个或多个感知到的或他人看来微小或观察不到的外貌方面的缺陷或瑕疵的先占观念。

强迫及相关障碍

B. 在这种障碍病程的某些时间段内,作为对关注外貌的反应,个体表现出重复的行为(如照镜子、过度修饰、皮肤搔抓、寻求肯定)或精神活动(如对比自己和他人的外貌)。
C. 这种先占观念引起有临床意义的痛苦,或导致社交、职业或其他重要功能方面的损害。
D. 外貌先占观念不能用符合进食障碍诊断标准的个体对身体脂肪和体重的关注来更好地解释。

标注如果是:

伴肌肉变形:个体具有认为自己的体格太小或肌肉不够发达的先占观念。即使个体有对身体其他部位的先占观念,经常出现这种情况,也应使用此标注。

标注如果是:

表明关于躯体变形障碍的信念的自知力程度(如"我看起来很丑"或"我看起来是畸形的")。

伴良好或一般的自知力:个体认识到躯体变形障碍的信念肯定或很可能不是真的,或者它们可以是或可以不是真的。
伴差的自知力:个体认为躯体变形障碍的信念可能是真的。
伴缺乏自知力/妄想信念:个体完全确信躯体变形障碍的信念是真的。

囤积障碍

诊断标准　　　　　　　　　　　　　　　　　　　　F42.3

A. 持续地难以丢弃或放弃物品,不管它们的实际价值如何。
B. 这种困难是由于感知到积攒物品的需要及与丢弃它们有关的痛苦。

C. 难以丢弃物品导致了物品的堆积,导致使用中的生活空间变得拥挤和杂乱,且显著地影响了其正常用途。如果生活空间不杂乱,则仅仅是因为第三方的干预(如其他家庭成员、清洁工、权威人士)。

D. 这种囤积引起有临床意义的痛苦,或导致社交、职业或其他重要功能(包括为自己和他人保持一个安全的环境)方面的损害。

E. 这种囤积不能归因于其他躯体疾病[如脑损伤、脑血管疾病、普拉德-威利综合征(Prader-Willi syndrome)]。

F. 这种囤积不能用其他精神障碍的症状[如强迫症中的强迫思维、重性抑郁障碍中的能量减少、精神分裂症或其他精神病性障碍中的妄想、重度神经认知障碍中的认知缺陷、自闭症(孤独症)谱系障碍中的兴趣受限]来更好地解释。

标注如果是:

伴过度收集:如果难以丢弃物品,且伴有过度收集不需要的物品或没有可用空间来储存。

标注如果是:

伴良好或一般的自知力:个体意识到与囤积相关的信念和行为(与难以丢弃物品、杂物或过度收集有关)是有问题的。

伴差的自知力:尽管存在相反的证据,个体仍几乎确信与囤积相关的信念和行为(与难以丢弃物品、杂物或过度收集有关)没有问题。

伴缺乏自知力/妄想信念:尽管存在相反的证据,个体仍完全确信与囤积有关的信念和行为(与难以丢弃物品、杂物或过度收集有关)没有问题。

拔毛癖（拔毛障碍）

诊断标准 F63.3

A. 反复拔自己的毛发而导致脱发。
B. 重复性地试图减少或停止拔毛发。
C. 拔毛发引起有临床意义的痛苦，或导致社交、职业或其他重要功能方面的损害。
D. 拔毛发或脱发不能归因于其他躯体疾病（如皮肤病）。
E. 拔毛发不能用其他精神障碍的症状（如躯体变形障碍中的试图改进感知到的外貌缺陷或瑕疵）来更好地解释。

抓痕（皮肤搔抓）障碍

诊断标准 F42.4

A. 反复皮肤搔抓而导致皮肤病变。
B. 重复性地试图减少或停止皮肤搔抓。
C. 皮肤搔抓引起有临床意义的痛苦，或导致社交、职业或其他重要功能方面的损害。
D. 皮肤搔抓不能归因于某种物质（如可卡因）的生理效应或其他躯体疾病（如疥疮）。
E. 皮肤搔抓不能用其他精神障碍的症状（如精神病性障碍中的妄想或触幻觉、躯体变形障碍中的试图改进感知到的外貌方面的缺陷或瑕疵、刻板运动障碍中的刻板行为、非自杀性自伤中的自伤意图）来更好地解释。

物质 / 药物所致的强迫及相关障碍

诊断标准

A. 强迫思维、强迫行为、皮肤搔抓、拔毛发,及其他聚焦于躯体的重复性行为或其他强迫及相关障碍的特征性症状在临床表现中占主导地位。

B. 存在病史、体格检查的证据或 1 和 2 的实验室发现:
  1. 诊断标准 A 的症状是在物质中毒或戒断后,或在药物接触或戒断后出现的。
  2. 涉及的物质 / 药物能够使个体产生诊断标准 A 的症状。

C. 这种障碍不能用一种非物质 / 药物所致的强迫及相关障碍来更好地解释。独立的强迫及相关障碍的证据如下:
  症状的发作是在开始使用物质 / 药物之前;在急性戒断或重度中毒结束之后,症状仍持续相当长的时间(如约 1 个月);有其他证据(如反复的与非物质 / 药物相关发作的病史)表明存在一种独立的、非物质 / 药物所致的强迫及相关障碍。

D. 这种障碍并非仅仅出现于谵妄时。

E. 这种障碍引起有临床意义的痛苦,或导致社交、职业或其他重要功能方面的损害。

注:仅当诊断标准 A 的症状在临床表现中非常明显且已经严重到足以引起临床关注时,除了诊断"物质中毒"或"物质戒断"以外,还应该作出该诊断。

编码备注:下表中列出了 ICD-10-CM 中特定的物质 / 药物所致的强迫及相关障碍的编码。注意:ICD-10-CM 的编码基于是否存在共病同一类物质的物质使用障碍。在任何情况下,都不需要给予额外的物质使用障碍的单独诊断。如果一个轻度的物质使用障碍共病物质所致的强迫及相关障碍,则第四位的数字为"1",而且临床工作者应该在物质所致的强迫及相关障碍之前记录"轻度（物质）使用障碍"（如"轻度的可卡因使用障碍伴可卡因所致的强迫及相关障碍"）。如果中度或重度的物质使用障碍共病物质所致的强迫及相关障碍，则第四位的数字为"2"，临床工作者应该根据共病物质使用障碍的严重程度来记录"中度（物质）使用障碍"或"重度（物质）使用障碍"。如果没有共病物质使用障碍（如仅一次高剂量物质使用后），则第四位的数字为"9"，并且临床工作者应该仅记录物质所致的强迫及相关障碍。

项目	ICD-10-CM		
	伴轻度使用障碍	伴中度或重度使用障碍	无使用障碍
苯丙胺类物质（或其他兴奋剂）	F15.188	F15.288	F15.988
可卡因	F14.188	F14.288	F14.988
其他（或未知）物质	F19.188	F19.288	F19.988

标注（参见"物质相关及成瘾障碍"一章中的表1，它标明了"于中毒期间发生"和/或"于戒断期间发生"是否适用于某一特定的物质类别；或说明了"于使用药物后发生"）：

于中毒期间发生：如果物质中毒和在中毒过程中产生的症状都符合诊断标准。

于戒断期间发生：如果物质戒断和在戒断过程中或不久后产生的症状都符合诊断标准。

于使用药物后发生：如果在用药起始阶段、用药情况发生改变或停药期间出现症状。

记录步骤

物质/药物所致的强迫及相关障碍的名称由假设能导致强迫及相关症状的特定物质（如可卡因）开始。诊断编码从诊断标准部分的表格中选择，该表格基于物质类别和是否存在共病的物质使用障碍。对于不属于任何类别的物质（如罗匹尼罗），应使用"其他（或未知）物质"编码；如果一种物质被判断为致病因素，但具体物质类别未知，也应使用此编码。

当记录障碍名称时，共病的物质使用障碍（若有）应列在前面，然后记录"伴"这个字，后面记录物质所致的强迫及相关障碍的名称（包含特定病因的物质/药物的名称），接着记录发生的标注（即于中毒期间发生、于戒断期间发生、于使用药物后发生）。例如，有重度可卡因使用障碍的个体若在中毒期间出现反复的皮肤搔抓行为，则应诊断为"F14.288 重度可卡因使用障碍伴可卡因所致的强迫及相关障碍，于中毒期间发生"，不再给予单独的共病的重度可卡因使用障碍的诊断。如果物质所致的强迫及相关障碍出现在没有共病的物质使用障碍时（如仅一次高剂量物质使用后），则无须记录共病的物质使用障碍（如 F15.988 苯丙胺所致的强迫及相关障碍，于中毒期间发生）。当一种以上的物质被判断在强迫及相关障碍的发展过程中起到重要作用时，应分别列出。

由其他躯体疾病所致的强迫及相关障碍

诊断标准　　　　　　　　　　　　　　　　　　　　　F06.8

A. 强迫思维、强迫行为、对外貌的先占观念、囤积行为、皮肤搔抓、拔毛发、其他聚焦于躯体的重复性行为或其他强迫及相关障碍的特征性症状在临床表现中占主导地位。

B. 存在病史、体格检查的证据或实验室发现表明该障碍是其他躯体疾病的直接病理生理性后果。

C. 这种障碍不能用其他精神障碍来更好地解释。

D. 这种障碍并非仅仅出现于谵妄时。

E. 这种障碍引起有临床意义的痛苦，或导致社交、职业或其他重要功能方面的损害。

标注如果是:

伴强迫症样症状: 如果主要临床表现为强迫症样症状。

伴外貌先占观念: 如果主要临床表现为有感知到的外貌方面的缺陷或瑕疵的先占观念。

伴囤积症状: 如果主要临床表现为囤积。

伴拔毛症状: 如果主要临床表现为拔毛发。

伴皮肤搔抓症状: 如果主要临床表现为皮肤搔抓。

编码备注: 应将其他躯体疾病的名称包含在此精神障碍的名称之内（如 F06.8 由脑梗死所致的强迫及相关障碍）。在诊断由其他躯体疾病所致的强迫及相关障碍之前，其他躯体疾病应该被编码和单独列出（如 169.398 脑梗死；F06.8 由脑梗死所致的强迫及相关障碍）。

其他特定的强迫及相关障碍

F42.8

此类型适用于那些具备强迫及相关障碍的典型症状，且引起有临床意义的痛苦，或导致社交、职业或其他重要功能方面的损害，但不符合强迫及相关障碍诊断类别中任何一种障碍的全部诊断标准的情况。当临床工作者选择交流不符合任何一种特定的强迫及相关障碍的诊断标准的特定原因时，可使用其他特定的强迫及相关障碍的诊断。使用该诊断时，应先记录"其他特定的强迫及相关障碍"，然后记录其特定原因（如"强迫性嫉妒"）。

能够归类为"其他特定"情况的示例如下:

1. **伴实际缺陷的躯体变形样障碍**: 这种障碍类似于躯体变形障碍，除了外貌方面的缺陷或瑕疵能够被他人明显地观察到（即它们比"轻微的"更加容易被注意到）。在此类案例中，对这些瑕疵的先占观念明显是过度的，且导致显著的损害或痛苦。

2. **无重复行为的躯体变形样障碍**：其表现符合躯体变形障碍的诊断标准，除了个体没有基于对外貌担心的重复行为或精神活动。

3. **其他聚焦于躯体的重复行为障碍**：其特征是存在反复的聚焦于躯体的重复性行为，而不是拔毛发、皮肤搔抓以及如咬指甲、咬嘴唇、咀嚼脸颊，伴随着反复试图减少或停止这些行为的努力，这些症状引起有临床意义的痛苦，或导致社交、职业或其他重要功能方面的损害。

4. **强迫性嫉妒**：其特征为有非妄想性的感知到配偶不忠的先占观念。作为对关注不忠的反应，此先占观念可能导致重复行为或精神活动；它们引起有临床意义的痛苦，或导致社交、职业或其他重要功能方面的损害，且不能用其他精神障碍（如妄想障碍、嫉妒型或偏执型人格障碍）来更好地解释。

5. **嗅觉牵涉障碍（嗅觉牵涉综合征）**：其特征是个体持续地具有一种先占观念，即认为自己散发出难闻或令人厌恶的体味，而这种体味实际上是别人注意不到的或只是轻微注意到的。作为对这种先占观念的反应，个体经常进行重复和过度的行为，如反复检查体味、过度淋浴或寻求安慰，以及过度试图掩盖感知到的气味。这些症状引起有临床意义的痛苦，或导致社交、职业或其他重要功能方面的损害。在传统日本精神医学中，这种障碍被称为 jikoshu-kyofu, 是对人恐怖症(Taijin kyofusho)的变异型(参见 DSM-5-TR 第三部分"文化与精神障碍诊断")。

6. **Shubo-kyofu**：是对人恐怖症（Taijin kyofusho）的变异型（参见 DSM-5-TR 第三部分"文化与精神障碍诊断"），类似于以过度恐惧躯体变形为特征的躯体变形障碍。

7. **恐缩症(Koro)**：dhat 综合征(参见 DSM-5-TR 第三部分"文化与精神障碍诊断")，突发性地强烈地为男性的阴茎（或女性的外阴和乳头）会缩回到体内而焦虑,且可能会导致死亡。

未特定的强迫及相关障碍

F42.9

此类型适用于那些具备强迫及相关障碍的典型症状,且引起有临床意义的痛苦,或导致社交、职业或其他重要功能方面的损害,但不符合强迫及相关障碍诊断类别中任何一种障碍的全部诊断标准的情况。当临床工作者选择不标注不符合强迫及相关障碍中任何一种障碍的全部诊断标准的特定原因及包括因信息不足在内而无法作出更特定的诊断（如在急诊室的环境下）时,可使用未特定的强迫及相关障碍的诊断。

创伤及应激相关障碍

反应性依恋障碍

诊断标准　　　　　　　　　　　　　　　　　　　　　　F94.1

A. 儿童存在对成人照料者持续的抑制性的情感退缩行为模式,表现为以下两种情况:
   1. 当痛苦时,儿童很少或最低限度地寻求安慰。
   2. 当痛苦时,儿童对安慰很少有反应或反应程度很低。
B. 儿童存在持续性的社交和情绪障碍,至少有下列两项特征:
   1. 对他人很少有社交和情绪反应。
   2. 有限的正性情感。
   3. 即使在与成人照料者非威胁性的互动过程中,原因不明的易激惹、悲伤、恐惧的发作也非常明显。
C. 儿童经历了一种极度不充足的照料模式,至少存在下列一种情况:
   1. 以持续地缺乏由成人照料者提供的安慰、激励和喜爱等基本情绪需求为形式的社会忽视或剥夺。
   2. 反复变换主要照料者(如在频繁变换的寄养服务中),从而限制了形成稳定依恋的机会。
   3. 成长在不寻常的环境(如儿童多、照料者少的机构)中,严重限制了形成选择性依恋的机会。
D. 诊断标准 C 的照料模式被认为是诊断标准 A 的障碍行为的原因(如诊断标准 A 的障碍始于诊断标准 C 的致病性照料模式)。
E. 这种障碍不符合自闭症(孤独症)谱系障碍的诊断标准。

F. 这种障碍在 5 岁前是明显的。
G. 儿童的发育年龄至少为 9 个月。

标注如果是:

持续性:此障碍已存在 12 个月以上。

标注目前的严重程度:

当儿童表现出此障碍的全部症状,且每一种症状表现都在相对高的水平上时,反应性依恋障碍需被标注为重度。

脱抑制性社会参与障碍

诊断标准   F94.2

A. 儿童存在主动地与陌生成人接近和互动的行为模式,至少表现出以下两种情况:
  1. 在与陌生成人接近和互动时几乎不怎么会含蓄。
  2. 有自来熟的言语或肢体行为(与文化背景认可的和适龄的社交界限不一致)。
  3. 即使在陌生的场所,冒险离开之后,也很少有或几乎不会有向成人照料者知会的行为。
  4. 愿意与一个陌生成人一起离开,对此几乎不会犹豫或会毫不犹豫。
B. 诊断标准 A 的行为不局限于冲动(如在注意缺陷 / 多动障碍中),还包括社交脱抑制行为。
C. 儿童经历了一种极度不充足的照料模式,至少存在下列一种情况:
  1. 以持续地缺乏由成人照料者提供的安慰、激励和喜爱等基本情绪需求为形式的社会忽视或剥夺。
  2. 反复变换主要照料者(如在频繁变换的寄养服务中),从而限制了形成稳定依恋的机会。

3. 成长在不寻常的环境（如儿童多、照料者少的机构）中，严重限制了形成选择性依恋的机会。

D. 诊断标准 C 的照料模式被认为是诊断标准 A 的障碍行为的原因（如诊断标准 A 的障碍始于诊断标准 C 的致病性照料模式）。

E. 儿童的发育年龄至少为 9 个月。

标注如果是：

持续性：此障碍已存在 12 个月以上。

标注目前的严重程度：

当儿童表现出此障碍的全部症状，且每一种症状表现都在相对高的水平上时，脱抑制性社会参与障碍须被标注为重度。

创伤后应激障碍

诊断标准　　　　　　　　　　　　　　　　F43.10

6 岁以上个体的创伤后应激障碍

注：下述诊断标准适用于成人、青少年和 6 岁以上儿童。对于 6 岁及 6 岁以下儿童，参见后文中相应的诊断标准。

A. 以下述一种（或多种）方式接触实际的或被威胁的死亡、严重的创伤或性暴力：

1. 直接经历创伤性事件。
2. 亲眼看见发生在他人身上的创伤性事件。
3. 获悉亲密的家庭成员或亲密的朋友身上发生了创伤性事件。注：在家庭成员或朋友的实际的或被威胁死亡的案例中，创伤性事件必须是暴力的或意外的。
4. 反复或极端地接触创伤性事件令人厌恶的细节（如

急救员收集人体遗骸、警察反复接触虐待儿童的细节)。

注：诊断标准 A4 不适用于通过电视、电影、电子媒体或图片的接触，除非这种接触与工作相关。

B. 在创伤性事件发生后，存在以下一个（或多个）与创伤性事件有关的侵入性症状：

1. 有反复的、非自愿的和侵入性的对创伤性事件的痛苦记忆。注：6 岁以上儿童可能出现反复玩表达创伤性事件的主题或某方面的游戏的情况。
2. 反复做内容和 / 或情感与创伤性事件相关的痛苦的梦。注：儿童可能做可怕的不能识别内容的梦。
3. 出现分离性反应（如闪回），即个体的感觉或举动好像创伤性事件重复出现（这种反应可能连续出现，最极端的表现是对目前的环境完全丧失觉知）。

注：特定创伤性事件的重演可能出现在儿童的游戏中。

4. 当接触象征性的或类似创伤性事件某方面的内在或外在的线索时，产生强烈或持久的心理痛苦。
5. 对象征性的或类似创伤性事件某方面的内在或外在线索产生显著的生理反应。

C. 创伤性事件后，开始持续地回避与创伤性事件有关的刺激源，具有以下一项或两项证据：

1. 回避或尽量回避关于创伤性事件或与其高度有关的痛苦记忆、思想或感觉。
2. 回避或尽量回避能够唤起创伤性事件或与其高度有关的痛苦记忆、思想或感觉的外部提示物（人、地点、对话、活动、物体、情境）。

D. 与创伤性事件有关的认知和心境方面的负性改变在创伤性事件发生后开始或加重，具有以下两项（或更多）证据：

1. 无法记住创伤性事件的某个重要方面（通常是由于分离性遗忘症，而不是如脑损伤、酒精、毒品等其他

创伤及应激相关障碍

　　　因素)。
  2. 对自己、他人或世界产生持续性放大的负性信念和预期(如"我很坏""没有人可以信任""世界是绝对危险的""我的整个神经系统永久性地毁坏了")。
  3. 由于对创伤性事件的原因或结果存在持续性的认知歪曲,导致个体责备自己或他人。
  4. 处于持续性的负性情绪状态(如担忧、恐惧、愤怒、内疚、羞愧)。
  5. 显著地减少对重要活动的兴趣或参与。
  6. 产生与他人分离或疏远的感觉。
  7. 持续地不能体验到正性情绪(如不能体验快乐、满足或爱的感觉)。
E. 与创伤性事件有关的警觉和反应性的显著改变在创伤性事件发生后开始出现或加重,具有以下两项(或更多)证据:
  1. 易激惹的行为和愤怒的爆发(在很少或没有挑衅的情况下),通常表现为对人或物体的言语攻击或躯体攻击。
  2. 不计后果或自我毁灭的行为。
  3. 过度警觉。
  4. 过度的惊跳反应。
  5. 注意力问题。
  6. 睡眠障碍(如难以入睡、难以保持睡眠或睡眠不安稳)。
F. 这种障碍的持续时间(诊断标准B、C、D、E)超过1个月。
G. 这种障碍引起有临床意义的痛苦,或导致社交、职业或其他重要功能方面的损害。
H. 这种障碍不能归因于某种物质(如药物、酒精)的生理效应或其他躯体疾病。

标注是否是:

伴分离症状:个体的症状符合创伤后应激障碍的诊断标准。此外,作为对应激源的反应,个体经历了持续或反

复的下列症状之一:

1. **人格解体**:持续地或反复地体验到从自己的精神过程或躯体中脱离,似乎自己是一个旁观者(如感觉自己在梦中、有自我或身体的非现实感或感觉时间过得非常慢);
2. **现实解体**:持续地或反复地体验到环境的不真实感(如个体感觉周围的世界是不真实的、梦幻般的、遥远的或扭曲的)。

注:使用这一亚型,其分离症状不能归因于某种物质的生理效应(如酒精中毒时的一过性黑矇)或其他躯体疾病(如复杂部分性癫痫发作)。

标注如果是:

伴延迟性表达:如果直到事件后至少 6 个月才符合全部诊断标准(尽管有一些症状的发生和表达可能是立即的)。

6 岁及 6 岁以下儿童的创伤后应激障碍

A. 6 岁及 6 岁以下儿童,以下述一种(或多种)方式接触实际的或被威胁的死亡、严重的创伤或性暴力:
   1. 直接经历创伤性事件。
   2. 亲眼看见发生在他人(特别是主要照料者)身上的创伤性事件。
   3. 知道父母或其他照料者的身上发生了创伤性事件。

B. 在创伤性事件发生后,存在以下一个(或多个)与创伤性事件有关的侵入性症状:
   1. 有反复的、非自愿的和侵入性的对创伤性事件的痛苦记忆。
      注:自发的和侵入性的记忆看起来不一定很痛苦,也可以表现为游戏重演。
   2. 反复做内容和/或情感与创伤性事件相关的痛苦的梦。
      注:很可能无法确定可怕的内容与创伤性事件相关。

3. 出现分离性反应（如闪回），即个体的感觉或举动好像创伤性事件重复出现（这种反应可能连续出现，最极端的表现是对目前的环境完全丧失觉知）。这种特定的创伤重演可能出现在游戏中。
4. 当接触象征性的或类似创伤性事件某方面的内在或外在的线索时，产生强烈或持久的心理痛苦。
5. 出现对创伤性事件提示物的显著的生理反应。

C. 存在一个（或更多）代表持续地回避与创伤性事件有关的刺激源或与创伤性事件有关的认知和心境方面的负性改变的下列症状，且此症状在创伤性事件发生后开始或加重：

持续地回避刺激源

1. 回避或尽量回避能够唤起对创伤性事件回忆的活动、地点或具体的提示物。
2. 回避或尽量回避能够唤起对创伤性事件回忆的人、对话或人际关系的情境。

认知上的负性改变

3. 负性情绪状态（如恐惧、内疚、悲痛、羞愧、困惑）出现的频率显著增加。
4. 显著地减少对重要活动（包括玩耍）的兴趣和参与。
5. 出现社交退缩行为。
6. 持续地减少正性情绪的表达。

D. 与创伤性事件有关的警觉和反应性的改变在创伤性事件发生后开始出现或加重，具有以下两项（或更多）证据：

1. 易激惹的行为和愤怒的爆发（在很少或没有挑衅的情况下），通常表现为对人或物体的言语攻击或躯体攻击（包括大发雷霆）。
2. 过度警觉。
3. 过度的惊跳反应。
4. 注意力问题。

5. 睡眠障碍（如难以入睡、难以保持睡眠或睡眠不安稳）。
E. 这种障碍的持续时间超过1个月。
F. 这种障碍引起有临床意义的痛苦，或导致与父母、同胞、同伴或其他照料者的关系或学校行为方面的损害。
G. 这种障碍不能归因于某种物质（如药物、酒精）的生理效应或其他躯体疾病。

标注是否是：

伴分离症状：个体的症状符合创伤后应激障碍的诊断标准，且个体持续地或反复地体验下列两种症状之一：

1. **人格解体**：持续地或反复地体验到从自己的精神过程或躯体中脱离，似乎自己是一个旁观者（如感觉自己在梦中、有自我或身体的非现实感或感觉时间过得非常慢）；
2. **现实解体**：持续地或反复地体验到环境的不真实感（如个体感觉周围的世界是不真实的、梦幻般的、遥远的或扭曲的）。

注：使用这一亚型，其分离症状不能归因于某种物质的生理效应（如黑矇）或其他躯体疾病（如复杂部分性癫痫发作）。

标注如果是：

伴延迟性表达：如果直到事件后至少6个月才符合全部诊断标准（尽管有一些症状的发生和发作可能是立即的）。

急性应激障碍

诊断标准　　　　　　　　　　　　　　　　　　F43.0

A. 以下述一种（或多种）方式接触实际的或被威胁的死亡、严重的创伤或性暴力：

创伤及应激相关障碍

1. 直接经历创伤性事件。
2. 亲眼看见发生在他人身上的创伤性事件。
3. 获悉亲密的家庭成员或亲密的朋友身上发生了创伤性事件。注：在家庭成员或朋友的实际的或被威胁死亡的案例中，事件必须是暴力的或意外的。
4. 反复或极端地接触创伤性事件令人厌恶的细节（如急救员收集人体遗骸、警察反复接触虐待儿童的细节）。**注**：诊断标准 A4 不适用于通过电视、电影、其他电子媒体或图片的接触，除非这种接触与工作相关。

B. 在侵入性症状、负性心境、分离症状、回避症状和唤起症状这五个类别中的任何类别中，存在下列九个（或更多）症状，这些症状在创伤性事件发生后开始出现或加重：

侵入性症状

1. 产生对创伤性事件反复的、非自愿的和侵入性的痛苦记忆。注：在儿童中，可能出现反复玩表达创伤性事件的主题或某方面的游戏。
2. 反复做内容和/或情感与创伤性事件相关的痛苦的梦。注：儿童可能做可怕的不能识别内容的梦。
3. 出现分离性反应（如闪回），即个体的感觉或举动好像创伤性事件重复出现（这种反应可能连续出现，最极端的表现是对目前的环境完全丧失觉知）。注：在儿童中，特定创伤的重演可能出现在游戏中。
4. 作为对象征性的或类似创伤性事件某方面的内在或外在线索的反应，产生强烈或持久的心理痛苦或显著的生理反应。

负性心境

5. 持续地不能体验到正性的情绪（如不能体验到快乐、满足或爱的感觉）。

分离症状

6. 对周围环境或自己的真实感的改变（如从旁观者的

角度来观察自己、处于恍惚之中、感觉时间过得非常慢)。

7. 不能想起创伤性事件的某个重要方面(通常由于分离性遗忘症,而不是脑损伤、酒精、毒品等其他因素)。

回避症状

8. 尽量回避关于创伤性事件或与其高度有关的痛苦记忆、思想或感觉。
9. 尽量回避能够唤起创伤性事件或与其高度有关的痛苦记忆、思想或感觉的外部提示物(如人、地点、对话、活动、物体、情境)。

唤起症状

10. 睡眠障碍(如难以入睡或难以保持睡眠或睡眠不安稳)。
11. 易激惹的行为和愤怒的爆发(在很少或没有挑衅的情况下),通常表现为对人或物体的言语攻击或躯体攻击。
12. 过度警觉。
13. 注意力问题。
14. 过度的惊跳反应。

C. 这种障碍的持续时间(诊断标准 B 的症状)为创伤后的 3 天至 1 个月。

注:症状通常于创伤后立即出现,但符合障碍的诊断标准需持续至少 3 天,不超过 1 个月。

D. 这种障碍引起有临床意义的痛苦,或导致社交、职业或其他重要功能的损害。

E. 这种障碍不能归因于某种物质(如药物或酒精)的生理效应或其他躯体疾病(如轻度的创伤性脑损伤),且不能用"短暂精神病性障碍"来更好地解释。

适应障碍

诊断标准

A. 作为对可确定的应激源的反应,在 3 个月内出现情绪或行为症状。
B. 这些症状或行为具有显著的临床意义,具有以下一项或两项证据:
   1. 即使考虑到可能影响症状严重程度和表现的外在环境和文化因素,个体显著的痛苦与应激源的严重程度或强度也是不成比例的。
   2. 社交、职业或其他重要功能出现显著损害。
C. 这种与应激源有关的障碍不符合其他精神障碍的诊断标准,且不仅是先前存在的某种精神障碍的加重。
D. 此症状并不代表正常的丧痛,并且不能用延长哀伤障碍来更好地解释。
E. 一旦应激源或其后果终止,这些症状不应该持续超过 6 个月。

标注是否是:

F43.21 伴抑郁心境:主要表现为心境低落、流泪或无望感。

F43.22 伴焦虑:主要表现为紧张、担心、神经过敏或分离焦虑。

F43.23 伴混合性焦虑和抑郁心境:主要表现为抑郁和焦虑的组合。

F43.24 伴行为紊乱:主要表现为行为紊乱。

F43.25 伴混合性情绪和行为紊乱:主要表现为情绪症状(如抑郁、焦虑)和行为紊乱。

F43.20 未特定的:不能归入任何一种适应障碍特定亚型的适应不良反应。

标注如果是:

急性: 此标注可用于表明症状持续不到 6 个月。

持续性（慢性）: 此标注可用于表明症状持续 6 个月或更长时间。根据定义，在应激源或其后果终止后，症状不能持续超过 6 个月。因此，作为对慢性应激源或具有持久后果的应激源的反应，当相关症状持续时间超过 6 个月时，适用此持续性（慢性）的标注。

延长哀伤障碍

诊断标准　　　　　　　　　　　　　　　　　　　　F43.81

A. 至少 12 个月前，有关系密切的人死亡（对儿童和青少年而言，为至少 6 个月前）。

B. 自从死亡事件发生后，持续性的哀伤反应以下列症状中的一种或两种为特征，这些症状在大多数日子里达到临床显著的程度。此外，至少在上个月，几乎每天都会出现症状。
  1. 对死者的强烈思念/渴望。
  2. 沉湎于对死者的想法或记忆（对儿童和青少年而言，可能沉湎于死亡的具体情境）。

C. 自从死亡事件发生后，大多数日子里至少出现以下三种症状，且达到临床显著的程度。此外，至少在上个月，几乎每天都会出现症状。
  1 自从死亡事件发生后，身份感被破坏（如感觉自己的一部分已经死亡）。
  2. 不相信死亡事件已经发生。
  3. 回避死者已经死亡的提示物（对儿童和青少年而言，可能是努力回避提醒）。
  4. 有与死亡有关的强烈的情绪痛苦（如愤怒、痛苦、悲伤）。
5. 自从死亡事件发生后，难以重新融入人际关系和活动（如在交友、追求兴趣或计划未来方面出现困难）。
6. 由于死亡事件而出现情绪麻木（情绪体验的缺失或明显减少）。
7. 由于死亡事件而感觉生命失去意义。
8. 由于死亡事件而出现强烈的孤独感。

D. 该障碍引起有临床意义的痛苦，或导致社交、职业或其他重要功能方面的损害。
E. 丧痛反应的持续时间和严重程度明显超过了个体的文化和背景所预期的社会、文化或宗教规范。
F. 这些症状不能用其他精神障碍（如重性抑郁障碍或创伤后应激障碍）来更好地解释，且不能归因于某种物质（如药物、酒精）的生理效应或其他躯体疾病。

其他特定的创伤及应激相关障碍

F43.89

此类型适用于那些具备创伤及应激相关障碍的典型症状，且引起有临床意义的痛苦，或导致社交、职业或其他重要功能方面的损害，但不符合创伤及应激相关障碍诊断类别中任何一种障碍的全部诊断标准的情况。当临床工作者选择交流不符合任何一种特定的创伤及应激相关障碍的诊断标准的特定原因时，可使用其他特定的创伤及应激相关障碍这一诊断。使用这一诊断时，应先记录"其他特定的创伤及应激相关障碍"，接着记录其特定原因（如"对创伤的持续反应伴 PTSD 样症状"）。

能够归类为"其他特定"情况的示例如下：

1. **适应样障碍，伴症状延迟发生，症状出现于应激源后 3**

个月以上。
2. **适应样障碍，伴超过 6 个月的延长病程，且无延长的应激源。**
3. **对创伤的持续反应伴 PTSD 样症状**（即对创伤性事件的反应产生的症状，低于 PTSD 的诊断阈值，且持续超过 6 个月，有时称为"阈下/部分 PTSD"）。
4. **神经质发作（Ataque de nervios）**：参见 DSM-5-TR 第三部分中的"文化与精神障碍诊断"。
5. **其他文化综合征**：参见 DSM-5-TR 第三部分中的"文化与精神障碍诊断"。

未特定的创伤及应激相关障碍

F43.9

此类型适用于那些具备创伤及应激相关障碍的典型症状，且引起有临床意义的痛苦，或导致社交、职业或其他重要功能方面的损害，但不符合创伤及应激相关障碍诊断类别中任何一种障碍的全部诊断标准的情况。当临床工作者选择不标注不符合任何一种创伤及应激相关障碍的诊断标准的特定原因及包括因信息不足在内而无法作出更特定的诊断（如在急诊室的环境下）时，可使用未特定的创伤及应激相关障碍这一诊断。

分离障碍

分离性身份障碍

诊断标准　　　　　　　　　　　　　　　　　　　F44.81

A. 存在两个或更多以完全不同的人格状态为特征的身份瓦解，这可能在某些文化中被描述为一种附体体验。身份瓦解涉及明显的自我感和自我控制感的中断，伴随与情感、行为、意识、记忆、感知、认知和/或感觉运动功能相关的改变。这些体征和症状可以被他人观察到或由个体报告。

B. 回忆日常事件、重要的个人信息和/或创伤性事件时，存在反复的记忆空隙，它们与普通的健忘不一致。

C. 这些症状引起有临床意义的痛苦，或导致社交、职业或其他重要功能方面的损害。

D. 这种障碍并非一个被广泛接受的文化或宗教实践的正常部分。

   注：在儿童中，这些症状不能用假想玩伴或其他幻想的游戏来更好地解释。

E. 这些症状不能归因于某种物质的生理效应（如酒精中毒过程中的一过性黑矇或混乱行为）或其他躯体疾病（如复杂部分性癫痫）。

分离性遗忘症

诊断标准 F44.0

A. 不能回忆起重要的个人信息,通常具有创伤或应激性质,且与普通的健忘不一致。

注:分离性遗忘症通常对特定事件有局部的或选择性遗忘,或对身份和生活史有普遍性遗忘。

B. 这些症状引起有临床意义的痛苦,或导致社交、职业或其他重要功能方面的损害。

C. 这些症状不能归因于某种物质(如酒精或其他滥用的毒品、药物)的生理效应、神经系统或其他躯体疾病(如复杂部分性癫痫、短暂全面性遗忘症、闭合性脑损伤/创伤性脑损伤后遗症、其他神经系统疾病)。

D. 该障碍不能用分离性身份障碍、创伤后应激障碍、急性应激障碍、躯体症状障碍、重度或轻度神经认知障碍来更好地解释。

编码备注:无分离性漫游的分离性遗忘症的编码是 F44.0。伴分离性漫游的分离性遗忘症的编码是 F44.1。

标注如果是:

F44.1 伴分离性漫游:看似有目的的旅行或与身份遗忘或其他重要个人信息有关的漫无目标的游荡。

人格解体/现实解体障碍

诊断标准 F48.1

A. 存在持续的或反复的人格解体或现实解体的体验或两者皆有:

1. **人格解体**:对个体自己的想法、感觉、感受、躯体或行动的不真实、脱离或作为旁观者的体验（如感知改变、扭曲的时间感、不真实或缺失的自我、情绪和/或躯体的麻木）。
2. 现实解体：关于周围环境的不真实的或脱离的体验（如个体或物体被体验为不真实的、梦幻的、模糊的、没有生命的或视觉扭曲的）。

B. 在人格解体或现实解体的体验中，其现实感检测保持完整。
C. 这些症状引起有临床意义的痛苦，或导致社交、职业或其他重要功能方面的损害。
D. 这种障碍不能归因于某种物质（如滥用的毒品、药物）的生理效应或其他躯体疾病（如癫痫）。
E. 这种障碍不能用其他精神障碍（如精神分裂症、惊恐障碍、重性抑郁障碍、急性应激障碍、创伤后应激障碍或其他分离障碍）来更好地解释。

其他特定的分离障碍

F44.89

此类型适用于那些具备分离障碍的典型症状，且引起有临床意义的痛苦，或导致社交、职业或其他重要功能方面的损害，但不符合分离障碍诊断类别中任何一种障碍的全部诊断标准的情况。当临床工作者选择交流不符合任何一种特定的分离障碍的诊断标准的特定原因时，可使用其他特定的分离障碍这一诊断。使用这一诊断时，应先记录"其他特定的分离障碍"，然后记录其特定原因（如"分离性恍惚"）。

能够归类为"其他特定"情况的示例如下：
1. **混合性分离症状的慢性和复发性综合征**：此类别包括与

较不明显的自我感和自我控制感的中断有关的身份紊乱、身份改变或附体发作，个体报告没有分离性遗忘。

2. **由长期的和强烈的胁迫性说服所致的身份紊乱**：个体一直受到强烈的胁迫性说服（如洗脑、思想改造、当俘虏时被教化、酷刑、长期的政治性监禁、被教派/邪教或恐怖组织招募），可以表现为长期的身份改变或有意识地质疑自己的身份。

3. **对应激性事件的急性分离性反应**：此类别适用于通常持续少于1个月，有时只有数小时或数天的急性、短暂性状态。这些状态以意识受限、人格解体、现实解体、感知紊乱（如时间减速、视物显大）、轻微失忆、短暂性木僵和/或感觉运动功能的改变（如痛觉缺失、麻痹）为特征。

4. **分离性恍惚**：这种状态以急性的缩窄或完全丧失对直接环境的觉知为特征，表现为对环境刺激源极度地反应迟钝或不敏感。反应迟钝可伴有轻微的刻板行为（如移动手指），个体自己不知道和/或无法控制并出现短暂性麻痹或意识丧失。分离性恍惚并非一个被广泛接受的集体文化或宗教实践的正常部分。

未特定的分离障碍

F44.9

此类型适用于那些具备分离障碍的典型症状，且引起有临床意义的痛苦，或导致社交、职业或其他重要功能方面的损害，但不符合分离障碍诊断类别中任何一种障碍的全部诊断标准的情况。当临床工作者选择不标注不符合任何一种分离障碍的诊断标准的特定原因及包括因信息不足在内而无法作出更特定的诊断（如在急诊室的环境下）时，可使用未特定的分离障碍这一诊断。

躯体症状及相关障碍

躯体症状障碍

诊断标准　　　　　　　　　　　　　　　　　　　　　　F45.1

A. 具有一个或多个躯体症状，使个体感到痛苦或导致个体的日常生活受到显著破坏。
B. 与躯体症状相关的过度的想法、感觉或行为，或与健康相关的过度担心，表现为下列至少一项：
   1. 与个体症状严重程度不成比例的和持续的想法。
   2. 有关健康或症状的持续高水平的焦虑。
   3. 在对这些症状或健康的担心上投入过多的时间和精力。
C. 虽然任何一个躯体症状可能不会持续存在，但有症状的状态是持续存在的（通常超过6个月）。

标注如果是：

主要表现为疼痛（先前的疼痛障碍）：此标注适用于那些躯体症状主要为疼痛的个体。

标注如果是：

持续性：以严重的症状、显著的损害和长时间为特征的持续性病程（超过6个月）。

标注目前的严重程度：

轻度：有一项符合诊断标准B的症状。
中度：有两项或更多符合诊断标准B的症状。
重度：有两项或更多符合诊断标准B的症状，以及有多种躯体不适（或一种非常严重的躯体症状）。

疾病焦虑障碍

诊断标准　　　　　　　　　　　　　　　　　　　　F45.21

A. 存在患有或获得某种严重疾病的先占观念。
B. 不存在躯体症状，如果存在，其强度也是轻微的。如果存在其他躯体疾病或有发展为某种躯体疾病的高风险（如存在明确的家族史），其先占观念显然也是过度的或不成比例的。
C. 个体对健康状况有明显的焦虑，容易对个人健康状况感到警觉。
D. 个体有过度的与健康相关的行为（如反复检查自己的躯体疾病的体征）或表现出适应不良的回避（如回避与医生的预约、回避医院）。
E. 这种疾病的先占观念已经存在至少 6 个月，但所恐惧的特定疾病在此段时间内可能变化。
F. 与疾病相关的先占观念不能用其他精神障碍［如躯体症状障碍、惊恐障碍、广泛性焦虑障碍、躯体变形障碍、强迫症或妄想障碍（躯体型）］来更好地解释。

标注是否是：
　寻求服务型：经常使用医疗服务，包括就医或接受检查和医疗操作。
　回避服务型：很少使用医疗服务。

功能性神经症状障碍（转换障碍）

诊断标准

A. 存在一种或多种自主运动或感觉功能改变的症状。
B. 临床检查结果提供了症状与公认的神经系统疾病或躯体疾

躯体症状及相关障碍

病之间不一致的证据。
C. 这些症状或缺陷不能用其他躯体疾病或精神障碍来更好地解释。
D. 这些症状或缺陷引起有临床意义的痛苦,或导致社交、职业或其他重要功能方面的损害,或需要医学评估。

编码备注:ICD-10-CM 编码取决于症状类型(如下)。

标注症状类型:

F44.4 伴无力或麻痹。

F44.4 伴不正常运动(如震颤、肌张力障碍、肌阵挛、步态障碍)。

F44.4 伴吞咽症状。

F44.4 伴言语症状(如发声障碍、言语含糊不清)。

F44.5 伴癫痫或抽搐。

F44.6 伴麻痹或感觉丧失。

F44.6 伴特殊的感觉症状(如视觉、嗅觉或听觉异常)。

F44.7 伴混合性症状。

标注如果是:

急性发作:症状持续少于 6 个月。

持续性:症状持续超过 6 个月或更长。

标注如果是:

伴心理应激源(标注应激源)。

无心理应激源。

影响其他躯体疾病的心理因素

诊断标准　　　　　　　　　　　　　　　　　　　　　F54

A. 存在一种躯体症状或躯体疾病(而不是精神障碍)。
B. 心理或行为因素通过下列方式之一负性地影响躯体疾病:

1. 这些因素影响了躯体疾病的病程，表现为心理因素与躯体疾病的发展、加重或延迟康复在时间上高度相关。
   2. 这些因素干扰了躯体疾病的治疗（如依从性差）。
   3. 这些因素对个体构成了额外的明确的健康风险。
   4. 这些因素影响了基础的病理生理，促发或加重了症状，或导致需要医疗关注。
C. 诊断标准 B 中的心理和行为因素不能用其他精神障碍（如惊恐障碍、重性抑郁障碍、创伤后应激障碍）来更好地解释。

标注目前的严重程度：
   轻度：增加医疗风险（如对降血压治疗的依从性差）。
   中度：加重基础的躯体疾病（如焦虑加重哮喘）。
   重度：导致患者住院或去急诊室。
   极重度：导致严重的危及生命的风险（如忽略心脏病发作的症状）。

做作性障碍

诊断标准

对自身的做作性障碍　　　　　　　　　　　F68.10

A. 伪造躯体或心理上的体征或症状，或自我诱导损伤或疾病，与确定的欺骗有关。
B. 个体在他人面前表现出自己是有病的、受损的或损伤的。
C. 即使没有明确的外部犒赏，欺骗行为也是显而易见的。
D. 这些行为不能用其他精神障碍（如妄想障碍或其他精神病性障碍）来更好地解释。

躯体症状及相关障碍

标注:

单次发作。

反复发作(两次或多次的伪造疾病和/或自我诱导损伤)。

对他人的做作性障碍(先前的"代理做作性障碍") F68.A

A. 伪造他人躯体或心理上的体征或症状,或诱导他人使其产生损伤或疾病,与确定的欺骗有关。
B. 个体使另一个体(受害者)在他人面前表现出有病的、受损的或损伤的。
C. 即使没有明确的外部犒赏,欺骗行为也是显而易见的。
D. 这些行为不能用其他精神障碍(如妄想障碍或其他精神病性障碍)来更好地解释。

注:加害者适用这个诊断,而不是受害者。

标注:

单次发作。

反复发作(两次或多次的伪造疾病和/或诱导损伤)。

记录步骤

当个体伪造他人(如儿童、成人、宠物)患有疾病时,诊断为对他人的做作性障碍。加害者被给予这一诊断,而不是受害者,受害者可能会被给予虐待相关诊断(如T74.12X;参见"可能成为临床关注焦点的其他状况"一章)。如果一个患有对他人的做作性障碍的个体也欺骗性地表现出自己的疾病或损伤,则可以同时诊断为对自身的做作性障碍和对他人的做作性障碍。

其他特定的躯体症状及相关障碍

F45.8

此类型适用于那些具备躯体症状及相关障碍的典型症状，且引起有临床意义的痛苦，或导致社交、职业或其他重要功能方面的损害，但不符合躯体症状及相关障碍诊断类别中任何一种障碍的全部诊断标准的情况。

能够归类为"其他特定"情况的示例如下：

1. **短暂躯体症状障碍**：症状的病程少于 6 个月。
2. **短暂疾病焦虑障碍**：症状的病程少于 6 个月。
3. **无过度的与健康相关的行为或适应不良的回避的疾病焦虑障碍**：不符合疾病焦虑障碍的诊断标准 D。
4. **假孕**：错误的怀孕信念，伴有客观的怀孕的症状和体征。

未特定的躯体症状及相关障碍

F45.9

此类型适用于那些具备躯体症状及相关障碍的典型症状，且引起有临床意义的痛苦，或导致社交、职业或其他重要功能方面的损害，但不符合躯体症状及相关障碍诊断类别中任何一种障碍的全部诊断标准的情况。除非存在非常明确的不同寻常的情境，因信息不足而无法作出更特定的诊断，否则不能使用未特定的躯体症状及相关障碍这一诊断。

喂食及进食障碍

异食障碍

诊断标准

A. 持续进食非营养性、非食用性物质至少 1 个月。
B. 所进食的非营养性、非食用性物质与个体的发育水平不相符。
C. 这种进食行为并非文化支持的或正常社会实践的一部分。
D. 如果进食行为出现在其他精神障碍［如智力发育障碍（智力障碍）、自闭症（孤独症）谱系障碍、精神分裂症］或躯体疾病（包括怀孕）的背景下，则它需要严重到引起额外的临床关注。

编码备注：儿童异食障碍，ICD-10-CM 编码为 F98.3；成人异食障碍，ICD-10-CM 编码为 F50.89。

标注如果是：

缓解：在先前符合异食障碍的全部诊断标准后，持续一段时间不符合诊断标准。

反刍障碍

诊断标准   F98.21

A. 反复反流食物，至少持续 1 个月。反流的食物可能会被再次咀嚼、再次吞咽或吐出。
B. 反复的反流不能归因于有关的胃肠道疾病或其他躯体疾

病（如胃食管反流、幽门狭窄）。
C. 这种进食障碍不能仅仅出现在神经性厌食、神经性贪食、暴食障碍或回避性/限制性摄食障碍的病程中。
D. 如果症状出现在其他精神障碍[如智力发育障碍（智力障碍）或其他神经发育障碍]的背景下，则它需要严重到引起额外的临床关注。

标注如果是：

缓解：在先前符合反刍障碍的全部诊断标准之后，持续一段时间不符合诊断标准。

回避性/限制性摄食障碍

诊断标准　　　　　　　　　　　　　　　　　　　F50.82

A. 喂食及进食障碍（如明显缺乏对进食或食物的兴趣，基于食物的感官特征来回避食物，担心进食的不良后果）与下列一项（或更多）有关：
  1. 体重明显减轻（或体重增长未能达到预期、儿童期增长缓慢）。
  2. 显著的营养缺乏。
  3. 依赖胃肠道喂养或口服营养补充剂。
  4. 显著干扰了心理社会功能。
B. 这种障碍不能用缺乏可获得的食物或有关的文化支持的实践来更好地进行解释。
C. 这种障碍不能仅仅出现在神经性厌食、神经性贪食的病程中，也没有证据表明个体存在对自己体重或体型的体验障碍。
D. 这种障碍不能归因于并发的躯体疾病，或用其他精神障碍来更好地进行解释。若这种障碍出现在其他疾病或障碍的背景下，则有该障碍的个体应存在不同于有关疾病或障碍的常规进食表现并引起额外的临床关注。

喂食及进食障碍

标注如果是:

缓解: 在先前符合回避性/限制性摄食障碍的全部诊断标准之后,持续一段时间不符合诊断标准。

神经性厌食

诊断标准

A. 相对于需求而言,在年龄、性别、发育轨迹和身体健康的背景下,因限制能量的摄取而导致显著的低体重。显著的低体重被定义为低于正常体重的最低值或低于儿童和青少年体重的最低预期值。

B. 即使表现出了显著的低体重,个体仍然强烈恐惧体重增加或变胖,或有持续的影响体重增加的行为。

C. 个体对自己的体重或体型表现出体验障碍,体重或体型对个体的自我评价产生不良影响,个体持续地缺乏对目前低体重的严重性的认识。

编码备注: ICD-10-CM 的编码取决于亚型(见下)。

标注是否是:

F50.01 限制型: 在过去的 3 个月内,个体没有反复的暴食或清除行为(即自我引吐、滥用泻药或利尿剂、灌肠)。这种亚型所描述的体重减轻的临床表现主要是通过节食、禁食和/或过度锻炼实现的。

F50.02 暴食/清除型: 在过去的 3 个月内,个体有反复的暴食或清除行为(即自我引吐、滥用泻药或利尿剂、灌肠)。

标注如果是:

部分缓解: 在先前符合神经性厌食的全部诊断标准之后,持续一段时间不符合诊断标准 A(低体重),但仍然符合诊断标准 B（强烈恐惧体重增加或变胖，或有影响体重增加的行为）或诊断标准 C（存在对体重或体型的自我感知障碍）。

完全缓解：在先前符合神经性厌食的全部诊断标准之后，持续一段时间不符合任何诊断标准。

标注目前的严重程度：

对于成人而言，严重性的最低水平基于目前的体重指数（BMI），具体情况见下；对于儿童和青少年而言，严重性的最低水平则基于 BMI 百分比。以下是来自世界卫生组织的成人消瘦程度的范围，儿童和青少年则应使用对应的 BMI 百分比。神经性厌食的严重程度越高，临床症状越明显，个体的失能程度越高，临床工作者越需要提高监管水平。

轻度：BMI 大于等于 17 kg/m^2。
中度：BMI 大于等于 16 kg/m^2，小于等于 16.99 kg/m^2。
重度：BMI 大于等于 15 kg/m^2，小于等于 15.99 kg/m^2。
极重度：BMI<15 kg/m^2。

神经性贪食

诊断标准　　　　　　　　　　　　　　　　　　F50.2

A. 反复发作的暴食。暴食发作以下列两项为特征：
   1. 在一段固定的时间内（如在任何 2 小时内）进食，进食量大于大多数人在相似时间段内和相似场合下的进食量。
   2. 发作时感到无法控制进食（例如，感觉不能停止进食、控制进食种类或进食数量）。
B. 反复出现不当的代偿行为（如自我引吐，滥用泻药、利尿剂或其他药物，禁食或过度锻炼），以防止体重增加。

C. 暴食和不当的代偿行为同时出现,并且出现频率维持在 3 个月内平均每周至少 1 次。
D. 自我评价受到身体体型和体重的过度影响。
E. 这种障碍并非仅仅出现在神经性厌食发作期间。

标注如果是:

部分缓解:在先前符合神经性贪食的全部诊断标准之后,持续一段时间只符合部分而不是全部诊断标准。

完全缓解:在先前符合神经性贪食的全部诊断标准之后,持续一段时间不符合任何诊断标准。

标注目前的严重程度:

严重程度的最低水平基于不当的代偿行为的发作频率(见下),严重程度可以反映个体的其他症状和失能程度。

轻度:每周平均有 1~3 次不当的代偿行为发作。

中度:每周平均有 4~7 次不当的代偿行为发作。

重度:每周平均有 8~13 次不当的代偿行为发作。

极重度:每周平均有 14 次或更多不当的代偿行为发作。

暴食障碍

诊断标准 F50.81

A. 反复发作的暴食。暴食发作以下列两项为特征:
 1. 在一段固定的时间内(如在任意 2 小时内)进食,进食量大于大多数人在相似时间段内和相似情境中的进食量。
 2. 发作时感到无法控制进食(如感觉不能停止进食或控制进食种类、进食数量)。
B. 暴食发作与下列中的三项(或更多)有关:
 1. 进食速度比正常情况快得多。

2. 一直进食,直到不舒服的饱腹感出现。
3. 在不感到饥饿的情况下摄入大量食物。
4. 因进食过多而感到尴尬,并单独进食。
5. 进食之后感到厌恶自己、抑郁或非常内疚。

C. 暴食引起显著的痛苦。
D. 在 3 个月内平均每周至少出现 1 次暴食。
E. 暴食与神经性贪食中反复出现的不当的代偿行为无关,也并非仅仅出现在神经性贪食或神经性厌食的病程中。

标注如果是:

部分缓解:在先前符合暴食障碍的全部诊断标准之后,在持续的一段时间内,暴食出现的平均频率少于每周 1 次。

完全缓解:在先前符合暴食障碍的全部诊断标准之后,在持续的一段时间内不符合任何诊断标准。

标注目前的严重程度:

对严重程度的判断基于暴食障碍的发作频率(见下),严重程度不同的个体的其他症状和失能程度也有所不同。

轻度:每周发作 1～3 次。
中度:每周发作 4～7 次。
重度:每周发作 8～13 次。
极重度:每周至少发作 14 次。

其他特定的喂食或进食障碍

F50.89

此类型适用于那些具备喂食及进食障碍的典型症状,且引起有临床意义的痛苦,或导致社交、职业或其他重要功能受损,但未能符合喂食及进食障碍诊断类别中任何一种障碍的全部诊断标准的情况。可在下列情况下使用其他特定的喂食或进食障碍这一诊断：临床工作者选择用它来传达未能符合任一种特定的喂食及进食障碍的诊断标准的特定原因。这需要通过记录"其他特定的喂食或进食障碍"，然后记录其特定原因（如"低频率神经性贪食"）来完成。

能够归为"其他特定"这一名称的示例如下：

1. **非典型神经性厌食**：符合神经性厌食的全部诊断标准，尽管个体的体重显著减轻，但其体重仍处于或高于正常范围。患有非典型神经性厌食的个体会出现许多与神经性厌食相关的生理并发症。
2. **神经性贪食**（低频率和/或有限病程）：符合神经性贪食的全部诊断标准，除了暴食的出现和不当的代偿行为少于平均每周 1 次和/或少于 3 个月。
3. **暴食障碍**（低频率和/或有限病程）：符合暴食障碍的全部诊断标准，除了暴食的出现少于平均每周 1 次和/或少于 3 个月。
4. **清除障碍**：在不存在暴食行为的情况下，有反复的影响体重或体型的清除行为（例如，自我引吐，滥用泻药、利尿剂或其他药物）。
5. **夜间进食综合征**：夜间进食行为反复出现，表现为在从睡梦中醒来后进食或在晚餐后过度进食。个体能够觉知和回忆起进食。不能用外源性影响（如个体睡眠-觉醒周期的改变或当地的社会规范）来更好地解释夜间进食。夜间进食引起显著的痛苦和/或功能损害。这种混乱的进食模式不能用暴食障碍或其他精神障碍来更好地解释，包括物质使用，也不能归因于其他躯体疾病或药物的影响。

未特定的喂食或进食障碍

F50.9

此类型适用于那些具备喂食及进食障碍的典型症状,且引起有临床意义的痛苦,或导致社交、职业或其他重要功能受损,但不符合喂食及进食障碍诊断类别中任何一种障碍的全部诊断标准的情况。此种未特定的喂食或进食障碍可在下列情况下使用:由于个体的症状不符合任何一种喂食及进食障碍的诊断标准,临床工作者选择不标注特定原因,包括因信息不足而无法作出更具体的诊断(例如,在急诊室的环境下)。

排泄障碍

遗尿症

诊断标准　　　　　　　　　　　　　　　　　　　　F98.0

A. 反复在床上或衣服上排尿，不管是否是不自主的或故意的。
B. 这种行为具有临床意义，表现为至少在连续3个月内达到每周2次的频率，或引起有临床意义的痛苦，或造成社交、学业、职业或其他重要功能受损。
C. 实际年龄至少为5岁（或相当的发育水平）。
D. 这种行为不能归因于某种物质（如利尿剂、抗精神病药物）的生理效应或其他躯体疾病（如糖尿病、脊柱裂、癫痫）。

标注是否是：

仅在夜间：仅在夜间睡眠时排尿。
仅在日间：仅在觉醒时排尿。
在夜间和日间：上述两种亚型的组合。

遗粪症

诊断标准　　　　　　　　　　　　　　　　　　　　F98.1

A. 反复在不恰当的地方（如衣服上、地板上）排粪，不管是否是不自主的或故意的。
B. 此类事件至少持续3个月，每月至少发生1次。
C. 实际年龄至少为4岁（或相当的发育水平）。
D. 这种行为不能归因于某种物质（如泻药）的生理效应或

其他躯体疾病，除非涉及便秘的机制。

标注是否是：

伴便秘和溢出性失禁：在体格检查或病史中有便秘的证据。
无便秘和溢出性失禁：在体格检查或病史中无便秘的证据。

其他特定的排泄障碍

此类型适用于那些具备排泄障碍的典型症状，且引起有临床意义的痛苦，或导致社交、职业或其他重要功能受损，但不符合排泄障碍诊断类别中任何一种障碍的全部诊断标准的情况。可在下列情况下使用其他特定的排泄障碍这一诊断：临床工作者选择用它来传达未能符合任何一种特定的排泄障碍的诊断标准的特定原因。这需要通过记录"其他特定的排泄障碍"，然后记录其特定原因（如"低频率遗尿症"）来完成。

编码备注：其他特定的排泄障碍伴排尿症状，编码为 N39.498；其他特定的排泄障碍伴排粪症状，编码为 R15.9。

未特定的排泄障碍

此类型适用于那些具备排泄障碍的典型症状，且引起有临床意义的痛苦，或导致社交、职业或其他重要功能受损，但不符合排泄障碍诊断类别中任何一种障碍的全部诊断标准的情况。此种未特定的排泄障碍可在下列情况下使用：临床工作者选择不标注未能符合任何一种排泄障碍的诊断标准的特定原因，包括因信息不足而无法作出更具体的诊断（例如，在急诊室的环境下）。

编码备注：未特定的排泄障碍伴排尿症状，编码为 R32；未特定的排泄障碍伴排粪症状，编码为 R15.9。

睡眠-觉醒障碍

失眠障碍

诊断标准　　　　　　　　　　　　　　　　　　　　F51.01

A. 主诉对睡眠时长或质量不满意,与下列一项(或更多)症状相关:
   1. 入睡困难(儿童可以表现为在没有照料者的干预下入睡困难)。
   2. 维持睡眠困难,其典型表现为频繁地觉醒或醒后难以再次入睡(儿童可以表现为在没有照料者的干预下难以再次入睡)。
   3. 早醒且不能再入睡。
B. 引起有临床意义的痛苦,或导致社交、职业、学业、行为或其他重要功能受损。
C. 每周至少出现3次睡眠困难的情况。
D. 睡眠困难至少持续3个月。
E. 尽管有充足的睡眠时间,仍存在睡眠困难的情况。
F. 失眠不能用其他睡眠-觉醒障碍来更好地加以解释,也不仅仅出现在其他睡眠-觉醒障碍(如发作性睡病、与呼吸相关的睡眠障碍、昼夜节律睡眠-觉醒障碍、睡眠异态)的病程中。
G. 失眠不能归因于某种物质(如毒品、药物)的生理效应。
H. 共病的精神障碍和躯体疾病不能充分解释失眠的主诉。

标注如果是:

　　伴精神障碍,包括物质使用障碍。

伴躯体疾病。

伴其他睡眠障碍。

编码备注： 编码 F51.01 适用于所有标注。在对失眠障碍进行编码之后，也应对相关的伴随的精神障碍、躯体疾病或其他睡眠–觉醒障碍进行编码，以表明其相关性。

标注如果是：

阵发性： 症状持续至少 1 个月，但少于 3 个月。

持续性： 症状持续 3 个月或更长时间。

复发性： 1 年内至少发作 2 次。

注： 急性失眠和短期失眠（即症状持续少于 3 个月，但符合关于频率、强度、痛苦和/或损害的全部诊断标准）应被编码为其他特定的失眠障碍。

记录步骤

标注"伴精神障碍，包括物质使用障碍""伴躯体疾病"和"伴其他睡眠障碍"可用于帮助临床工作者注意到临床相关的共病。在这种案例中，临床工作者应记录 F51.01 失眠障碍和共病的躯体疾病或精神障碍的名称，然后记录共病的疾病或障碍的诊断编码（如 F51.01 失眠障碍，伴中度可卡因使用障碍和三叉神经痛；F14.20 中度可卡因使用障碍；G50.0 三叉神经痛）。

嗜睡障碍

诊断标准　　　　　　　　　　　　　　　　　　　　　　　F51.11

A. 尽管主要睡眠时间持续至少 7 小时，仍然自我报告过度困倦（嗜睡），至少有下列一项症状：

1. 在同一天内反复睡眠或陷入睡眠。

2. 每天延长的主要睡眠时间超过 9 小时，且为非恢复

　　　　性的（即非精神焕发的）。
　　3.　突然觉醒后难以完全清醒。
B.　每周至少出现 3 次嗜睡，持续至少 3 个月。
C.　嗜睡伴有显著的痛苦，或导致认知、社交、职业或其他重要功能受损。
D.　嗜睡不能用其他睡眠-觉醒障碍来更好地进行解释，也不仅仅出现在其他睡眠-觉醒障碍的病程中（如发作性睡病、与呼吸相关的睡眠障碍、昼夜节律睡眠-觉醒障碍、睡眠异态）。
E.　嗜睡不能归因于某种物质（如毒品、药物）的生理效应。
F.　共病的精神障碍和躯体疾病不能充分解释嗜睡的主诉。

标注如果是：

伴精神障碍，包括物质使用障碍。

伴躯体疾病。

伴其他睡眠障碍。

编码备注：编码 F51.11 适用于所有标注。在对嗜睡障碍进行编码之后，也应对相关的伴随的精神障碍、躯体疾病或其他睡眠障碍进行编码，以表明其相关性。

标注如果是：

急性：病程少于 1 个月。

亚急性：病程为 1～3 个月。

持续性：病程超过 3 个月。

标注目前的严重程度：

严重程度基于维持日间清醒的困难程度，表现为在任何一天内出现多次不可抗拒的睡眠发作，如久坐、驾驶、拜访朋友或工作时。

轻度：每周有 1～2 天难以维持日间清醒。

中度：每周有 3～4 天难以维持日间清醒。

重度：每周有 5～7 天难以维持日间清醒。

记录步骤

标注"伴精神障碍,包括物质使用障碍""伴躯体疾病"和"伴其他睡眠障碍"可以让临床工作者注意到临床相关的共病。在这种案例中,临床工作者应记录 F51.11 嗜睡障碍和伴共病的躯体疾病或精神障碍的名称,然后记录共病的疾病或障碍的诊断编码(如 F51.11 嗜睡障碍,伴重性抑郁障碍;F33.1 重性抑郁障碍、反复发作、中度)。

发作性睡病

诊断标准

A. 在同一天内反复地不可抗拒地需要睡眠、陷入睡眠或打盹。在过去 3 个月内,每周必须出现至少 3 次。

B. 存在下列至少一项:
1. 猝倒发作,定义为 a 或 b,每月至少出现多次:
    a. 长期患病的个体出现短暂(数秒到数分钟)的发作性双侧肌张力丧失,但意识清醒,可以通过大笑或开玩笑促发。
    b. 在起病的 6 个月内,儿童或其他个体自发地扮鬼脸或张开下颌,伴吐舌或全面肌张力减退,且无任何明显的情绪诱因。
2. 测定脑脊液下丘脑分泌素-1 免疫反应值,显示下丘脑分泌素缺乏(脑脊液下丘脑分泌素-1 免疫反应值小于或等于使用相同测定法测定出的健康受试者的正常值的三分之一,或者小于或等于 110 pg/ml)。脑脊液下丘脑分泌素-1 水平低未出现在急性脑损伤、炎性反应或感染的背景下。
3. 夜间多导睡眠图显示快速眼动睡眠潜伏期小于或等于 15 分钟,或 MSLT 显示平均睡眠潜伏期小于或等于 8 分钟,或出现至少两个 SOREMP。

标注是否是：

> **G47.411 发作性睡病，伴猝倒或下丘脑分泌素缺乏（1型）**：符合诊断标准 B1（猝倒发作）或诊断标准 B2（脑脊液下丘脑分泌素-1水平低）。
>
> **G47.419 发作性睡病，无猝倒和无下丘脑分泌素缺乏或未测量下丘脑分泌素（2型）**：符合诊断标准 B3（多导睡眠图/MSLT 呈阳性），但不符合诊断标准 B1（无猝倒发作），也不符合诊断标准 B2（脑脊液下丘脑分泌素-1水平不低或未测量）。
>
> **G47.421 由躯体疾病所致的发作性睡病，伴猝倒或下丘脑分泌素缺乏。**
>
> **G47.429 由躯体疾病所致的发作性睡病，无猝倒和无下丘脑分泌素缺乏。**

编码备注：对于亚型"由躯体疾病所致的发作性睡病，伴猝倒或下丘脑分泌素缺乏""由躯体疾病所致的发作性睡病，无猝倒和无下丘脑分泌素缺乏"，应首先编码基础的躯体疾病（例如，G71.11 强直性肌营养不良；G47.429 由强直性肌营养不良所致的发作性睡病，无猝倒和无下丘脑分泌素缺乏）。

标注目前的严重程度：

> **轻度**：每天只打盹 1 次或 2 次。如果存在睡眠障碍，则是轻度的。猝倒发作不频繁（每周少于 1 次）。
>
> **中度**：每天需要打盹多次。睡眠在一定程度上受到干扰。猝倒发作时，每天或每数天猝倒 1 次。
>
> **重度**：几乎持续存在困倦的表现，并且夜间睡眠经常受到严重干扰（可能包括过度的身体运动和生动的梦境）。个体在猝倒发作时具有耐药性，且每天发作多次。

与呼吸相关的睡眠障碍

阻塞性睡眠呼吸暂停低通气

诊断标准　　　　　　　　　　　　　　　　　　　　　　　　G47.33

A. 存在下列至少一项（1 或 2）：
   1. 由多导睡眠图提供的每小时睡眠至少有 5 次阻塞性呼吸暂停或低通气的证据，以及下列睡眠症状之一：
      a. 夜间呼吸障碍：打鼾、鼻息/喘息或在睡眠时呼吸暂停。
      b. 日间困倦、疲劳，或尽管有充足的睡眠机会，但睡眠仍不能让人精神焕发，且不能用其他精神障碍来更好地对此进行解释，也并非由其他躯体疾病所致。
   2. 由多导睡眠图提供的每小时睡眠至少有 15 次阻塞性呼吸暂停和/或低通气的证据，无论伴随的症状如何。

标注目前的严重程度：
轻度：呼吸暂停低通气指数小于 15。
中度：呼吸暂停低通气指数为 15～30。
重度：呼吸暂停低通气指数大于 30。

中枢性睡眠呼吸暂停

诊断标准

A. 由多导睡眠图提供每小时睡眠有 5 次及以上中枢性睡眠呼吸暂停的证据。
B. 这种障碍目前不能用其他的睡眠–觉醒障碍来更好地进行

解释。

标注是否是：

G47.31 特发性中枢性睡眠呼吸暂停：其特征为睡眠中出现反复发作的由呼吸努力变异引起的呼吸暂停和低通气，但无呼吸道阻塞的证据。

R06.3 潮式呼吸：一种周期性的潮气量渐强渐弱的变异模式，导致中枢性睡眠呼吸暂停和低通气每小时至少出现 5 次，伴随着频繁的觉醒。

G47.37 中枢性睡眠呼吸暂停共病阿片类物质使用：这种亚型的发病机制归因于阿片类药物对延髓呼吸节律产生的影响，以及对低氧血症和高碳酸血症的呼吸驱动力的差异性效应。

编码备注（仅指 G47.37 的编码）：如果存在阿片类物质使用障碍，则首先编码阿片类物质使用障碍（F11.10 轻度阿片类物质使用障碍或 F11.20 中度或重度阿片类物质使用障碍），然后编码 G47.37 中枢性睡眠呼吸暂停共病阿片类物质使用。如果不存在阿片类物质使用障碍（如一次高剂量的物质使用后），则仅编码 G47.37 中枢性睡眠呼吸暂停共病阿片类物质使用。

标注目前的严重程度：

根据呼吸障碍的发生频率、由呼吸障碍导致的血氧饱和度降低的程度和睡眠碎片化的程度，对中枢性睡眠呼吸暂停的严重程度进行分级。

睡眠相关的通气不足

诊断标准

A. 多导睡眠图证明个体有与二氧化碳浓度水平升高相关的呼吸减少的症状。（**注**：在缺乏客观的二氧化碳测量的情况下，持续低水平的血氧饱和度不伴有呼吸暂停/低通气，可能表明个体通气不足。）

B. 这种障碍目前不能用其他睡眠-觉醒障碍来进行更好的解释。

标注是否是：

G47.34 特发性通气不足：这种亚型不能归因于任何容易被确定的疾病。

G47.35 先天性中枢性肺泡通气不足：这种亚型是一种罕见的先天性障碍，个体的典型表现为围产期浅呼吸，或睡眠中出现发绀、呼吸暂停。

G47.36 共病睡眠相关的通气不足：这种亚型的出现通常是躯体疾病的后果，如肺部疾病（如间质性肺疾病、慢性阻塞性肺疾病）、神经肌肉或胸壁疾病（如肌营养不良、脊髓灰质炎后综合征、颈椎脊髓损伤、脊柱侧凸）或使用药物（如苯二氮䓬类、阿片类）。它也出现在有肥胖症（肥胖低通气障碍）的个体中，反映了由于胸壁顺应性下降、低通气灌注不匹配及通气驱动力的降低而导致的呼吸做功的增加。这类个体通常有以下特点：BMI大于 30 kg/m^2，在清醒状态下患有高碳酸血症（pCO_2 大于 45），且无其他低通气的证据。

标注目前的严重程度：
根据睡眠中低氧血症和高碳酸血症的严重程度及靶器官受损情况（如右心衰竭）来对严重程度进行分级。在清醒时存在血气异常是一个更为严重的标志。

昼夜节律睡眠-觉醒障碍

诊断标准

A. 一种持续的或反复发作的睡眠中断模式，主要源于昼夜节律系统的改变,或内源性昼夜节律与个体的躯体环境、社交、职业时间表所要求的睡眠-觉醒周期之间的错位。
B. 睡眠中断导致过度困倦或失眠,或两者兼有。
C. 睡眠障碍引起有临床意义的痛苦,或导致社交、职业和其他重要功能受损。

标注是否是:

G47.21 睡眠时相延迟型:一种睡眠起始和觉醒时间延迟的模式,个体不能在期望的或常规可接受的较早时间入睡和觉醒。

标注如果是:

家族型:存在睡眠时相延迟的家族史。

标注如果是:

与非24小时睡眠-觉醒重叠型:睡眠时相延迟型可能与其他昼夜节律睡眠-觉醒障碍、非24小时睡眠-觉醒型重叠。

G47.22 睡眠时相提前型:一种睡眠起始和觉醒时间提前的模式,在期望的或常规可接受的较晚的睡眠或觉醒时间之前,个体无法保持觉醒或睡眠。

标注如果是:

家族型:存在睡眠时相提前的家族史。

G47.23 睡眠-觉醒不规则型:一种暂时混乱的睡眠-觉醒模式,如睡眠-觉醒周期在24小时内是变化的。

G47.24 非24小时睡眠-觉醒型:一种睡眠-觉醒周期与24小时的环境不同步的模式,伴持续的每日睡眠起始和觉醒时间的变化(通常为越来越晚)。

G47.26 倒班工作型:与倒班工作时间表(非常规的工作时间)有关,个体在主要睡眠周期中失眠和/或在主要觉醒周期中过度困倦(包括无意的睡眠)。

G47.20 未特定型

标注如果是:
阵发性: 症状持续至少 1 个月但少于 3 个月。
持续性: 症状持续 3 个月或更长时间。
复发性: 1 年内发作 2 次或更多。

睡眠异态

非快速眼动睡眠唤醒障碍

诊断标准

A. 无法从睡眠中完全觉醒并反复发作,通常出现在主要睡眠周期的前三分之一,伴有下列任意一项症状:
  1. **睡行**: 睡觉时反复从床上起来和走动。睡行发作时,个体面无表情、目不转睛;个体对他人的沟通相对无反应;个体很难觉醒。
  2. **睡惊**: 从睡眠中突然觉醒,此类觉醒反复发作,觉醒通常始于恐慌的尖叫。个体在每次发作时都有强烈的恐惧感和自主神经唤起的体征,如瞳孔散大、心动过速、呼吸急促、出汗。睡惊发作时,个体对于他人的安慰相对无反应。
B. 梦境无法或很少(如只有一个视觉场景)被回忆起来。
C. 存在对发作的遗忘。
D. 这种发作引起有临床意义的痛苦,或导致社交、职业或其他重要功能受损。
E. 这种障碍不能归因于某种物质(如毒品、药物)的生理效应。
F. 共存的精神障碍和躯体疾病不能解释睡行或睡惊的发作。

标注是否是:

F51.3 睡行型

标注如果是:

伴与睡眠相关的进食

伴与睡眠相关的性行为（睡眠性交症）

F51.4 睡惊型

梦魇障碍

诊断标准　　　　　　　　　　　　　　　　　　　　F51.5

A. 反复出现延长的极端烦躁的梦，个体能详细回忆起梦的内容，梦的内容通常涉及努力回避与生存、安全或躯体完整性有关的威胁，且梦一般发生在主要睡眠周期的后半程。
B. 当个体从烦躁的梦中觉醒时，能够迅速恢复定向和清醒。
C. 这种障碍引起有临床意义的痛苦，或导致社交、职业或其他重要功能受损。
D. 梦魇不能归因于某种物质（如毒品、药物）的生理效应。
E. 共存的精神障碍和躯体疾病不能充分地解释焦虑性梦境的主诉。

标注如果是:

在睡眠开始时。

标注如果是:

伴精神障碍，包括物质使用障碍。

伴躯体疾病。

伴其他睡眠障碍。

编码备注：编码 F51.5 适用于所有标注。在对梦魇障碍进行编码后，也应编码相关的伴随的精神障碍、躯体疾病或其他睡眠障碍，以表明其相关性。

标注如果是：

急性：梦魇病程为 1 个月或更短。
亚急性：梦魇病程大于 1 个月少于 6 个月。
持续性：梦魇病程大于等于 6 个月。

标注目前的严重程度：

根据梦魇发生的频率对严重程度进行分级：
轻度：每周发作少于 1 次。
中度：每周发作 1 次或更多，但并非每晚发作。
重度：每晚发作。

记录步骤

标注"伴精神障碍，包括物质使用障碍""伴躯体疾病"和"伴其他睡眠障碍"可让临床工作者注意到临床相关的共病。在这种案例中，应记录 F51.5 梦魇障碍和共病的躯体疾病或精神障碍的名称，然后记录共病的疾病或障碍的诊断编码（如 F51.5 梦魇障碍，伴中度酒精使用障碍、快速眼动睡眠行为障碍；F10.20 中度酒精使用障碍；G47.52 快速眼动睡眠行为障碍）。

快速眼动睡眠行为障碍

诊断标准 G47.52

A. 睡眠中反复发作的与发声和/或复杂运动行为有关的唤醒。

B. 在快速眼动阶段出现这些行为，因此通常出现在睡眠开始 90 分钟后，且在睡眠周期的后期出现得更加频繁，在白天打盹时不常出现。

C. 个体一旦在发作中觉醒,会彻底觉醒、清醒,而不会混沌或失定向。
D. 有下列任意一项表现:
  1. 在多导睡眠图的记录中,快速眼动睡眠期间无肌张力缺乏。
  2. 病史表明有快速眼动睡眠行为障碍和已确定的突触核蛋白病(如帕金森病、多系统萎缩)的诊断。
E. 这种行为引起有临床意义的痛苦,或导致社交、职业或其他重要功能受损(可能包括伤害自己或床伴)。
F. 这种障碍不能归因于某种物质(用毒品、药物)的生理效应或其他躯体疾病。
G. 共存的精神障碍和躯体疾病不能解释这种发作。

不安腿综合征

诊断标准 G25.81

A. 有移动双腿的冲动,通常伴有双腿不舒服、不愉快的感觉反应,表现为下列所有特征:
  1. 有移动双腿的冲动,在休息或不活动时开始或加重。
  2. 有移动双腿的冲动,通过运动可以部分或完全缓解。
  3. 有移动双腿的冲动,傍晚或夜间比日间更严重,或只出现在傍晚或夜间。
B. 诊断标准 A 的症状每周至少出现 3 次,持续至少 3 个月。
C. 诊断标准 A 的症状伴有显著的痛苦,或导致社交、职业、学业、行为或其他重要功能受损。
D. 诊断标准 A 的症状不能归因于其他精神障碍或躯体疾病(如关节炎、下肢水肿、外周缺血、下肢痉挛),也不能用行为状况(如体位性不适、习惯性顿足)来更好地加以解释。

E. 这些症状(如静坐不能)不能归因于毒品、药物的生理效应。

物质/药物所致的睡眠障碍

诊断标准

A. 有明显的、严重的睡眠障碍。
B. 存在病史、体格检查的证据或 1 和 2 的实验室发现:
   1. 诊断标准 A 的症状在物质中毒或戒断后出现,或在药物接触或戒断后出现。
   2. 涉及的物质/药物能够使个体出现诊断标准 A 中的症状。
C. 这种障碍不能用非物质/药物所致的睡眠障碍来更好地加以解释。独立的睡眠障碍的证据包括:
   症状的发作出现在开始使用物质/药物之前;在急性戒断或重度中毒结束之后,症状仍持续相当长的时间(如 1 个月左右);有其他证据表明存在独立的、非物质/药物所致的睡眠障碍(例如,有反复发作的与非物质/药物相关的疾病)。
D. 这种障碍并非仅仅出现于谵妄时。
E. 这种障碍引起有临床意义的痛苦,或导致社交、职业或其他重要功能受损。

注:仅当诊断标准 A 的症状在临床表现中非常明显且已经严重到足以引起临床关注时,才应该作出该诊断,而不是"物质中毒"或"物质戒断"的诊断。

编码备注:ICD-10-CM 中特定的物质/药物所致的睡眠障碍的编码如下表所示。需要注意的是,ICD-10-CM 编码取决于物质/药物所致的睡眠障碍是否与同一类物质的物质使用障碍共病。在任何情况下都不需要单独给予额外的物质使用障碍的诊断。如果轻度的物质使用障碍与物质所致的睡眠障碍共病，则第四位的数字为"1"，而且临床工作者应该在物质所致的睡眠障碍之前记录"轻度物质使用障碍"（如"轻度的可卡因使用障碍伴可卡因所致的睡眠障碍"）。如果中度或重度的物质使用障碍与物质所致的睡眠障碍共病，则第四位的数字为"2"，临床工作者应该根据共病物质使用障碍的严重程度来记录"中度物质使用障碍"或"重度物质使用障碍"。如果未共病物质使用障碍（如仅出现过1次高剂量物质使用），则第四位的数字为"9"，并且临床工作者仅应记录物质所致的睡眠障碍。当出现咖啡因或烟草所致的睡眠障碍时，编码要求会有所不同。因为咖啡因使用障碍不是DSM-5的正式诊断类别，所以仅有一个单一的咖啡因所致的睡眠障碍的ICD-10-CM编码——F15.982。此外，由于ICD-10-CM假设烟草所致的睡眠障碍只能发生在中度或重度烟草使用障碍的背景下，因此烟草所致的睡眠障碍的ICD-10-CM编码为F17.208。

项目	ICD-10-CM		
	伴轻度使用障碍	伴中度或重度使用障碍	无使用障碍
酒精	F10.182	F10.282	F10.982
咖啡因	NA	NA	F15.982
大麻	F12.188	F12.288	F12.988
阿片类物质	F11.182	F11.282	F11.982
镇静剂、催眠药或抗焦虑药	F13.182	F13.282	F13.982
苯丙胺类物质（或其他兴奋剂）	F15.182	F15.282	F15.982
可卡因	F14.182	F14.282	F14.982
烟草	NA	F17.208	NA
其他（或未知）物质	F19.182	F19.282	F19.982

标注是否是:

失眠型:其特征为入睡困难、维持睡眠困难、夜间频繁觉醒或非恢复性睡眠。

日间困倦型:其特征为主诉觉醒时过度困倦、疲劳,或出现不常见的较长的睡眠周期。

睡眠异态型:其特征为睡眠中发生异常的行为事件。

混合型:其特征为物质/药物所致的睡眠问题,典型表现为个体有多种类型的睡眠症状,但无明显占主导地位的症状。

标注(参见"物质相关及成瘾障碍"一章中的表1,其中标明"于中毒期间发生"和/或"于戒断期间发生"是否适用于特定的物质类别;或标注"于使用药物后发生"):

于中毒期间发生:符合物质中毒的标准,并在中毒过程中出现症状。

于戒断期间发生:符合物质戒断的标准,并在戒断过程中或不久后出现症状。

于使用药物后发生:在用药起始阶段、用药发生改变后或停药期间出现症状。

记录步骤

物质/药物所致的睡眠障碍的命名源于导致睡眠障碍的特定物质(如酒精)。临床工作者可从诊断标准部分的表格中选择与物质类别相对应的 ICD-10-CM 编码。对于不属于任何类别的物质(如氟西汀),应使用 ICD-10-CM 中"其他(或未知)物质"所对应的编码,并记录特定物质的名称(例如,F19.982 氟西汀所致的睡眠障碍,失眠型)。如果某种物质被判断为病因,但具体物质未知,则使用"其他(或未知)物质"所对应的 ICD-10-CM 编码,并记录物质未知的事实(例如,F19.982 未知物质所致的睡眠障碍,嗜睡型)。

记录障碍名称时，共病的"物质使用障碍"（若有）应列在前面，接着记录"物质/药物所致的睡眠障碍"（包含特定的物质/药物的名称），然后记录发病的相关说明（于中毒期间发生，于戒断期间发生，于使用药物后发生），再记录亚型的名称（即失眠型、日间困倦型、睡眠异态型、混合型）。如果有重度劳拉西泮使用障碍的男性在戒断期间出现失眠，则诊断为：F13.282 重度劳拉西泮使用障碍伴劳拉西泮所致的睡眠障碍，于戒断期间发生，失眠型；不再给予共病的重度劳拉西泮使用障碍的诊断。如果物质所致的睡眠障碍出现在没有共病的物质使用障碍时（如按照处方使用药物），则无须记录共病的物质使用障碍（例如，F19.982 安非他酮所致的睡眠障碍，于使用药物期间发生，失眠型）。当有一种以上的物质在睡眠障碍的发展过程中起到重要作用时，应分别列出每一种物质（例如，F10.282 重度酒精使用障碍伴酒精所致的睡眠障碍，于中毒期间发生，失眠型；F14.282 重度可卡因使用障碍伴可卡因所致的睡眠障碍，于中毒期间发生，失眠型）。

其他特定的失眠障碍

G47.09

此类型适用于那些具备失眠障碍的典型症状，且引起有临床意义的痛苦，或导致社交、职业或其他重要功能受损，但症状未能符合失眠障碍或睡眠-觉醒障碍诊断类别中任何一种障碍的全部诊断标准的情况。可在下列情况下使用其他特定的失眠障碍这一诊断：其他特定的失眠障碍用于临床工作者描述特定原因的情况，个体的表现未能符合任何一种特定的失眠障碍或睡眠-觉醒障碍的诊断标准。可通过记录"其他特定的失眠障碍"及其特定原因（如"短暂失眠障碍"）来表明。

能够归类为该障碍的示例如下：

1. **短暂失眠障碍**：病程少于 3 个月。
2. **局限于非恢复性睡眠**：主诉为非恢复性睡眠，不伴有其他睡眠症状，如入睡困难或维持睡眠困难。

未特定的失眠障碍

G47.00

此类型适用于那些具备失眠障碍的典型症状，且引起有临床意义的痛苦，或导致社交、职业或其他重要功能受损，但不符合失眠障碍或睡眠-觉醒障碍诊断类别中任何一种障碍的全部诊断标准的情况。此种未特定的失眠障碍可在下列情况下使用：临床工作者选择不标注未能符合任何一种失眠障碍或某种特定的睡眠-觉醒障碍诊断标准的特定原因，包括因信息不足而无法作出更具体的诊断。

其他特定的嗜睡障碍

G47.19

此类型适用于那些具备嗜睡障碍的典型症状，且引起有临床意义的痛苦，或导致社交、职业或其他重要功能受损，但不符合嗜睡障碍或睡眠-觉醒障碍诊断类别中任何一种障碍的全部诊断标准的情况。可在下列情况下使用其他特定的嗜睡障碍这一诊断：临床工作者选择用它来描述未能符合嗜睡障碍或任何一种特定的睡眠-觉醒障碍诊断标准的特定原因。可通过记录"其他特定的嗜睡障碍"及其特定原因（如"克莱恩-莱文综合征中的短暂嗜睡"）来表明。

未特定的嗜睡障碍

G47.10

此类型适用于那些具备嗜睡障碍的典型症状，且引起有临床意义的痛苦，或导致社交、职业或其他重要功能受损，但不符合嗜睡障碍或睡眠-觉醒障碍诊断类别中任何一种障碍的全部诊断标准的情况。此种未特定的嗜睡障碍可在下列情况下使用：临床工作者选择不标注未能符合嗜睡障碍或任何一种特定的睡眠-觉醒障碍诊断标准的特定原因，包括因信息不足而无法作出更具体的诊断。

其他特定的睡眠-觉醒障碍

G47.8

此类型适用于那些具备睡眠-觉醒障碍的典型症状，且引起有临床意义的痛苦，或导致社交、职业或其他重要功能受损，但不符合睡眠-觉醒障碍诊断类别中任何一种障碍的全部诊断标准，也不符合其他特定的失眠障碍或其他特定的嗜睡障碍的诊断标准的情况。可在下列情况下使用其他特定的睡眠-觉得障碍这一诊断：临床工作者选择用它来描述未能符合任何一种特定的睡眠-觉醒障碍诊断标准的特定原因。可通过记录"其他特定的睡眠-觉醒障碍"及其特定原因（如"快速眼动睡眠阶段反复觉醒，无多导睡眠图，或无帕金森病或其他突触核蛋白病的病史"）来表明。

未特定的睡眠-觉醒障碍

G47.9

此类型适用于那些具备睡眠-觉醒障碍的典型症状，且引起有临床意义的痛苦，或导致社交、职业或其他重要功能受损，但不符合睡眠-觉醒障碍诊断类别中任何一种障碍的全部诊断标准，也不符合未特定的失眠障碍或未特定的嗜睡障碍的诊断标准的情况。此种未特定的睡眠-觉醒障碍可在下列情况下使用：临床工作者选择不标注未能符合任何一种特定的睡眠-觉醒障碍诊断标准的特定原因，包括因信息不足而无法作出更具体的诊断。

性功能失调

延迟射精

诊断标准 F52.32

A. 在所有或几乎所有情况下（约75%～100%），在与伴侣的性活动（在可确认的情境下，或广义而言，在所有背景下）中必须出现下列两项症状中的一项，并且个体没有延迟射精的欲望：
   1. 显著的射精延迟。
   2. 射精频率显著降低或不射精。
B. 诊断标准A的症状持续至少约6个月。
C. 诊断标准A的症状引起个体有临床意义的痛苦。
D. 这种性功能失调不能用某种与性无关的精神障碍来更好地加以解释，或作为严重的关系困扰或其他显著应激源的后果，也不能归因于某种物质/药物的效应或其他躯体疾病。

标注是否是：

终身性：这种障碍自个体有性活动起持续存在。
获得性：这种障碍开始于一段时间的相对正常的性功能之后。

标注是否是：

广泛性：不局限于特定类型的刺激、情境或伴侣。
情境性：仅限于特定类型的刺激、情境或伴侣。

标注目前的严重程度：

轻度：存在诊断标准A中的症状所引起的轻度痛苦的证据。

中度：存在诊断标准 A 中的症状所引起的中度痛苦的证据。
重度：存在诊断标准 A 中的症状所引起的重度或极重度痛苦的证据。

勃起障碍

诊断标准　　　　　　　　　　　　　　　　　　　F52.21

A. 在所有或几乎所有（约 75%～100%）性活动（在可确认的情境下，或广义而言，在所有背景下）中，必须出现下列三项症状中的至少一项：
   1. 性活动时勃起存在显著困难。
   2. 维持勃起到完成性活动存在显著困难。
   3. 勃起的硬度显著降低。
B. 诊断标准 A 的症状持续至少约 6 个月。
C. 诊断标准 A 的症状引起个体有临床意义的痛苦。
D. 这种性功能失调不能用某种与性无关的精神障碍来更好地加以解释，或解释为严重的关系困扰或其他显著应激源的后果，也不能归因于某种物质/药物的效应或其他躯体疾病。

标注是否是：
   终身性：这种障碍自个体有性活动起持续存在。
   获得性：这种障碍开始于一段时间的相对正常的性功能之后。

标注是否是：
   广泛性：不局限于特定类型的刺激、情境或伴侣。
   情境性：仅限于特定类型的刺激、情境或伴侣。

标注目前的严重程度：
   轻度：存在诊断标准 A 中的症状所引起的轻度痛苦的

证据。

中度：存在诊断标准 A 中的症状所引起的中度痛苦的证据。

重度：存在诊断标准 A 中的症状所引起的重度或极重度痛苦的证据。

女性性高潮障碍

诊断标准   F52.31

A. 在所有或几乎所有（约75%～100%）的性活动（在可确认的情境下，或广义而言，在所有背景下）中，必须出现下列两项症状中的一项：
 1. 性高潮显著延迟，频率显著下降或未出现性高潮。
 2. 对性高潮的感受强度显著降低。
B. 诊断标准 A 的症状持续至少大约 6 个月。
C. 诊断标准 A 的症状引起个体有临床意义的痛苦。
D. 这种性功能失调不能用某种与性无关的精神障碍来更好地加以解释，或将其作为严重的关系困扰（如伴侣暴力）或其他显著应激源的后果，也不能归因于某种物质/药物的效应或其他躯体疾病。

标注是否是：

    终身性：这种障碍自个体有性活动起持续存在。

    获得性：这种障碍开始于一段时间的相对正常的性功能之后。

标注是否是：

    广泛性：不局限于特定类型的刺激、情境或伴侣。

    情境性：仅限于特定类型的刺激、情境或伴侣。

标注如果是:

在任何情境下都未体验过性高潮。

标注目前的严重程度:

轻度: 存在诊断标准 A 中的症状所引起的轻度痛苦的证据。

中度: 存在诊断标准 A 中的症状所引起的中度痛苦的证据。

重度: 存在诊断标准 A 中的症状所引起的重度或极重度痛苦的证据。

女性性兴趣 / 唤起障碍

诊断标准　　　　　　　　　　　　　　　　F52.22

A. 缺乏性兴趣、性唤起或性兴趣、性唤醒程度显著降低的表现至少包含以下六项中的三项:

1. 缺乏对性活动的兴趣。
2. 缺乏 / 减少对性或情色的想法或幻想。
3. 不启动性生活或启动性生活的次数减少,通常不接受伴侣启动性活动的尝试。
4. 在所有或几乎所有(约75%~100%)的性接触(在可确认的情境下,或广义而言,在所有的背景下)中,性活动时缺乏性兴奋和性愉悦,或性兴奋和性愉悦减少。
5. 对任何内在或外在的性或情色暗示(如书面的、口头的、视觉的)的反应缺乏性兴趣或性唤起。
6. 在所有或几乎所有(约75%~100%)的性接触(在可确认的情境下,或广义而言,在所有的背景下)中,性活动时缺乏对生殖器或非生殖器的感觉,或感觉减弱。

B. 诊断标准 A 的症状持续至少约 6 个月。
C. 诊断标准 A 的症状引起个体有临床意义的痛苦。
D. 这种性功能失调不能用某种与性无关的精神障碍来更好地加以解释，或作为严重的关系困扰（如伴侣暴力）或其他显著应激源的后果，也不能归因于某种物质/药物的效应或其他躯体疾病。

标注是否是：

终身性：这种障碍自个体有性活动起持续存在。

获得性：这种障碍开始于一段时间的相对正常的性功能之后。

标注是否是：

广泛性：不局限于特定类型的刺激、情境或伴侣。

情境性：仅限于特定类型的刺激、情境或伴侣。

标注目前的严重程度：

轻度：存在诊断标准 A 中的症状所引起的轻度痛苦的证据。

中度：存在诊断标准 A 中的症状所引起的中度痛苦的证据。

重度：存在诊断标准 A 中的症状所引起的重度或极重度痛苦的证据。

生殖器-盆腔痛/插入障碍

诊断标准　　　　　　　　　　　　　　　　　F52.6

A. 出现下列四项症状中的至少一项：
　1. 性交时阴道难以被插入。
　2. 在阴道性交或企图插入时，存在显著的外阴阴道疼痛或盆腔疼痛。

3. 对阴道插入的预期、阴道插入的过程或结果使个体对外阴阴道或盆腔疼痛产生显著的恐惧或焦虑。
4. 在阴道试图被插入时，盆底肌肉显著紧张或紧缩。

B. 诊断标准 A 中的症状持续至少约 6 个月。

C. 诊断标准 A 中的症状引起个体有临床意义的痛苦。

D. 这种性功能失调不能用某种与性无关的精神障碍来更好地加以解释，或作为严重的关系困扰（如伴侣暴力）或其他显著应激源的后果，也不能归因于某种物质/药物的效应或其他躯体疾病。

标注是否是：

终身性：这种障碍自个体有性活动起持续存在。

获得性：这种障碍开始于一段时间的相对正常的性功能之后。

标注目前的严重程度：

轻度：存在诊断标准 A 中的症状所引起的轻度痛苦的证据。

中度：存在诊断标准 A 中的症状所引起的中度痛苦的证据。

重度：存在诊断标准 A 中的症状所引起的重度或极重度痛苦的证据。

男性性欲低下障碍

诊断标准　　　　　　　　　　　　　　　　　　F52.0

A. 持续或反复地缺失（或缺乏）对性/情色的想法、幻想或对性活动的欲望。由临床工作者对这种缺失作出判断，诊断时应考虑到那些影响性功能的因素，如年龄、一般文化背景和社会文化背景。

B. 诊断标准 A 中的症状持续至少约 6 个月。
C. 诊断标准 A 中的症状引起个体有临床意义的痛苦。
D. 这种性功能失调不能用某种与性无关的精神障碍来更好地加以解释,或作为严重的关系困扰或其他显著应激源的后果,也不能归因于某种物质/药物的效应或其他躯体疾病。

标注是否是:

终身性:这种障碍自个体有性活动起持续存在。

获得性:这种障碍开始于一段时间的相对正常的性功能之后。

标注是否是:

广泛性:不局限于特定类型的刺激、情境或伴侣。

情境性:仅限于特定类型的刺激、情境或伴侣。

标注目前的严重程度:

轻度:存在诊断标准 A 中的症状所引起的轻度痛苦的证据。

中度:存在诊断标准 A 中的症状所引起的中度痛苦的证据。

重度:存在诊断标准 A 中的症状所引起的重度或极重度痛苦的证据。

早泄

诊断标准　　　　　　　　　　　　　　　　　　　F52.4

A. 在与伴侣的性活动中,在插入阴道约 1 分钟内,出现在个体期望前的一种持续的或反复的射精模式。

注:尽管早泄的诊断可适用于进行非阴道性活动的个体,但尚未明确针对这些活动的特定的时间标准。

B. 诊断标准 A 中的症状必须持续至少 6 个月,且必须在所有或几乎所有(约 75%～100%)的性活动(在可确认的情境下,或广义而言,在所有的背景下)中出现。
C. 诊断标准 A 中的症状引起个体有临床意义的痛苦。
D. 这种性功能失调不能用某种与性无关的精神障碍来更好地加以解释,或作为严重的关系困扰或其他显著应激源的后果,也不能归因于某种物质/药物的效应或其他躯体疾病。

标注是否是:

终身性:这种障碍自个体有性活动起持续存在。

获得性:这种障碍开始于一段时间的相对正常的性功能之后。

标注是否是:

广泛性:不局限于特定类型的刺激、情境或伴侣。

情境性:仅限于特定类型的刺激、情境或伴侣。

标注目前的严重程度:

轻度:插入阴道后约 30 秒～1 分钟内射精。

中度:插入阴道后约 15～30 秒内射精。

重度:在性活动之前射精,或在性活动开始时射精,或插入阴道后约 15 秒内射精。

物质/药物所致的性功能失调

诊断标准

A. 主要临床表现为有临床意义的性功能障碍。
B. 存在病史、体格检查的证据或下列两项实验室发现:
  1. 诊断标准 A 中的症状在物质中毒或戒断后出现,或在药物接触或戒断后出现。
  2. 涉及的物质/药物能够使个体产生诊断标准 A 中的症状。

性功能失调

C. 这种障碍不能用一种非物质/药物所致的性功能失调来更好地加以解释。独立的性功能失调的证据包括:

症状出现于开始使用物质/药物之前;在急性戒断或重度中毒结束之后,症状仍持续相当长的时间(如约 1 个月);或有其他证据表明存在一种独立的非物质/药物所致的性功能失调(如反复的与非物质/药物相关的病史)。

D. 这种障碍并非仅仅出现于谵妄时。

E. 这种障碍引起个体有临床意义的痛苦。

注:仅当诊断标准 A 中的症状在临床上表现得非常明显且已经严重到足以引起临床关注时,才应该作出该诊断,而不是物质中毒或物质戒断的诊断。

编码备注:下表记录了 ICD-10-CM 中特定的物质/药物所致的性功能失调的编码。ICD-10-CM 编码的制定基于该障碍是否共病同一类物质的物质使用障碍。在任何情况下都不需要给予额外的物质使用障碍的单独诊断。如果轻度的物质使用障碍共病物质所致的性功能失调,则第四位数字为"1",而且临床工作者应该在物质所致的性功能失调的前面记录"轻度物质使用障碍"(如"轻度可卡因使用障碍伴可卡因所致的性功能失调")。如果中度或重度的物质使用障碍共病物质所致的性功能失调,则第四位数字为"2",临床工作者应该根据共病物质使用障碍的严重程度记录"中度物质使用障碍"或"重度物质使用障碍"。如果未共病物质使用障碍(如仅出现于 1 次高剂量的物质使用后),则第四位数字为"9",并且临床工作者仅应记录"物质所致的性功能失调"。

项目	ICD-10-CM		
	伴轻度使用障碍	伴中度或重度使用障碍	无使用障碍
酒精	F10.181	F10.281	F10.981
阿片类物质	F11.181	F11.281	F11.981
镇静剂、催眠药或抗焦虑药	F13.181	F13.281	F13.981

续表

项目	ICD-10-CM		
	伴轻度使用障碍	伴中度或重度使用障碍	无使用障碍
苯丙胺类物质（或其他兴奋剂）	F15.181	F15.281	F15.981
可卡因	F14.181	F14.281	F14.981
其他（或未知）物质	F19.181	F19.281	F19.981

标注（参见"物质相关及成瘾障碍"一章，其中表明"于中毒期间发生"和/或"于戒断期间发生"是否适用于特定的物质类别，或标注"于使用药物后发生"）：

于中毒期间发生：如果物质中毒和在中毒过程中出现的症状都符合诊断标准。
于戒断期间发生：如果物质戒断和在戒断过程中或不久后出现的症状都符合诊断标准。
于使用药物后发生：如果在用药起始阶段、用药情况发生改变或停药期间出现症状。

标注目前的严重程度：
轻度：出现于25%～50%的性活动中。
中度：出现于50%～75%的性活动中。
重度：出现于75%或以上的性活动中。

记录步骤

物质/药物所致的性功能失调的命名基于能导致性功能失调的特定物质（如酒精）。临床工作者可从诊断标准部分的表格中选择与物质类别相对应的ICD-10-CM编码。对于不属于任何类别的物质（如氟西汀），应使用"其他（或未知）物质"的ICD-10-CM编码，并且记录特定物质的名称（如F19.981氟西汀所致的性功能失调）。如果一种物质被判断为病因，但具体物质未知，则使用其他（或未知）物质类别的

ICD-10-CM 编码，并记录物质未知的事实（如 F19.981 未知物质所致的性功能失调）。

记录障碍名称时，共病的"物质使用障碍"（若有）应被列在前面，接着记录"伴"字和物质所致的性功能失调的名称，然后记录发生情况的相关标注（即于中毒期间发生、于戒断期间发生、于使用药物后发生），最后记录严重程度（如轻度、中度、重度）。例如，在有重度酒精使用障碍的男性在中毒时出现勃起功能失调的情况下，其诊断为：F10.281 重度酒精使用障碍伴酒精所致的性功能失调，于中毒期间发生，中度；不再单独给予共病重度酒精使用障碍的诊断。如果物质所致的性功能失调未共病物质使用障碍（如仅出现于 1 次高剂量的物质使用后），则无须记录伴随的物质使用障碍（如 F15.981 苯丙胺所致的性功能失调，于中毒期间发生）。当一种以上的物质被认为在性功能失调的发展过程中起到重要作用时，物质应被分别列出（如 F14.181 轻度可卡因使用障碍伴可卡因所致的性功能失调，于中毒期间发生，中度；F19.981 氟西汀所致的性功能失调，于使用药物后发生，中度）。

其他特定的性功能失调

F52.8

此类型适用于那些具备性功能失调的典型症状，且引起个体有临床意义的痛苦，但不符合性功能失调诊断类别中任何一种障碍的全部诊断标准的情况。可在下列情况下使用其他特定的性功能失调这一诊断：临床工作者选择用它来描述不符合任何一种特定的性功能失调诊断标准的特定原因。通过记录"其他特定的性功能失调"及其特定原因（如性厌恶）来表明。

未特定的性功能失调

F52.9

此类型适用于那些具备性功能失调的典型症状,且引起个体有临床意义的痛苦,但不符合性功能失调诊断类别中任何一种障碍的全部诊断标准的情况。未特定的性功能失调可在下列情况下使用:临床工作者选择不标注不符合任何一种性功能失调的诊断标准的特定原因,包括因信息不足而无法作出更具体的诊断。

性别烦躁

性别烦躁

儿童性别烦躁　　　　　　　　　　　　　　　　F64.2

A. 个体体验/表达的性别与出生性别显著不一致，持续至少6个月，出现下列八项表现中的至少六项（其中一项必须为诊断标准A1）：
 1. 有强烈的成为另一种性别的欲望或坚持认为自己拥有另一种性别（或与出生性别不同的某种替代性别）。
 2. 男孩（出生性别）有对变装的强烈偏好或模仿女性装扮；女孩（出生性别）有只穿典型的男性服装的偏好，并且强烈抵触穿典型的女性服装。
 3. 有对在假装游戏或幻想游戏中扮演相反的性别角色的强烈偏好。
 4. 有对另一种性别经常使用的玩具或参与的游戏或活动的强烈偏好。
 5. 有对另一种性别的玩伴的强烈偏好。
 6. 男孩（出生性别）强烈地排斥典型的男性化玩具、游戏和活动，并且强烈回避打斗游戏；女孩（出生性别）强烈排斥典型的女性化玩具、游戏和活动。
 7. 强烈厌恶自己的性生理。
 8. 有希望第一和/或第二性征与自己体验的性别相匹配的强烈欲望。

B. 这种障碍与有临床意义的痛苦及社交、学业或其他重要功能受损有关。

标注如果是:

伴某种性发育障碍/差异（例如，先天性肾上腺生殖器障碍，如 E25.0 先天性肾上腺皮质增生症或 E34.50 雄激素不敏感综合征）。

编码备注：既编码性发育障碍/差异，也编码性别烦躁。

青少年和成人性别烦躁　　　　　　　　　　F64.0

A. 个体体验/表达的性别与出生性别显著不一致，持续至少 6 个月，出现下列六项表现中的至少两项：

1. 体验/表达的性别与第一和/或第二性征显著不一致（在青少年早期表现为与预期的第二性征不一致）。
2. 由于与体验/表达的性别显著不一致，产生去除自己第一和/或第二性征的强烈欲望（或在青少年早期出现防止预期的第二性征发育的欲望）。
3. 有对拥有另一种性别的第一和/或第二性征的强烈欲望。
4. 有成为另一种性别（或与出生性别不同的某种替代性别）的强烈欲望。
5. 有希望被视为另一种性别（或与出生性别不同的某种替代性别）的强烈欲望。
6. 有坚信自己拥有另一种性别（或与出生性别不同的某种替代性别）的典型感觉和反应。

B. 这种障碍与有临床意义的痛苦或社交、学业或其他重要功能受损有关。

标注如果是:

伴某种性发育障碍/差异（例如，先天性肾上腺生殖器障碍，如 E25.0 先天性肾上腺皮质增生症或 E34.50 雄激素不敏感综合征）。

性别烦躁

编码备注：既编码性发育障碍／差异，也编码性别烦躁。

标注如果是：

变性后：个体已经完全过渡到所体验性别的生活中（无论是否通过性别改变的法律认定），且经历过（或准备接受）至少 1 次与变性有关的医学操作或治疗程序——定期的变性激素治疗或与所体验性别相符合的变性手术（如出生性别为男性的个体进行隆胸手术和／或外阴阴道成形术，出生性别为女性的个体进行乳房切除术和／或阴茎成形术或阴蒂阴茎化手术）。

其他特定的性别烦躁

F64.8

此类型适用于那些具备性别烦躁的典型症状，且引起有临床意义的痛苦，或导致社交、职业或其他重要功能受损，但不符合性别烦躁的全部诊断标准的情况。可在下列情况下使用其他特定的性别烦躁这一诊断：临床工作者选择用它来描述不符合性别烦躁诊断标准的特定原因。临床工作者可通过记录"其他特定的性别烦躁"及其特定原因来表明（如"短暂性别烦躁"，目前的症状符合性别烦躁的症状标准，但病程少于标准所要求的 6 个月）。

未特定的性别烦躁

F64.9

此类型适用于那些具备性别烦躁的典型症状，且引起有临床意义的痛苦，或导致社交、职业或其他重要功能受损，但不符合性别烦躁的全部诊断标准的情况。此种未特定的性别烦躁可在下列情况下使用：临床工作者选择不标注不符合性别烦躁诊断标准的特定原因，包括因信息不足而无法作出更具体的诊断。

破坏性、冲动控制及品行障碍

对立违抗障碍

诊断标准   F91.3

A. 存在一种愤怒/易激惹的心境,存在争辩/对抗的行为或报复的行为模式,持续至少6个月,存在下列任意类别中的至少四项症状,并在与至少一个非同胞个体的互动中表现出来。

愤怒/易激惹的心境

1. 经常发脾气。
2. 经常是敏感的或易被惹恼的。
3. 经常是愤怒的和怨恨的。

争辩/对抗的行为

4. 经常与权威人士辩论,或儿童和青少年经常与成人争辩。
5. 经常主动地对抗或拒绝遵守权威人士或规则的要求。
6. 经常故意惹恼他人。
7. 自己有错误或不当行为却经常指责他人。

报复

8. 在过去6个月内至少出现2次怀有恨意的行为或报复性的行为。

注:这些行为的持续性和频率应被用于区分在正常范围内的行为与有问题的行为。对于年龄小于5岁的儿童,这些行为应至少出现6个月(出现于大多数的日子里),除非另有说明(诊断标准A8)。对于5岁或年龄更大的

个体，这些行为应至少每周出现 1 次，且持续至少 6 个月，除非另有说明（诊断标准 A8）。这些频率方面的诊断标准为症状的定义提供了指导，其他因素也应当被考虑，如这些行为的频率和强度是否超出了个体的发育水平、对性别的要求和文化方面的要求。

B. 这种行为障碍与当前社会背景下个体或他人（如家人、同伴、同事）的痛苦有关，或对社交、教育、职业或其他重要功能产生了负性影响。

C. 这种行为出现在精神病性障碍、物质使用障碍、抑郁障碍或双相障碍的病程中，不符合破坏性心境失调障碍的诊断标准。

标注目前的严重程度：

轻度：症状仅出现于 1 种场所（如在家里、在学校中、在工作中、与同伴在一起）。

中度：症状至少出现于 2 种场所。

重度：症状出现于 3 种或更多场所。

间歇性暴怒障碍

诊断标准　　　　　　　　　　　　　　　　　　F63.81

A. 反复的无法控制攻击性冲动的行为爆发，表现为下列两项中的一项：

1. 言语攻击（如发脾气、较长的批评性发言、口头争吵或打架）或对动物或他人的躯体性攻击，平均每周出现 2 次，并持续 3 个月。躯体性攻击未导致财产的损坏或破坏，也未导致动物或他人的躯体受伤。

2. 在 12 个月内出现 3 次行为爆发，涉及财产的损坏或损毁，和/或导致动物或他人躯体受伤。

B. 反复爆发的行为所表达出的攻击性明显与挑衅或任何促发的心理社会应激源不成比例。
C. 反复的攻击性行为的爆发是非预谋的（即行为是冲动的和/或基于愤怒的），而不是为了实现某些切实的目标（如金钱、权力、恐吓）。
D. 反复的攻击性行为的爆发引起个体显著的痛苦，或导致职业或人际关系受损，或导致与财务或法律有关的后果。
E. 实际年龄至少为 6 岁（或发育水平相当）。
F. 反复的攻击性行为的爆发不能用其他精神障碍（如重性抑郁障碍、双相障碍、破坏性心境失调障碍、精神病性障碍、反社会型人格障碍、边缘型人格障碍）来更好地加以解释，也不能归因于其他躯体疾病（如头部外伤、阿尔茨海默病）或某种物质（如毒品、药物）的生理效应。在 6～18 岁的儿童和青少年的攻击性行为作为适应障碍的一部分出现时，不应考虑此诊断。

注：在诊断注意缺陷/多动障碍、品行障碍、对立违抗障碍或自闭症谱系障碍时，当反复的冲动的攻击性爆发行为超出这些障碍的一般程度且需要独立的临床关注时，可以给予此诊断。

品行障碍

诊断标准

A. 有反复而持续的侵犯他人的基本权利或违反与年龄匹配的主要社会规范或规则的行为模式，在过去的 12 个月内有下列任意类别中的至少三项表现，且在过去的 6 个月内存在下列标准中的至少一项表现：
   攻击人和动物
   1. 经常欺负、威胁或恐吓他人。

2. 经常挑衅斗殴。
3. 曾对他人使用可能引起严重躯体伤害的武器（如棍棒、砖块、破碎的瓶子、刀、枪）。
4. 曾残忍地在躯体方面伤害他人。
5. 曾残忍地在躯体方面伤害动物。
6. 曾当着受害者的面偷窃或夺取财物（如抢劫、敲诈、持械抢劫）。
7. 曾强迫他人进行性活动。

破坏财产

8. 曾故意纵火，并企图造成严重的损失。
9. 曾蓄意破坏他人财产（不包括纵火）。

欺诈或盗窃

10. 曾破门闯入他人的房屋或汽车。
11. 经常为了获得物品、好处或规避责任而说谎（即哄骗他人）。
12. 曾盗窃值钱的物品，但未当着受害者的面（如入店行窃但未破门而入、伪造）。

严重违反规则

13. 在 13 岁之前就经常夜不归宿，尽管父母对其行为进行了禁止。
14. 生活在父母家或父母的代理人的家时，曾至少 2 次离开家在外过夜，或有过 1 次长时间不回家的经历。
15. 在 13 岁之前就经常逃学。

B. 这种行为障碍对社交、学业或职业功能造成有临床意义的损害。

C. 如果个体的年龄为 18 岁或以上，则其表现不符合反社会型人格障碍的诊断标准。

标注是否是：

F91.1 儿童期起病型：在 10 岁以前，个体至少表现出品行障碍的一种典型症状。

F91.2 青少年期起病型：在 10 岁以前，个体没有表现出品行障碍的典型症状。

F91.9 未特定起病型：符合品行障碍的诊断标准，但是没有足够的可获得的信息来确定个体起病于 10 岁之前还是之后。

标注如果是：

伴有限的亲社会情感：符合此标注的个体必须表现出至少两项特征，且这些特征在多种关系和场所中持续至少 12 个月。这些特征反映了在此期间个体典型的人际关系和情感功能的模式，这些特征不只是偶尔出现在某些情况下。因此，临床工作者在评估此标注时，应参考多个信息来源。除了个体的自我报告，临床工作者还需要参考那些与个体有长期接触的人（如父母、老师、同事、亲戚、同伴）所提供的报告。

缺乏悔意或内疚：做错事时没有不好的感觉或不觉得内疚（不包括被捕获和/或面临惩罚时表明悔意）。个体通常不关心自己的行为对他人造成的负性后果，如个体不后悔伤害他人或不在意违反规则的后果。

冷酷-缺乏共情：个体不顾及、不考虑他人的感受，且个体被描述为冷血的和漠不关心的。个体似乎更关心他人的行为对自己的影响，而不是自己的行为对他人的影响，即使自己对他人造成了显著的伤害。

对表现不关心：个体不关心自己在学业、工作或其他重要活动中的不良/有问题的表现。个体即使有明确的期待，也不会为了表现得更好而付出必要的努力，并且通常把自己的不良表现归咎于他人。

情感冷淡或情感缺乏：个体不表达感受或向他人展示情感，或在情感表达上表现出冷漠和不真诚（例如，行为与表现出的情感相矛盾，能够快速地"打开"或"关闭"情感），或表达情感的目的是获取（如为了操纵或恐吓他人而表达情感)。

标注目前的严重程度:

轻度: 存在较少的诊断标准所提及的行为问题,且行为问题(如说谎、逃学、天黑后未经许可在外逗留或其他违反规定的行为)对他人造成的伤害较轻。

中度: 行为问题的数量和对他人的影响处于轻度和重度之间(如没有当着受害者的面偷窃、破坏)。

重度: 存在很多诊断标准所提及的行为问题,或行为问题(如强迫性性行为、躯体虐待、使用武器、当着受害者的面夺取物品、破门而入)对他人造成相当大的伤害。

反社会型人格障碍

反社会型人格障碍的诊断标准参见"人格障碍"一章。因为这种障碍与本章中的外源性品行障碍和物质相关及成瘾障碍中的那些障碍紧密相关,所以将其列在此处,其诊断标准在"人格障碍"一章。

纵火狂

诊断标准 F63.1

A. 至少有过 1 次故意且有目的的纵火行为。
B. 行动前感到紧张或经历了情感唤起。
C. 对火及相关场景(如工具、工具的使用、纵火的后果)感到迷恋、感兴趣、好奇。
D. 在纵火、目击燃烧或参与善后时感到愉快、满足或解脱。
E. 纵火不是为了获得金钱,不是为了表达社会政治观点、

破坏性、冲动控制及品行障碍

隐瞒犯罪活动、宣泄愤怒或复仇、改善自己的生活状况，不是对妄想或幻觉的反应，也不是判断力受损 [如重度神经认知障碍、智力发育障碍（智力障碍）、物质中毒] 的结果。

F. 不能用品行障碍、躁狂发作或反社会型人格障碍来更好地解释纵火行为。

偷窃狂

诊断标准   F63.2

A. 无法抵制偷窃物品的冲动，该冲动反复出现，偷窃物品并非为了个人使用或获取金钱。
B. 偷窃前紧张感增加。
C. 偷窃时感到愉快、满足或解脱。
D. 偷窃不是为了宣泄愤怒或复仇，也不是对妄想或幻觉的反应。
E. 不能用品行障碍、躁狂发作或反社会型人格障碍来更好地解释偷窃行为。

其他特定的破坏性、冲动控制及品行障碍

F91.8

此类型适用于那些具备破坏性、冲动控制及品行障碍的典型症状，且引起有临床意义的痛苦，或导致社交、职业或其他重要功能受损，但不符合破坏性、冲动控制及品行障碍诊断类别中的任何一种障碍的全部诊断标准的情况。可在下列情况下使用其他特定的破坏性、冲动控制及品行障碍这一诊断：临床工作者选择用它来描述不符合任何特定的破坏性、

冲动控制及品行障碍诊断标准的特定原因。临床工作者可通过记录"其他特定的破坏性、冲动控制及品行障碍"及其特定原因(如低频率的反复性行为爆发)来表明。

未特定的破坏性、冲动控制及品行障碍

F91.9

此类型适用于那些具备破坏性、冲动控制及品行障碍的典型症状,且引起有临床意义的痛苦,或导致社交、职业或其他重要功能受损,但不符合破坏性、冲动控制及品行障碍诊断类别中的任何一种障碍的全部诊断标准的情况。可在下列情况下使用此种未特定的破坏性、冲动控制及品行障碍:临床工作者选择不标注不符合破坏性、冲动控制及品行障碍诊断标准的特定原因,包括因信息不足(如在急诊室的环境下)而无法作出更具体的诊断。

物质相关及成瘾障碍

物质相关障碍涉及十种不同类别的物质，它们分别是：酒精，咖啡因，大麻，致幻剂 [包括不同类别的苯环己哌啶（或作用类似的活性芳基环己胺）和其他致幻剂]，吸入剂，阿片类物质，镇静剂、催眠药和抗焦虑药，兴奋剂（苯丙胺类物质、可卡因和其他兴奋剂），烟草及其他（或未知）物质。这十种物质并非截然不同的。如果过度摄取这些物质，这些物质会直接激活大脑的奖励系统，此系统能强化这些行为并产生记忆。这些物质不是通过适应性行为激活奖励系统的，而是通过奖励系统的强烈激活使正常的活动被忽略。每一类物质的药理上的奖励机制并不相同，但这些物质通常会激活奖励系统并使个体产生愉悦感，这种愉悦感经常被称为"快感"。此外，研究表明，在实际的物质使用之前的很长一段时间就可以在一些人的行为中观察到物质使用障碍的神经生物学根源（自我控制水平较低表明大脑抑制机制受损）。研究还表明，物质使用会对大脑抑制机制产生负性影响。

需要注意的是，在此类障碍中，"毒品成瘾"一词不被作为诊断术语使用，但是许多国家用该词描述与强迫性物质使用和习惯性物质使用有关的严重问题。更中性的术语物质使用障碍用于描述广泛的障碍，包括轻度到重度的慢性复发和毒品的强迫性使用。一些临床工作者会选择使用"毒品成瘾"一词来描述更严重的症状，但由于该词在定义上存在不确定性，并有潜在的负性含义，该词在 DSM-5 物质使用障碍的官方诊断术语中被省略了。

除了物质相关障碍，本章还包括赌博障碍。有证据表明，赌博行为的奖励系统的激活过程与毒品滥用相似，且其行为和症状与物质使用障碍类似。其他过度的行为模式（如网络游戏）也被描述过，但尚不清楚这些行为模式和其他行为综合征的研究进展。这种重复行为有时被称为行为成瘾（包括一些亚类别，如性成瘾、运动成瘾或购物成瘾），有时并未被包含在精神障碍中，因为目前缺乏充足的证据证明这些行为是精神障碍的诊断标准和病程描述。

物质相关障碍可以被分为物质使用障碍和物质所致的障碍。物质中毒、物质戒断和物质/药物所致的精神障碍可被归类为物质所致的障碍（DSM-5-TR 在相应章节中提供了精神病性障碍、双相及相关障碍、抑郁障碍、焦虑障碍、强迫及相关障碍、睡眠障碍、性功能失调、谵妄和神经认知障碍的诊断标准和文本）。物质/药物所致的精神障碍是由外源性物质对中枢神经系统的生理作用引起的，物质/药物主要包括：典型的毒品（如吸入剂、可卡因），精神活性药物（如兴奋剂、镇静催眠药），其他药物（如类固醇）和环境毒素（如有机磷杀虫剂）。

本章以物质使用障碍、物质中毒、物质戒断和物质/药物所致的精神障碍的诊断标准的总论开始，其中一些内容是跨物质类别的。为了反映各类物质的特征，本章的其余部分按照物质类别对相应的障碍进行阐述。为便于鉴别诊断，物质/药物所致的精神障碍的诊断标准和文本被放在与它们具有相同的现象学特征的精神障碍中（如物质/药物所致的抑郁障碍在"抑郁障碍"一章中）。需要注意的是，只有某些物质能够引起特定类型的物质所致的障碍。与特定物质类别有关的诊断类别参见下文中的表1。

物质相关及成瘾障碍

表1 与特定物质类别有关的诊断类别

特定物质	精神病性障碍	双相及相关障碍	抑郁障碍	焦虑障碍	强迫及相关障碍	睡眠障碍	性功能失调	谵妄	神经认知障碍	物质使用障碍	物质中毒	物质戒断
酒精	I/W	I/W	I/W	I/W		I/W	I/W	I/W	I/W	X(轻度、重度)	X	X	X
咖啡因				I		I/W						X	
大麻				I		I/W			I		X	X	
致幻剂													
苯环己哌啶	I*			I					I		X	X	
其他致幻剂	I*	I	I	I					I		X	X	
吸入剂	I		I	I					I	X(轻度、重度)	X	X	
阿片类物质			I/W	I/W		I/W	I/W	I/W			X	X	X
镇静剂、催眠药或抗焦虑药	I/W	I/W	I/W	W		I/W	I/W	I/W	I/W	X(轻度、重度)	X	X	X
兴奋剂	I	I/W	I/W	I/W		I/W	I/W	I	I/W	X(轻度)	X	X	X
烟草						W					X		X
其他（或未知）物质	I/W	I/W	I/W	I/W		I/W	I/W	I/W	I/W	X(轻度、重度)	X	X	X

注：① X 是指 DSM-5 的诊断类别。
② I 是指于中毒期间发生。
③ W 是指于戒断期间发生。
④ I/W 是指于中毒期间发生或戒断期间发生或障碍（闪回）。
⑤ "重度"是指重度神经认知障碍，"轻度"是指轻度神经认知障碍。

* 又名致幻剂持续性感知障碍（闪回）。

** 包括苯丙胺类物质、可卡因和其他或未特定的兴奋剂。

物质相关障碍

物质使用障碍

物质使用障碍的记录步骤

临床工作者应使用适用于物质类别的编码,并记录特定物质的名称。如临床工作者应记录 F13.20 中度阿普唑仑使用障碍(而不是中度镇静剂、催眠药或抗焦虑药使用障碍),或 F15.10 轻度甲基苯丙胺使用障碍(而不是轻度苯丙胺类物质使用障碍)。对于那些不属于任何类别的物质(如合成类固醇),应使用 ICD-10-CM 中的其他(或未知)物质使用障碍的编码,并标明特定的物质(如 F19.10 轻度合成类固醇使用障碍)。如果个体使用的物质是未知的,应使用同样的 ICD-10-CM 编码[即其他(或未知)物质使用障碍,如 F19.20 重度未知物质使用障碍]。如果个体的症状符合一种以上的物质使用障碍的诊断标准,则应给予共病的诊断(如 F11.20 重度海洛因使用障碍,F14.20 中度可卡因使用障碍)。

在为物质使用障碍标注 ICD-10-CM 编码时,应考虑个体是否有共病的物质所致的障碍(包括物质中毒和物质戒断)。在上述的第一个示例中,中度阿普唑仑使用障碍的编码为 F13.20,表明没有共病的阿普唑仑所致的精神障碍。因为物质所致的障碍的 ICD-10-CM 编码说明的是物质使用障碍是否存在及严重程度如何,所以物质使用障碍的编码只能在没有物质所致的障碍的情况下使用。额外的编码信息参见特定物质部分。

物质所致的障碍

物质中毒和物质戒断的记录步骤

临床工作者应使用适用于物质类别的编码,并记录特定物质的名称。如临床工作者应记录 F13.230 司可巴比妥戒断(而不是镇静剂、催眠药或抗焦虑药戒断),或 F15.120 甲基苯丙胺中毒(而不是苯丙胺类物质中毒)。需要注意的是,在给予物质中毒和物质戒断恰当的 ICD-10-CM 诊断编码时,应考虑是否有共病的物质使用障碍。在这个案例中,编码 F15.120 表明存在共病的轻度甲基苯丙胺使用障碍。如果没有共病的甲基苯丙胺使用障碍(且没有感知紊乱),则编码为 F15.920。特定物质中毒和戒断综合征的实际编码参见编码备注。

对于那些不属于任何类别的物质(如合成类固醇),应使用 ICD-10-CM 中的其他(或未知)物质中毒或其他(或未知)物质戒断的编码,并标明特定的物质(如 F19.920 合成类固醇中毒)。如果个体使用的物质是未知的,应使用同样的编码,即其他(或未知)物质所对应的编码,如 F19.920 未知物质中毒。如果个体有与特定的物质有关的症状或问题,但不符合任何特定物质相关障碍的诊断标准,则应使用未特定的物质所对应的编码(如 F12.99 未特定的大麻相关障碍)。

如上所述,ICD-10-CM 中物质相关的编码是由物质使用障碍和物质所致的障碍的临床表现组合而成的单一编码。因此,如果个体同时存在海洛因戒断和中度海洛因使用障碍,则给予单一的海洛因戒断的编码(F11.23),以包含上述的两项信息。额外的编码信息参见特定物质部分。

物质/药物所致的精神障碍的记录步骤

DSM-5-TR 中共享症状学的障碍的相应章节提供了特定物质/药物所致的精神障碍的诊断标准、编码备注和记录步骤

（物质/药物所致的精神障碍参见如下章节："精神分裂症谱系及其他精神病性障碍""双相及相关障碍""抑郁障碍""焦虑障碍""强迫及相关障碍""睡眠-觉醒障碍""性功能失调"和"神经认知障碍"）。当记录那些共病物质使用障碍的物质/药物所致的精神障碍时，临床工作者只应给予单一的诊断，以反映物质/药物的类型、物质/药物所致的精神障碍的类型及共病的物质使用障碍的严重程度（如可卡因所致的精神病性障碍，伴重度可卡因使用障碍）。对于未共病物质使用障碍的物质/药物所致的精神障碍（如该障碍是由使用1次物质/药物所致的），仅记录物质/药物所致的精神障碍（如皮质类固醇所致的抑郁障碍）。每一种物质/药物所致的精神障碍的"记录步骤"部分说明了物质/药物所致的精神障碍的诊断名称所需的额外信息。

酒精相关障碍

酒精使用障碍

诊断标准

A. 有问题的酒精使用模式导致显著的有临床意义的损害或痛苦，在12个月内至少有下列两项表现：
  1. 酒精的摄入量常常比预期的摄入量更大或摄入的时间更长。
  2. 有试图减少或控制酒精使用的持续愿望或失败的努力。
  3. 将大量时间花在获得酒精、使用酒精或从其效应中恢复的必要活动上。
  4. 对使用酒精有强烈的欲望或迫切的要求。

5. 反复的酒精使用导致个体不能履行在工作、学校或家庭中所扮演的主要角色的义务。
6. 尽管酒精使用持久地、反复地引起或加重社会问题和人际交往问题,但个体仍然继续使用酒精。
7. 因使用酒精而放弃或减少重要的社交活动、职业活动或娱乐活动。
8. 在酒精对躯体有害的情况下反复使用酒精。
9. 尽管认识到使用酒精可能会持续地、反复地引起或加重生理或心理问题,个体仍然继续使用酒精。
10. 耐受,通过下列两项中的一项来定义:
    a. 需要显著增加酒精的摄入量以实现过瘾的目的或达到预期的效应。
    b. 继续使用等量的酒精会使效应显著减弱。
11. 戒断,表现为下列两项中的一项:
    a. 特征性酒精戒断综合征(参见酒精戒断诊断标准A和B)。
    b. 为缓解症状或避免戒断症状出现而使用酒精(或密切相关的物质,如苯二氮䓬类物质)

标注如果是:

早期缓解:先前符合酒精使用障碍的全部诊断标准,在至少3个月内(不超过12个月)不符合酒精使用障碍的任何一项诊断标准(但可能符合诊断标准A4"对使用酒精有强烈的欲望或迫切的要求")。

持续缓解:先前符合酒精使用障碍的全部诊断标准,在12个月内(或更长时间)不符合酒精使用障碍的任何一项诊断标准(但可能符合诊断标准A4"对使用酒精有强烈的欲望或迫切的要求")。

标注如果是:

在受控制的环境下:这一额外标注适用于处在酒精获得

受限的环境中的个体。

基于目前的严重程度/缓解情况编码：如果个体也存在酒精中毒、酒精戒断或其他酒精所致的精神障碍，则不使用下列酒精使用障碍的编码，而是用酒精所致的障碍编码的第四位数字来表明共病酒精使用障碍（参见酒精中毒、酒精戒断或特定的酒精所致的精神障碍的编码备注）。如果酒精中毒与酒精使用障碍共病，则只给予酒精中毒的编码，第四位数字表明共病的酒精使用障碍的严重程度，如 F10.129 轻度酒精使用障碍伴酒精中毒，或 F10.229 中度或重度酒精使用障碍伴酒精中毒。

标注目前的严重程度/缓解情况:

F10.10 轻度：存在 2～3 项症状

F10.11 轻度、早期缓解；

F10.11 轻度、持续缓解。

F10.20 中度：存在 4～5 项症状

F10.21 中度、早期缓解；

F10.21 中度、持续缓解。

F10.20 重度：存在 6 项及以上症状

F10.21 重度、早期缓解；

F10.21 重度、持续缓解。

酒精中毒

诊断标准

A. 近期饮酒。
B. 在饮酒过程中或不久后出现有显著临床意义的问题行为或心理变化（如不当的性行为或攻击行为、情绪不稳定、判断力受损）。
C. 在酒精使用过程中或不久后至少出现下列六项体征或症

状中的一项：

1. 口齿不清。
2. 不协调。
3. 步态不稳。
4. 眼球震颤。
5. 注意力或记忆力受损。
6. 木僵或昏迷。

D. 这些体征或症状不能归因于其他躯体疾病，也不能用其他精神障碍（包括其他物质中毒）来更好地加以解释。

编码备注：ICD-10-CM 编码基于是否共病酒精使用障碍。如果共病轻度酒精使用障碍，ICD-10-CM 编码为 F10.120；如果共病中度或重度酒精使用障碍，ICD-10-CM 编码为 F10.220；如果不与酒精使用障碍共病，ICD-10-CM 编码为 F10.920。

酒精戒断

诊断标准

A. 长期重度饮酒后停止（或减少）饮酒。
B. 停止（或减少）饮酒后的数小时或数天内至少出现下列两项表现：
   1. 自主神经功能亢进（如出汗或脉搏超过100次/分钟）。
   2. 手部震颤加重。
   3. 失眠。
   4. 恶心或呕吐。
   5. 视觉、触觉或听觉出现短暂的幻觉或错觉。
   6. 精神运动性激越。
   7. 焦虑。
   8. 全身强直-阵挛性癫痫。
C. 诊断标准B的体征或症状引起显著的有临床意义的痛苦，或导致社交、职业或其他重要功能受损。

D. 这些体征或症状不能归因于其他躯体疾病,也不能用其他精神障碍(包括其他物质中毒或物质戒断)来更好地加以解释。

标注如果是:

伴感知紊乱:当幻觉(通常为视觉或触觉)出现在现实感测试未出现问题的情况下,或听觉、视觉或触觉上的错觉出现在无谵妄时,可使用此标注,此标注在极少数情况下使用。

编码备注:ICD-10-CM 编码基于是否共病酒精使用障碍,以及是否伴有感知紊乱。

对于酒精戒断,无感知紊乱:如果共病轻度酒精使用障碍,ICD-10-CM 编码为 F10.130;如果共病中度或重度酒精使用障碍,ICD-10-CM 编码为 F10.230;如果未共病酒精使用障碍,ICD-10-CM 编码为 F10.930。

对于酒精戒断,伴感知紊乱:如果共病轻度酒精使用障碍,ICD-10-CM 编码为 F10.132;如果共病中度或重度酒精使用障碍,ICD-10-CM 编码为 F10.232;如果未共病酒精使用障碍,ICD-10-CM 编码为 F10.932。

酒精所致的精神障碍

DSM-5-TR 已对下列酒精所致的精神障碍进行了描述,这些障碍与其他章节中的精神障碍有类似的临床表现(参见各章节的物质/药物所致的精神障碍)。这些障碍包括:酒精所致的精神病性障碍(参见"精神分裂症谱系及其他精神病性障碍")、酒精所致的双相及相关障碍(参见"双相及相关障碍")、酒精所致的抑郁障碍(参见"抑郁障碍")、酒精所致的焦虑障碍(参见"焦虑障碍")、酒精所致的睡眠障碍(参见"睡眠–觉醒障碍")、酒精所致的性功能失调(参见"性

物质相关及成瘾障碍

功能失调")和酒精所致的重度或轻度神经认知障碍(参见"神经认知障碍")。若想了解酒精中毒性谵妄和酒精戒断性谵妄,参见"神经认知障碍"一章中关于谵妄的诊断标准和讨论。只有当症状严重到引起独立的临床关注时,才能给予酒精所致的精神障碍的诊断,而不是酒精中毒和酒精戒断。

未特定的酒精相关障碍

F10.99

此类型适用于那些具备酒精相关障碍的典型症状,且引起有显著的临床意义的痛苦,或导致社交、职业或其他重要功能受损,但不符合任何一种特定的酒精相关障碍或物质相关及成瘾障碍诊断类别中任何一种障碍的全部诊断标准的情况。

咖啡因相关障碍

咖啡因中毒

诊断标准 F15.920

A. 近期使用咖啡因(摄入量通常远远超过 250 mg)。
B. 在使用咖啡因的过程中或不久后出现下列体征或症状中的至少五项:
 1. 焦躁不安。
 2. 神经紧张。
 3. 兴奋。
 4. 失眠。
 5. 面红。

6. 多尿。
   7. 胃肠功能紊乱。
   8. 肌肉抽搐。
   9. 思维和言语散漫。
   10. 心动过速或心律失常。
   11. 在一段时间内不知疲倦。
   12. 精神运动性激越。
C. 诊断标准B的体征或症状引起显著的有临床意义的痛苦，或导致社交、职业或其他重要功能受损。
D. 这些体征或症状不能归因于其他躯体疾病，也不能用其他精神障碍（包括其他物质中毒）来更好地加以解释。

咖啡因戒断

诊断标准　　　　　　　　　　　　　　　　　　　　　F15.93

A. 长期每日使用咖啡因。
B. 突然停止或减少咖啡因的使用后，在24小时内出现下列几项体征或症状中的至少三项：
   1. 头痛。
   2. 显著的疲劳或困倦。
   3. 心境烦躁不安、心境抑郁或易激惹。
   4. 难以集中注意力。
   5. 感冒样症状（恶心、呕吐或肌肉疼痛、僵直）。
C. 诊断标准B的体征或症状引起显著的有临床意义的痛苦，或导致社交、职业或其他重要功能受损。
D. 这些体征或症状与其他躯体疾病的生理效应（如偏头痛、病毒性疾病）无关，也不能用其他精神障碍（包括物质中毒或物质戒断）来更好地加以解释。

咖啡因所致的精神障碍

DSM-5-TR 已对下列咖啡因所致的精神障碍进行了描述，这些障碍与其他章节的精神障碍有类似的临床表现（参见各章节的物质/药物所致的精神障碍）。这些障碍包括：咖啡因所致的焦虑障碍（"焦虑障碍"）、咖啡因所致的睡眠障碍（"睡眠-觉醒障碍"）。只有当症状严重到引起独立的临床关注时，才能给予咖啡因所致的精神障碍的诊断，而不是咖啡因中毒或咖啡因戒断。

未特定的咖啡因相关障碍

F15.99

此类型适用于那些具备咖啡因相关障碍的典型症状，且引起显著的有临床意义的痛苦，或导致社交、职业或其他重要功能受损，但不符合任何一种特定的咖啡因相关障碍或物质相关及成瘾障碍诊断类别中任何一种障碍的全部诊断标准的情况。

大麻相关障碍

大麻使用障碍

诊断标准

A. 个体存在有问题的大麻使用模式，这种模式导致显著的有临床意义的损害或痛苦，个体在 12 个月内至少有下列两项表现：

1. 大麻的摄入量经常比预期的摄入量大，或大麻的使用时间比预期的使用时间长。
2. 有试图减少或控制大麻使用的持续愿望或失败的

努力。
3. 将大量时间花在获得大麻、使用大麻或从其效应中恢复的必要活动上。
4. 对使用大麻有强烈的欲望或迫切的要求。
5. 反复的大麻使用导致个体不能履行在工作、学校或家庭中所扮演的主要角色的义务。
6. 尽管使用大麻持久地、反复地引起或加重社会问题和人际交往问题,但个体仍然继续使用大麻。
7. 因使用大麻而放弃或减少重要的社交活动、职业活动或娱乐活动。
8. 在大麻对躯体有害的情况下反复使用大麻。
9. 尽管认识到使用大麻可能会持续地、反复地引起或加重生理或心理问题,个体仍然继续使用大麻。
10. 耐受,表现为下列两项中的一项:
    a. 需要显著增加大麻的摄入量,以实现过瘾的目的或达到预期的效应。
    b. 继续使用等量的大麻会使效应显著减弱。
11. 戒断,表现为下列两项中的一项:
    a. 有典型的大麻戒断综合征(参见大麻戒断诊断标准A和B)。
    b. 为缓解症状或避免戒断症状出现而使用大麻(或密切相关的物质)。

标注如果是:

早期缓解:先前符合大麻使用障碍的全部诊断标准,在至少3个月(不超过12个月)内不符合大麻使用障碍的任何一条诊断标准(但可能符合诊断标准A4"对使用大麻有强烈的欲望或迫切的要求")。

持续缓解:先前符合大麻使用障碍的全部诊断标准,在12个月(或更长时间)内不符合大麻使用障碍的任何一条诊断标准(但可能符合诊断标准A4"对使用大麻有强烈的欲望或迫切的要求")。

标注如果是:

在受控制的环境下：这一额外标注适用于处在大麻获得受限的环境中的个体。

基于目前的严重程度/缓解情况编码：如果个体也存在大麻中毒、大麻戒断或其他大麻所致的精神障碍，则不使用下列大麻使用障碍的编码，而是用大麻所致的障碍编码的第四位数字来表明共病大麻使用障碍（参见大麻中毒、大麻戒断或特定的大麻所致的精神障碍的编码备注）。如果大麻所致的焦虑障碍与大麻使用障碍共病，则只给予大麻所致的焦虑障碍的编码，第四位数字表明共病的大麻使用障碍的严重程度，如F12.180轻度大麻使用障碍伴大麻所致的焦虑障碍，或F12.280中度或重度大麻使用障碍伴大麻所致的焦虑障碍。

标注目前的严重程度/缓解情况：

F12.10 轻度：存在二至三项症状

F12.11 轻度、早期缓解；

F12.11 轻度、持续缓解。

F12.20 中度：存在四至五项症状

F12.21 中度、早期缓解；

F12.21 中度、持续缓解。

F12.20 重度：存在六项及以上症状

F12.21 重度、早期缓解；

F12.21 重度、持续缓解。

大麻中毒

诊断标准

A. 近期使用大麻。

B. 在使用大麻的过程中或不久后出现有显著临床意义的问题行为或心理变化（如运动共济失调、愉快、焦虑、感到时间变慢、判断力受损、社交退缩）。

C. 在使用大麻2小时内至少出现下列四项体征或症状中的两项：

1. 眼结膜充血。
2. 食欲增加。
3. 口干。
4. 心动过速。

D. 这些体征或症状不能归因于其他躯体疾病，也不能用其他精神障碍（包括其他物质中毒）来更好地加以解释。

标注如果是：

伴感知紊乱：幻觉伴完整的现实感测试，或在无谵妄时出现听觉、视觉或触觉上的错觉。

编码备注：ICD-10-CM 编码基于是否共病大麻使用障碍、是否伴有感知紊乱。

大麻中毒，无感知紊乱：如果共病轻度大麻使用障碍，ICD-10-CM 编码为 F12.120；如果共病中度或重度大麻使用障碍，ICD-10-CM 编码为 F12.220；如果不与大麻使用障碍共病，ICD-10-CM 编码为 F12.920。

大麻中毒，伴感知紊乱：如果共病轻度大麻使用障碍，ICD-10-CM 编码为 F12.122；如果共病中度或重度大麻使用障碍，ICD-10-CM 编码为 F12.222；如果不与大麻使用障碍共病，ICD-10-CM 编码为 F12.922。

大麻戒断

诊断标准

A. 长期大量使用（即通常每日或几乎每日使用，持续至少数月）大麻后停止。
B. 在符合诊断标准 A 的情况下，个体在大约 1 周内出现下列七项体征和症状中的至少三项：
  1. 易激惹、愤怒或出现攻击行为。
  2. 神经紧张或焦虑。
  3. 睡眠困难（如失眠、出现令人不安的梦）。
  4. 食欲下降或体重减轻。
  5. 焦躁不安。
  6. 心境抑郁。
  7. 个体有腹痛、颤抖/震颤、出汗、发热、寒战或头痛等躯体症状（至少有一项），并有显著的不适感。
C. 诊断标准 B 的体征或症状引起显著的有临床意义的痛苦，或导致社交、职业或其他重要功能受损。
D. 这些体征或症状不能归因于其他躯体疾病，也不能用其他精神障碍（包括其他物质中毒或物质戒断）来更好地加以解释。

编码备注：ICD-10-CM 编码基于是否共病大麻使用障碍。如果共病轻度大麻使用障碍，ICD-10-CM 编码为 F12.13；如果共病中度或重度大麻使用障碍，ICD-10-CM 编码为 F12.23；在无大麻使用障碍的情况下发生的大麻戒断（如个体仅在适当的医疗监管下使用大麻）的 ICD-10-CM 编码为 F12.93。

大麻所致的精神障碍

DSM-5-TR 已对下列大麻所致的精神障碍进行了描述，这些障碍与其他章节的精神障碍有类似的临床表现（参见这些章节中的物质/药物所致的精神障碍）。这些障碍包括：大麻所致的精神病性障碍（参见"精神分裂症谱系及其他精神病性障碍"）、大麻所致的焦虑障碍（参见"焦虑障碍"）、大麻所致的睡眠障碍（参见"睡眠-觉醒障碍"）。了解大麻中毒性谵妄和按医嘱服用药用大麻受体激动剂所致的谵妄，可参见"神经认知障碍"一章中谵妄的诊断标准和相关讨论。在症状严重到引起独立的临床关注时，才应给予大麻所致的精神障碍的诊断，而非大麻中毒或大麻戒断。

未特定的大麻相关障碍

F12.99

此类型适用于那些具备大麻相关障碍的典型症状，且引起显著的有临床意义的痛苦，或导致社交、职业或其他重要功能受损，但不符合任何一种特定的大麻相关障碍或物质相关及成瘾障碍诊断类别中的任何一种障碍的全部诊断标准的情况。

致幻剂相关障碍

苯环己哌啶使用障碍

诊断标准

A. 具有一种导致显著的有临床意义的损害或痛苦的苯环己哌啶（或药理学上相似的物质）使用模式，个体在 12 个月内至少有下列两项表现：
   1. 苯环己哌啶的摄入量通常比预期摄入量更大，或摄入时间比预期摄入时间更长。
   2. 有试图减少或控制苯环己哌啶使用的持久愿望并付出过努力，但并未成功。

3. 将大量时间花在获得苯环己哌啶、使用苯环己哌啶或从其效应中恢复的必要活动上。
4. 对使用苯环己哌啶有强烈的欲望或迫切的要求。
5. 反复使用苯环己哌啶导致个体不能履行其在工作、学校或家庭中所扮演的主要角色的义务（如反复出现与苯环己哌啶使用相关的工作缺勤或工作表现不佳，与苯环己哌啶相关的缺课、停学或被学校开除，忽视儿童或家务）。
6. 尽管苯环己哌啶的效应会持续地、反复地引起或加重社会问题和人际交往问题（如因中毒的后果与配偶争吵、打架），个体仍然继续使用苯环己哌啶。
7. 因使用苯环己哌啶而放弃或减少重要的社交活动、职业活动或娱乐活动。
8. 在对躯体有害的情况下反复使用苯环己哌啶（如在被苯环己哌啶损害时开车或操作机器）。
9. 尽管认识到使用苯环己哌啶可能会持续地、反复地引起或加重生理问题或心理问题，个体仍然继续使用苯环己哌啶。
10. 耐受，通过下列两项中的一项来定义：

    a. 需要显著增加苯环己哌啶的摄入量，以达到过瘾的目的或实现预期的效应。

    b. 继续使用等量的苯环己哌啶会使效应显著减弱。

注：尚不确定苯环己哌啶的戒断症状和体征，所以与戒断相关的诊断标准不适用于苯环己哌啶使用障碍（苯环己哌啶的戒断已有动物的报告，但尚无人类使用者的记录）。

标注如果是：

早期缓解：先前符合苯环己哌啶使用障碍的全部诊断标准，但在至少 3 个月内（不超过 12 个月）不符合苯环己哌啶使用障碍的任何一条诊断标准（但可能符合诊断标准 A4 "对使用苯环己哌啶有强烈的欲望或迫切的要求"）。

持续缓解：先前符合苯环己哌啶使用障碍的全部诊断标准，在 12 个月内（或更长时间）不符合苯环己哌啶使用障碍的任何一条诊断标准（但可能符合诊断标准 A4"对使用苯环己哌啶有强烈的欲望或迫切的要求"）。

标注如果是：

在受控制的环境下：这一额外标注适用于处在获得苯环己哌啶受限的环境中的个体。

基于目前的严重程度/缓解情况编码：如果个体存在苯环己哌啶中毒或其他苯环己哌啶所致的精神障碍，则不使用下列苯环己哌啶使用障碍的编码，而是使用苯环己哌啶所致的精神障碍的编码的第四位数字来表明共病苯环己哌啶使用障碍（参见苯环己哌啶中毒或特定的苯环己哌啶所致的精神障碍的编码备注）。如果共病苯环己哌啶所致的精神病性障碍，则只给予苯环己哌啶所致的精神病性障碍的编码，第四位数字表明共病的苯环己哌啶使用障碍的严重程度。例如，F16.159 为轻度苯环己哌啶使用障碍，伴苯环己哌啶所致的精神病性障碍；F16.259 为中度或重度苯环己哌啶使用障碍，伴苯环己哌啶所致的精神病性障碍。

标注目前的严重程度/缓解情况：

F16.10 轻度：存在二至三项症状

F16.11 轻度、早期缓解；

F16.11 轻度、持续缓解。

F16.20 中度：存在四至五项症状

F16.21 中度、早期缓解；

F16.21 中度、持续缓解。

F16.20 重度：存在六项及以上症状

F16.21 重度、早期缓解；

F16.21 重度、持续缓解。

物质相关及成瘾障碍

其他致幻剂使用障碍

诊断标准

A. 具有一种有问题的、导致显著的有临床意义的损害或痛苦的致幻剂（非苯环己哌啶）使用模式，个体在 12 个月内至少有下列两项表现：

1. 致幻剂的摄入量通常比预期摄入量更大，或摄入时间比预期摄入时间更长。
2. 有试图减少或控制致幻剂使用的持久愿望并付出过努力，但并未成功。
3. 将大量的时间花在获得致幻剂、使用致幻剂或从其效应中恢复的必要活动上。
4. 对使用致幻剂有强烈的欲望或迫切的要求。
5. 反复使用致幻剂导致个体不能履行其在工作、学校或家庭中所扮演的主要角色的义务（如反复出现与致幻剂使用相关的工作缺勤或工作表现不佳，与致幻剂使用相关的缺课、停学或被学校开除，忽视儿童或家务）。
6. 尽管致幻剂的效应会持续地、反复地引起或加重社会问题和人际交往问题，个体仍然继续使用致幻剂（如因中毒的后果与配偶争吵、打架）。
7. 因使用致幻剂而放弃或减少重要的社交活动、职业活动或娱乐活动。
8. 在对躯体有害的情况下反复使用致幻剂（如在被致幻剂损害时开车或操作机器）。
9. 尽管认识到使用致幻剂可能会持续地、反复地引起或加重生理问题或心理问题，个体仍然继续使用致幻剂。
10. 耐受，通过下列两项中的一项来定义：
    a. 需要显著增加致幻剂的摄入量，以达到过瘾的目的或实现预期的效应。

b. 继续使用等量的致幻剂会使效应显著减弱。

注：尚不确定致幻剂的戒断症状和体征，所以与戒断相关的诊断标准不适用于其他致幻剂使用障碍。

标注**特定的**致幻剂。

标注如果是：

早期缓解：先前符合其他致幻剂使用障碍的全部诊断标准，但在至少3个月内（不超过12个月）不符合其他致幻剂使用障碍的任何一条诊断标准（但可能符合诊断标准A4"对使用致幻剂有强烈的欲望或迫切的要求"）。

持续缓解：先前符合其他致幻剂使用障碍的全部诊断标准，在12个月内（或更长时间）不符合其他致幻剂使用障碍的任何一条诊断标准（但可能符合诊断标准A4"对使用致幻剂有强烈的欲望或迫切的要求"）。

标注如果是：

在受控的环境下：这一额外标注适用于处在获得致幻剂受限的环境中的个体。

基于目前的严重程度/缓解情况编码：如果个体存在致幻剂中毒或其他致幻剂所致的精神障碍，则不使用下列致幻剂使用障碍的编码，而是使用致幻剂所致的精神障碍编码的第四位数字来表明共病致幻剂使用障碍（参见致幻剂中毒或特定的致幻剂所致的精神障碍的编码备注）。如果共病致幻剂所致的精神病性障碍和致幻剂使用障碍，则只给予致幻剂所致的精神病性障碍的编码，第四位数字表明共病的致幻剂使用障碍的严重程度，例如，F16.159为轻度致幻剂使用障碍，伴致幻剂所致的精神病性障碍；F16.259为中度或重度致幻剂使用障碍，伴致幻剂所致的精神病性障碍。

标注目前的严重程度/缓解情况：

F16.10 轻度：存在二至三项症状

F16.11 轻度、早期缓解；

F16.11 轻度、持续缓解。

F16.20 中度：存在四至五项症状

F16.21 中度、早期缓解；

F16.21 中度、持续缓解。

F16.20 重度：存在六项及以上症状

F16.21 重度、早期缓解；

F16.21 重度、持续缓解。

苯环己哌啶中毒

诊断标准

A. 近期使用苯环己哌啶（或在药理学上与苯环己哌啶相似的物质）。

B. 在使用苯环己哌啶的过程中或不久后出现显著的有临床意义的问题行为（如好斗、攻击、冲动、不可预测性、精神运动性激越、判断力受损）。

C. 在 1 小时内出现下列八项体征或症状中的至少两项：

注：当个体以烟吸、嗅吸或静脉注射的方式使用苯环己哌啶时，体征或症状可能迅速出现。

 1. 垂直性或水平性眼球震颤。
 2. 高血压或心动过速。
 3. 麻木或对疼痛的反应减弱。
 4. 共济失调。
 5. 构音障碍。
 6. 肌肉僵硬。
 7. 癫痫或昏迷。
 8. 听觉过敏。

D. 这些体征或症状不能归因于其他躯体疾病，也不能用其他精神障碍（包括其他物质中毒）来更好地加以解释。

编码备注：ICD-10-CM 编码基于是否共病苯环己哌啶使用障碍。如果共病轻度苯环己哌啶使用障碍，ICD-10-CM 编码为 F16.120；如果共病中度或重度苯环己哌啶使用障碍，ICD-10-CM 编码为 F16.220；如果不共病苯环己哌啶使用障碍，ICD-10-CM 编码为 F16.920。

其他致幻剂中毒

诊断标准

A. 近期使用一种致幻剂（非苯环己哌啶）。
B. 在使用致幻剂的过程中或不久后出现显著的有临床意义的问题行为或心理变化（如显著的焦虑或抑郁、牵连观念、害怕失去控制、偏执观念、判断力受损）。
C. 在使用致幻剂的过程中或不久后，在完全清醒和警觉的状态下出现感知改变的症状（如主观感知的强化、人格解体、现实解体、错觉、幻觉、联觉）。
D. 在致幻剂使用过程中或不久后出现下列七项体征或症状中的至少两项：
   1. 瞳孔扩大。
   2. 心动过速。
   3. 出汗。
   4. 心悸。
   5. 视力模糊。
   6. 震颤。
   7. 共济失调。
E. 这些体征或症状不能归因于其他躯体疾病，也不能用其他精神障碍（包括其他物质中毒）来更好地加以解释。

编码备注：ICD-10-CM 编码基于是否共病致幻剂使用障碍。如果共病轻度致幻剂使用障碍，ICD-10-CM 编码为 F16.120；

物质相关及成瘾障碍

如果共病中度或重度致幻剂使用障碍，ICD-10-CM 编码为 F16.220；如果不共病致幻剂使用障碍，ICD-10-CM 编码为 F16.920。

致幻剂持续性感知障碍

诊断标准   **F16.983**

A. 在停用一种致幻剂后，个体再次体验到一种或多种在致幻剂中毒期间体验到的感知症状（如几何图形幻觉、周围视野中出现错误的运动感知、颜色闪烁、色彩强化、感知到运动物体的形象余迹、正后像、在物体周围看到光环、视物显大、视物显小）。
B. 诊断标准A的体征或症状引起显著的有临床意义的痛苦，或导致个体社交、职业或其他重要功能受损。
C. 这些症状不能归因于其他躯体疾病（如解剖上的损伤、大脑感染、视觉癫痫），也不能用其他精神障碍（如谵妄、重度神经认知障碍、精神分裂症）或初醒幻觉来更好地加以解释。

苯环己哌啶所致的精神障碍

DSM-5-TR 已对其他苯环己哌啶所致的精神障碍进行了描述，这些障碍与其他章节的精神障碍有类似的临床表现（参见这些章节中的物质/药物所致的精神障碍）。这些障碍包括：苯环己哌啶所致的精神病性障碍（参见"精神分裂症谱系及其他精神病性障碍"）、苯环己哌啶所致的双相及相关障碍（参见"双相及相关障碍"）、苯环己哌啶所致的抑郁障碍（参见"抑郁障碍"）和苯环己哌啶所致的焦虑障碍（参见"焦虑障碍"）。

了解苯环己哌啶所致的中毒性谵妄及按医嘱服用氯胺酮所致的谵妄，可参见"神经认知障碍"一章中谵妄的诊断标准和相关讨论。只有当症状严重到引起独立的临床关注时，才能给予苯环己哌啶所致的精神障碍的诊断，而非苯环己哌啶中毒。

致幻剂所致的精神障碍

DSM-5-TR 已对下列致幻剂所致的精神障碍进行了描述，这些障碍与其他章节的精神障碍有类似的临床表现（参见这些章节中的物质/药物所致的精神障碍）。这些障碍包括：其他致幻剂所致的精神病性障碍（参见"精神分裂症谱系及其他精神病性障碍"）、其他致幻剂所致的双相及相关障碍（参见"双相及相关障碍"）、其他致幻剂所致的抑郁障碍（参见"抑郁障碍"）和其他致幻剂所致的焦虑障碍（参见"焦虑障碍"）。了解其他致幻剂所致的中毒性谵妄及按医嘱服用其他致幻剂所致的谵妄，可参见"神经认知障碍"一章中谵妄的诊断标准和相关讨论。只有当症状严重到引起独立的临床关注时，才能给予致幻剂所致的精神障碍的诊断，而非其他致幻剂中毒。

未特定的苯环己哌啶相关障碍

F16.99

此类型适用于那些具备苯环己哌啶相关障碍的典型症状，且引起显著的有临床意义的痛苦，或导致社交、职业或其他重要功能受损，但不符合任何一种特定的苯环己哌啶相关障碍或物质相关及成瘾障碍诊断类别中任何一种障碍的全部诊断标准的情况。

未特定的致幻剂相关障碍

F16.99

此类型适用于那些具备致幻剂相关障碍的典型症状,且引起显著的有临床意义的痛苦,或导致社交、职业或其他重要功能受损,但不符合任何一种特定的致幻剂相关障碍或物质相关及成瘾障碍诊断类别中任何一种障碍的全部诊断标准的情况。

吸入剂相关障碍

吸入剂使用障碍

诊断标准

A. 具有一种导致显著的有临床意义的损害或痛苦的有问题的烃基吸入剂物质使用模式,个体在 12 个月内至少有下列两项表现:
 1. 吸入剂物质的摄入量通常比预期摄入量更大,或摄入时间比预期摄入时间更长。
 2. 有试图减少或控制吸入剂物质使用的持久愿望并付出过努力,但并未成功。
 3. 将大量的时间花在获得吸入剂物质、使用吸入剂物质或从其效应中恢复的必要活动上。
 4. 对使用吸入剂物质有强烈的欲望或迫切的要求。
 5. 反复使用吸入剂物质导致个体不能履行其在工作、学校或家庭中所扮演的主要角色的义务。
 6. 尽管使用吸入剂物质会持续地、反复地引起或加重社会问题和人际交往问题,个体仍然继续使用它。

7. 因使用吸入剂物质而放弃或减少重要的社交活动、职业活动或娱乐活动。
8. 在对躯体有害的情况下反复使用吸入剂物质。
9. 尽管认识到使用吸入剂物质可能会持续地、反复地引起或加重生理问题或心理问题，个体仍然继续使用它。
10. 耐受，通过下列两项中的一项来定义：
    a. 需要显著增加吸入剂物质的摄入量，以达到过瘾的目的或实现预期的效应。
    b. 继续使用等量的吸入剂物质会使效应显著减弱。

标注特定的吸入剂：在可能的情况下，涉及的特定物质应当被命名（如"溶剂使用障碍"）。

标注如果是：

早期缓解：先前符合吸入剂使用障碍的全部诊断标准，但在至少 3 个月内（不超过 12 个月）不符合吸入剂使用障碍的任何一条诊断标准（但可能符合诊断标准 A4 "对使用吸入剂物质有强烈的欲望或迫切的要求"）。

持续缓解：先前符合吸入剂使用障碍的全部诊断标准，在 12 个月内（或更长时间）不符合吸入剂使用障碍的任何一条诊断标准（但可能符合诊断标准 A4 "对使用吸入剂物质有强烈的欲望或迫切的要求"）。

标注如果是：

在受控制的环境下：这一额外的标注适用于处在获得吸入剂物质受限的环境中的个体。

基于目前的严重程度／缓解情况编码：如果个体存在吸入剂中毒或其他吸入剂所致的精神障碍，则不使用下列吸入剂使用障碍的编码，而是使用吸入剂所致的精神障碍编码的第四位数字来表明共病吸入剂使用障碍（参见吸入剂中毒或特定的吸入剂所致的精神障碍的编码备注）。如果共病吸入剂所致的抑郁障碍和吸入剂使用障碍，则只给予吸入剂所致的抑郁障碍的编码，第四位数字表明共病的吸入剂使用障碍的严重程度。例如，F18.14 为轻度吸入剂使用障碍，伴吸入剂所致的抑郁障碍；F18.24 为中度或重度吸入剂使用障碍，伴吸入剂所致的抑郁障碍。

标注目前的严重程度/缓解情况：

F18.10 轻度：存在二至三项症状

F18.11 轻度、早期缓解；

F18.11 轻度、持续缓解。

F18.20 中度：存在四至五项症状

F18.21 中度、早期缓解；

F18.21 中度、持续缓解。

F18.20 重度：存在六项及以上症状

F18.21 重度、早期缓解；

F18.21 重度、持续缓解。

吸入剂中毒

诊断标准

A. 近期在短时间内有意或无意地、大剂量地接触吸入剂物质，包括挥发性烃基化合物，如甲苯或汽油。

B. 在接触吸入剂的过程中或不久后出现显著的有临床意义的问题行为或心理变化（如好战、攻击、淡漠、判断力受损）。

C. 在使用或接触吸入剂的过程中或不久后出现下列十三项体征或症状中的至少两项：

1. 头晕。
2. 眼球震颤。
3. 共济失调。
4. 口齿不清。

5. 步态不稳。
6. 昏睡。
7. 反射抑制。
8. 精神运动性迟滞。
9. 震颤。
10. 全身肌肉无力。
11. 视力模糊或复视。
12. 木僵或昏迷。
13. 愉快。

D. 这些体征或症状不能归因于其他躯体疾病,也不能用其他精神障碍(包括其他物质中毒)来更好地加以解释。

编码备注: ICD-10-CM 编码基于是否共病吸入剂使用障碍。如果共病轻度吸入剂使用障碍,ICD-10-CM 编码为 F18.120;如果共病中度或重度吸入剂使用障碍,ICD-10-CM 编码为 F18.220;如果不共病吸入剂使用障碍,ICD-10-CM 编码为 F18.920。

吸入剂所致的精神障碍

DSM-5-TR 已对下列吸入剂所致的精神障碍进行了描述,这些障碍与其他章节的精神障碍具有类似的临床表现(参见这些章节中的物质/药物所致的精神障碍)。这些障碍包括:吸入剂所致的精神病性障碍(参见"精神分裂症谱系及其他精神病性障碍")、吸入剂所致的抑郁障碍(参见"抑郁障碍")、吸入剂所致的焦虑障碍(参见"焦虑障碍")和吸入剂所致的重度或轻度神经认知障碍(参见"神经认知障碍")。了解吸入剂中毒性谵妄的相关内容,可参见"神经认知障碍"一章中谵妄的诊断标准和相关讨论。只有当症状严重到引起独立的临床关注时,才应给予吸入剂所致的精神障碍的诊断,而非吸入剂中毒。

未特定的吸入剂相关障碍

F18.99

此类型适用于那些具备吸入剂相关障碍的典型症状，且引起显著的有临床意义的痛苦，或导致社交、职业或其他重要功能受损，但不符合任何一种特定的吸入剂相关障碍或物质相关及成瘾障碍诊断类别中任何一种障碍的全部诊断标准的情况。

阿片类物质相关障碍

阿片类物质使用障碍

诊断标准

A. 具有一种有问题的导致显著的有临床意义的损害或痛苦的阿片类物质使用模式，个体在 12 个月内至少有下列两项表现：
  1. 阿片类物质的摄入量通常比预期摄入量更大，或摄入时间比预期摄入时间更长。
  2. 有试图减少或控制阿片类物质使用的持久愿望并付出过努力，但并未成功。
  3. 将大量的时间花在获得阿片类物质、使用阿片类物质或从其效应中恢复的必要活动上。
  4. 对使用阿片类物质有强烈的欲望或迫切的要求。
  5. 反复使用阿片类物质导致个体不能履行其在工作、学校或家庭中所扮演的主要角色的义务。
  6. 尽管阿片类物质的效应会持续地、反复地引起或加重社会问题和人际交往问题，个体仍然继续使用阿片类物质。
7. 因使用阿片类物质而放弃或减少重要的社交活动、职业活动或娱乐活动。
8. 在对躯体有害的情况下反复使用阿片类物质。
9. 尽管认识到该物质可能会持续地、反复地引起或加重生理问题或心理问题，个体仍然继续使用阿片类物质。
10. 耐受，通过下列两项中的一项来定义：
    a. 需要显著增加阿片类物质的摄入量，以达到过瘾的目的或实现预期的效应。
    b. 继续使用等量的阿片类物质会使效应显著减弱。

    注：此诊断标准不适用于仅在适当的医疗监管下使用阿片类物质的情况。
11. 戒断，表现为下列两项中的一项：
    a. 典型的阿片类物质戒断综合征（参见阿片类物质戒断诊断标准 A 和 B）。
    b. 为缓解症状或避免戒断症状出现而使用阿片类物质（或密切相关的物质）。

    注：此诊断标准不适用于仅在适当的医疗监管下使用阿片类物质的个体。

标注如果是：

早期缓解：先前符合阿片类物质使用障碍的全部诊断标准，但在至少 3 个月内（不超过 12 个月）不符合阿片类物质使用障碍的任何一条诊断标准（但可能符合诊断标准 A4 "对使用阿片类物质有强烈的欲望或迫切的要求"）。

持续缓解：先前符合阿片类物质使用障碍的全部诊断标准，在 12 个月内（或更长时间）不符合阿片类物质使用障碍的任何一条诊断标准（但可能符合诊断标准 A4 "对使用阿片类物质有强烈的欲望或迫切的要求"）。

物质相关及成瘾障碍

标注如果是:

维持治疗:这一额外标注适用于按医嘱服用激动剂药物（如美沙酮或丁丙诺啡），且不符合阿片类物质使用障碍（不包括激动剂的耐受或戒断）诊断标准的个体。此类型也适用于那些通过使用部分激动剂、激动剂/拮抗剂或完全拮抗剂（如口服纳曲酮或肌注纳曲酮）来维持治疗的个体。

在受控制的环境下:这一额外标注适用于处在获得阿片类物质受限的环境中的个体。

基于目前的严重程度/缓解情况编码:如果个体存在阿片类物质中毒、阿片类物质戒断或其他阿片类物质所致的精神障碍，则不使用下列阿片类物质使用障碍的编码，而是使用阿片类物质所致的障碍编码的第四位数字来表明共病阿片类物质使用障碍（参见阿片类物质中毒、阿片类物质戒断或特定的阿片类物质所致的精神障碍的编码备注）。如果共病阿片类物质所致的抑郁障碍和阿片类物质使用障碍，则只给予阿片类物质所致的抑郁障碍的编码，第四位数字表明共病的阿片类物质使用障碍的严重程度。例如，F11.14 为轻度阿片类物质使用障碍，伴阿片类物质所致的抑郁障碍；F11.24 为中度或重度阿片类物质使用障碍，伴阿片类物质所致的抑郁障碍。

标注目前的严重程度/缓解情况：

F11.10 轻度:存在二至三项症状
F11.11 轻度、早期缓解；
F11.11 轻度、持续缓解。
F11.20 中度:存在四至五项症状
F11.21 中度、早期缓解；
F11.21 中度、持续缓解。
F11.20 重度:存在六项及以上症状
F11.21 重度、早期缓解；
F11.21 重度、持续缓解。

阿片类物质中毒

诊断标准

A. 近期使用阿片类物质。

B. 在使用阿片类物质的过程中或不久后出现显著的有临床意义的问题行为或心理变化（如个体一开始有愉悦感，接着会出现淡漠、烦躁不安、精神运动性激越或迟滞、判断力受损的表现）。

C. 在使用阿片类物质的过程中或不久后瞳孔缩小（或严重中毒导致个体在缺氧时瞳孔扩大），并出现下列体征或症状中的至少一项：

1. 嗜睡或昏迷。
2. 口齿不清。
3. 注意力或记忆力受损。

D. 这些体征或症状不能归因于其他躯体疾病，也不能用其他精神障碍（包括其他物质中毒）来更好地加以解释。

标注如果是：

伴感知紊乱：在幻觉伴完整的现实感测试时，或听觉、视觉、触觉的错觉出现在无谵妄时使用此标注。此标注在极少数情况下使用。

编码备注：ICD-10-CM 编码基于是否共病阿片类物质使用障碍、是否伴有感知紊乱。

阿片类物质中毒，无感知紊乱：如果共病轻度阿片类物质使用障碍，ICD-10-CM 编码为 F11.120；如果共病中度或重度阿片类物质使用障碍，ICD-10-CM 编码为 F11.220；如果不共病阿片类物质使用障碍，ICD-10-CM 编码为 F11.920。

阿片类物质中毒，伴感知紊乱：如果共病轻度阿片类物质使用障碍，ICD-10-CM 编码为 F11.122；如果共病

物质相关及成瘾障碍

中度或重度阿片类物质使用障碍,ICD-10-CM 编码为 F11.222;如果不共病阿片类物质使用障碍,ICD-10-CM 编码为 F11.922。

阿片类物质戒断

诊断标准

A. 存在下列两项中的一项:
 1. 在长期(即数周或更长时间)大量使用阿片类物质后停止(或减少)使用。
 2. 在使用阿片类物质一段时间后使用阿片类物质拮抗剂。
B. 在符合诊断标准 A 的基础上,个体在数分钟或数天内出现下列体征或症状中的至少三项:
 1. 烦躁不安的心境。
 2. 恶心或呕吐。
 3. 肌肉疼痛。
 4. 流泪、流涕。
 5. 瞳孔扩大、竖毛或出汗增多。
 6. 腹泻。
 7. 打哈欠。
 8. 发热。
 9. 失眠。
C. 诊断标准 B 中的体征或症状引起显著的有临床意义的痛苦,或导致社交、职业或其他重要功能受损。
D. 这些体征或症状不能归因于其他躯体疾病,也不能用其他精神障碍(包括其他物质中毒或物质戒断)来更好地加以解释。

编码备注:ICD-10-CM 编码基于是否共病阿片类物质使用障

碍。如果共病轻度阿片类物质使用障碍,ICD-10-CM 编码为 F11.13；如果共病中度或重度阿片类物质使用障碍,ICD-10-CM 编码为 F11.23；在无阿片类物质使用障碍的情况下发生的阿片类物质戒断（如个体仅在适当的医疗监管下使用阿片类物质）的 ICD-10-CM 编码为 F11.93。

阿片类物质所致的精神障碍

DSM-5-TR 已对下列阿片类物质所致的精神障碍进行了描述，这些障碍与其他章节的精神障碍具有类似的临床表现（参见这些章节中的物质/药物所致的精神障碍）。这些障碍包括：阿片类物质所致的抑郁障碍（参见"抑郁障碍"）、阿片类物质所致的焦虑障碍（参见"焦虑障碍"）、阿片类物质所致的睡眠障碍（参见"睡眠-觉醒障碍"）和阿片类物质所致的性功能失调（参见"性功能失调"）。了解阿片类物质中毒性谵妄、阿片类物质戒断性谵妄、按医嘱服用阿片类物质所致的谵妄的相关内容，可参见"神经认知障碍"一章中谵妄的诊断标准和相关讨论。只有当症状严重到引起独立的临床关注时，才能给予阿片类物质所致的精神障碍（而非阿片类物质中毒或阿片类物质戒断）的诊断。

未特定的阿片类物质相关障碍

F11.99

此类型适用于那些具备阿片类物质相关障碍的典型症状，且引起显著的有临床意义的痛苦，或导致社交、职业或其他重要功能受损，但不符合任何一种特定的阿片类物质相关障碍或物质相关及成瘾障碍诊断类别中任何一种障碍的全部诊断标准的情况。

镇静剂、催眠药或抗焦虑药相关障碍

镇静剂、催眠药或抗焦虑药使用障碍

诊断标准

A. 具有一种有问题的导致显著的有临床意义的损害或痛苦的镇静剂、催眠药或抗焦虑药使用模式，个体在 12 个月内至少有下列两项表现：
  1. 镇静剂、催眠药或抗焦虑药的摄入量通常比预期摄入量更大，或摄入时间比预期摄入时间更长。
  2. 有试图减少或控制镇静剂、催眠药或抗焦虑药使用的持久愿望并付出过行动，但并未成功。
  3. 将大量的时间花在获得并使用镇静剂、催眠药或抗焦虑药的必要活动或从其效应中恢复的必要活动上。
  4. 对使用镇静剂、催眠药或抗焦虑药有强烈的欲望或迫切的要求。
  5. 反复使用镇静剂、催眠药或抗焦虑药导致个体不能履行其在工作、学校或家庭中所扮演的主要角色的义务（如与镇静剂、催眠药或抗焦虑药使用相关的反复的工作缺勤或工作表现不佳，与镇静剂、催眠药或抗焦虑药相关的缺课、停学或被学校开除，忽视儿童或家务）。
  6. 尽管镇静剂、催眠药或抗焦虑药的效应会持续地、反复地引起或加重社会问题和人际交往问题（如因中毒的后果与配偶争吵、打架），个体仍然继续使用镇静剂、催眠药或抗焦虑药。
  7. 因使用镇静剂、催眠药或抗焦虑药而放弃或减少重要的社交活动、职业活动或娱乐活动。
  8. 在对躯体有害的情况下（如个体在遭受镇静剂、催眠药或抗焦虑药的损害时开车或操作机器）反复使用镇静剂、催眠药或抗焦虑药。

9. 尽管认识到镇静剂、催眠药或抗焦虑药可能会持续地、反复地引起或加重生理问题或心理问题，个体仍然继续使用该类物质。
10. 耐受，通过下列两项中的一项来定义：
    a. 需要显著增加镇静剂、催眠药或抗焦虑药的摄入量，以达到过瘾的目的或实现预期的效应。
    b. 继续使用等量的镇静剂、催眠药或抗焦虑药会使效应显著减弱。

注：此诊断标准不适用于仅在适当的医疗监管下使用镇静剂、催眠药或抗焦虑药的个体。

11. 戒断，表现为下列两项中的一项：
    a. 典型的镇静剂、催眠药或抗焦虑药戒断综合征（参见镇静剂、催眠药或抗焦虑药戒断诊断标准A和B）。
    b. 为了缓解症状或避免戒断症状出现而使用镇静剂、催眠药或抗焦虑药（或密切相关的物质，如酒精）

注：此诊断标准不适用于仅在适当的医疗监管下使用镇静剂、催眠药或抗焦虑药的个体。

标注如果是：

早期缓解：先前符合镇静剂、催眠药或抗焦虑药使用障碍的全部诊断标准，但在至少3个月内（不超过12个月）不符合镇静剂、催眠药或抗焦虑药使用障碍的任何一条诊断标准（但可能符合诊断标准A4"对使用镇静剂、催眠药或抗焦虑药有强烈的欲望或迫切的要求"）。

持续缓解：先前符合镇静剂、催眠药或抗焦虑药使用障碍的全部诊断标准，在12个月内（或更长时间）不符合镇静剂、催眠药或抗焦虑药使用障碍的任何一条诊断标准(但可能符合诊断标准 A4 "对使用镇静剂、催眠药或抗焦虑药有强烈的欲望或迫切的要求")。

标注如果是:

在受控制的环境下:这一额外标注适用于处在获得镇静剂、催眠药或抗焦虑药受限的环境中的个体。

基于目前的严重程度/缓解情况编码:如果个体存在镇静剂、催眠药或抗焦虑药中毒,镇静剂、催眠药或抗焦虑药戒断,或其他镇静剂、催眠药或抗焦虑药所致的精神障碍,则不使用下列镇静剂、催眠药或抗焦虑药使用障碍的编码,而是使用镇静剂、催眠药或抗焦虑药所致的精神障碍编码的第四位数字来表明共病镇静剂、催眠药或抗焦虑药使用障碍(参见镇静剂、催眠药或抗焦虑药中毒的编码备注,镇静剂、催眠药或抗焦虑药戒断的编码备注,或特定的镇静剂、催眠药或抗焦虑药所致的精神障碍的编码备注)。如果共病镇静剂、催眠药或抗焦虑药所致的抑郁障碍和镇静剂、催眠药或抗焦虑药使用障碍,则只给予镇静剂、催眠药或抗焦虑药所致的抑郁障碍的编码,第四位数字表明共病的镇静剂、催眠药或抗焦虑药使用障碍的严重程度。例如,F13.14 为轻度镇静剂、催眠药或抗焦虑药使用障碍,伴镇静剂、催眠药或抗焦虑药所致的抑郁障碍;F13.24 为中度或重度镇静剂、催眠药或抗焦虑药使用障碍,伴镇静剂、催眠药或抗焦虑药所致的抑郁障碍。

标注目前的严重程度/缓解情况:

F13.10 轻度:存在二至三项症状

F13.11 轻度、早期缓解;

F13.11 轻度、持续缓解。

F13.20 中度:存在四至五项症状

F13.21 中度、早期缓解;

F13.21 中度、持续缓解。

F13.20 重度：存在六项及以上症状

F13.21 重度、早期缓解；

F13.21 重度、持续缓解。

镇静剂、催眠药或抗焦虑药中毒

诊断标准

A. 近期使用镇静剂、催眠药或抗焦虑药。
B. 在使用镇静剂、催眠药或抗焦虑药的过程中或不久后出现显著的有临床意义的适应不良行为或心理变化（如不当的性行为或攻击行为、情绪不稳定、判断力受损）。
C. 在使用镇静剂、催眠药或抗焦虑药的过程中或不久后出现下列体征或症状中的至少一项：
    1. 口齿不清。
    2. 共济失调。
    3. 步态不稳。
    4. 眼球震颤。
    5. 认知受损（如注意力、记忆力受损）。
    6. 木僵或昏迷。
D. 这些体征或症状不能归因于其他躯体疾病，也不能用其他精神障碍（包括其他物质中毒）来更好地加以解释。

编码备注：ICD-10-CM 编码基于是否共病镇静剂、催眠药或抗焦虑药使用障碍。如果共病轻度镇静剂、催眠药或抗焦虑药使用障碍，ICD-10-CM 编码为 F13.120；如果共病中度或重度镇静剂、催眠药或抗焦虑药使用障碍，ICD-10-CM 编码为 F13.220；如果不共病镇静剂、催眠药或抗焦虑药使用障碍，ICD-10-CM 编码为 F13.920。

物质相关及成瘾障碍

镇静剂、催眠药或抗焦虑药戒断

诊断标准

A. 在长期使用镇静剂、催眠药或抗焦虑药后停止（或减少）使用。

B. 个体在停止（或减少）使用镇静剂、催眠药或抗焦虑药后的数小时或数天内至少出现下列两项表现：

1. 自主神经活动亢进（如出汗或脉搏超过 100 次 / 分）。
2. 手部震颤。
3. 失眠。
4. 恶心或呕吐。
5. 短暂性视幻觉、触幻觉、听幻觉或错觉。
6. 精神运动性激越。
7. 焦虑。
8. 癫痫大发作。

C. 诊断标准 B 的体征或症状引起显著的有临床意义的痛苦，或导致社交、职业或其他重要功能受损。

D. 这些体征或症状不能归因于其他躯体疾病，也不能用其他精神障碍（包括其他物质中毒或物质戒断）来更好地加以解释。

标注如果是：

伴感知紊乱：此标注适用于幻觉伴完整的现实感测试时，或听错觉、视错觉、触错觉出现在无谵妄时。

编码备注：镇静剂、催眠药或抗焦虑药戒断的 ICD-10-CM 编码基于是否共病镇静剂、催眠药或抗焦虑药使用障碍和是否伴有感知紊乱。

镇静剂、催眠药或抗焦虑药戒断，无感知紊乱：如果共病轻度镇静剂、催眠药或抗焦虑药使用障碍，ICD-10-CM 编码为 F13.130；如果共病中度或重度镇静剂、催眠药或抗焦虑药使用障碍，ICD-10-CM 编码为 F13.230；如果不共病镇静剂、催眠药或抗焦虑药使用障碍（如个体仅在适当的医疗监管下使用镇静剂、催眠药或抗焦虑药），ICD-10-CM 编码为 F13.930。

镇静剂、催眠药或抗焦虑药戒断，伴感知紊乱：如果共病轻度镇静剂、催眠药或抗焦虑药使用障碍，ICD-10-CM 编码为 F13.132；如果共病中度或重度镇静剂、催眠药或抗焦虑药使用障碍，ICD-10-CM 编码为 F13.232；如果不共病镇静剂、催眠药或抗焦虑药使用障碍（如个体仅在适当的医疗监管下使用镇静剂、催眠药或抗焦虑药），ICD-10-CM 编码为 F13.932。

镇静剂、催眠药或抗焦虑药所致的精神障碍

DSM-5-TR 已对下列镇静剂、催眠药或抗焦虑药所致的精神障碍进行了描述。这些障碍与其他章节的精神障碍具有类似的临床表现（参见这些章节中的物质/药物所致的精神障碍）。这些障碍包括：镇静剂、催眠药或抗焦虑药所致的精神病性障碍（参见"精神分裂症谱系及其他精神病性障碍"），镇静剂、催眠药或抗焦虑药所致的双相及相关障碍（参见"双相及相关障碍"），镇静剂、催眠药或抗焦虑药所致的抑郁障碍（参见"抑郁障碍"），镇静剂、催眠药或抗焦虑药所致的焦虑障碍（参见"焦虑障碍"），镇静剂、催眠药或抗焦虑药所致的睡眠障碍（参见"睡眠-觉醒障碍"），镇静剂、催眠药或抗焦虑药所致的性功能失调（参见"性功能失调"）和镇静剂、催眠药或抗焦虑药所致的重度或轻度神经认知障碍（参见"神经认知障碍"）。了解镇静剂、催眠药或抗焦虑药中毒性谵妄，镇静剂、催眠药或抗焦虑药戒断性谵妄，以及按医嘱服用镇静剂、催眠药或抗焦虑药所致的谵妄的相关内容，可参见"神经认知障碍"一章中谵妄的诊断标准和相关讨论。只有当症状严

重到引起独立的临床关注时,才能给予镇静剂、催眠药或抗焦虑药所致的精神障碍(而非镇静剂、催眠药或抗焦虑药中毒或镇静剂、催眠药或抗焦虑药戒断)的诊断。

未特定的镇静剂、催眠药或抗焦虑药相关障碍

F13.99

此类型适用于那些具备镇静剂、催眠药或抗焦虑药相关障碍的典型症状,且引起显著的有临床意义的痛苦,或导致社交、职业或其他重要功能受损害,但不符合任何一种特定的镇静剂、催眠药或抗焦虑药相关障碍或物质相关及成瘾障碍诊断类别中任何一种障碍的全部诊断标准的情况。

兴奋剂相关障碍

兴奋剂使用障碍

诊断标准

A. 具有一种导致显著的有临床意义的损害或痛苦的苯丙胺类物质、可卡因或其他兴奋剂使用模式,个体在 12 个月内至少有下列两项表现:
 1. 兴奋剂的摄入量通常比预期摄入量更大,或摄入时间比预期摄入时间更长。
 2. 有试图减少或控制兴奋剂使用的持久愿望并付出过努力,但并未成功。
 3. 将大量的时间花在获得并使用兴奋剂或从其效应中恢复的必要活动上。
 4. 对使用兴奋剂有强烈的欲望或迫切的要求。

5. 反复使用兴奋剂导致个体不能履行其在工作、学校或家庭中所扮演的主要角色的义务。
6. 尽管兴奋剂的效应会持续地、反复地引起或加重社会问题和人际交往问题，个体仍然继续使用兴奋剂。
7. 因使用兴奋剂而放弃或减少重要的社交活动、职业活动或娱乐活动。
8. 在对躯体有害的情况下反复使用兴奋剂。
9. 尽管认识到该物质可能会持续地、反复地引起或加重生理问题或心理问题，个体仍然继续使用兴奋剂。
10. 耐受，通过下列两项中的一项来定义：
    a. 需要显著增加兴奋剂的摄入量，以达到过瘾的目的或实现预期的效应。
    b. 继续使用等量的兴奋剂会使效应显著减弱。

    注：此诊断标准不适用于仅在适当的医疗监管下使用兴奋剂药物（如用于治疗注意缺陷/多动障碍或发作性睡病的药物）的个体。
11. 戒断，表现为下列两项中的一项：
    a. 典型的兴奋剂戒断综合征（参见兴奋剂戒断诊断标准 A 和 B）。
    b. 为缓解症状或避免戒断症状出现而使用兴奋剂（或密切相关的物质）。

    注：此诊断标准不适用于仅在适当的医疗监管下使用兴奋剂药物（如用于治疗注意缺陷/多动障碍或发作性睡病的药物）的个体。

标注如果是：

早期缓解：先前符合兴奋剂使用障碍的全部诊断标准，但在至少 3 个月内（不超过 12 个月）不符合兴奋剂使用障碍的任何一条诊断标准（但可能符合诊断标准 A4"对使用兴奋剂有强烈的欲望或迫切的要求"）。

物质相关及成瘾障碍

持续缓解：先前符合兴奋剂使用障碍的全部诊断标准，在 12 个月内（或更长时间）不符合兴奋剂使用障碍的任何一条诊断标准（但可能符合诊断标准 A4 "对使用兴奋剂有强烈的欲望或迫切的要求"）。

标注如果是：

在受控制的环境下：这一额外标注适用于处在获得兴奋剂受限的环境中的个体。

基于目前的严重程度 / 缓解情况编码：如果个体存在苯丙胺类物质中毒、苯丙胺类物质戒断或苯丙胺类物质所致的精神障碍，则不使用下列苯丙胺类物质使用障碍的编码，而是使用苯丙胺类物质所致的精神障碍编码的第四位数字来表明共病苯丙胺类物质使用障碍（参见苯丙胺类物质中毒、苯丙胺类物质戒断或特定的苯丙胺类物质所致的精神障碍的编码备注）。如果共病苯丙胺类物质所致的抑郁障碍和苯丙胺类物质使用障碍，则只给予苯丙胺类物质所致的抑郁障碍的编码，第四位数字表明共病的苯丙胺类物质使用障碍的严重程度。例如，F15.14 为轻度苯丙胺类物质使用障碍，伴苯丙胺类物质所致的抑郁障碍；F15.24 为中度或重度苯丙胺类物质使用障碍，伴苯丙胺类物质所致的抑郁障碍（对苯丙胺类物质的说明也适用于其他或未特定的兴奋剂中毒、其他或未特定的兴奋剂戒断，以及其他或未特定的兴奋剂所致的精神障碍）。同样地，如果共病可卡因所致的抑郁障碍和可卡因使用障碍，则只给予可卡因所致的抑郁障碍的编码，第四位数字表明共病的可卡因使用障碍的严重程度。例如，F14.14 为轻度可卡因使用障碍，伴可卡因所致的抑郁障碍；F14.24 为中度或重度可卡因使用障碍，伴可卡因所致的抑郁障碍。

标注目前的严重程度 / 缓解情况：

轻度：存在二至三项症状

F15.10 苯丙胺类物质；

F14.10 可卡因;
F15.10 其他或未特定的兴奋剂。

轻度、早期缓解

F15.11 苯丙胺类物质;
F14.11 可卡因;
F15.11 其他或未特定的兴奋剂。

轻度、持续缓解

F15.11 苯丙胺类物质;
F14.11 可卡因;
F15.11 其他或未特定的兴奋剂。

中度: 存在四至五项症状

F15.20 苯丙胺类物质;
F14.20 可卡因;
F15.20 其他或未特定的兴奋剂。

中度、早期缓解

F15.21 苯丙胺类物质;
F14.21 可卡因;
F15.21 其他或未特定的兴奋剂。

中度、持续缓解

F15.21 苯丙胺类物质;
F14.21 可卡因;
F15.21 其他或未特定的兴奋剂。

重度: 存在六项及以上症状

F15.20 苯丙胺类物质;
F14.20 可卡因;
F15.20 其他或未特定的兴奋剂。

重度、早期缓解

F15.21 苯丙胺类物质;
F14.21 可卡因;
F15.21 其他或未特定的兴奋剂。

重度、持续缓解

F15.21 苯丙胺类物质;

F14.21 可卡因;

F15.21 其他或未特定的兴奋剂。

兴奋剂中毒

诊断标准

A. 近期使用苯丙胺类物质、可卡因或其他兴奋剂。

B. 在使用兴奋剂的过程中或不久后出现显著的有临床意义的问题行为或心理变化(如愉快、情感迟钝、社交能力改变、过度警觉、人际关系敏感、焦虑、紧张、愤怒、刻板行为、判断力受损)。

C. 在使用兴奋剂的过程中或不久后出现下列体征或症状中的至少两项:

1. 心动过速或心动过缓。
2. 瞳孔扩大。
3. 血压升高或降低。
4. 出汗或寒战。
5. 恶心或呕吐。
6. 体重减轻。
7. 精神运动性激越或迟滞。
8. 肌力减弱、呼吸抑制、胸痛或心律失常。
9. 意识模糊、癫痫、运动障碍、肌张力障碍或昏迷。

D. 这些体征或症状不能归因于其他躯体疾病,也不能用其他精神障碍(包括其他物质中毒)来更好地加以解释。

标注**特定的**中毒物质(即苯丙胺类物质、可卡因或其他兴奋剂)。

标注如果是：

伴感知紊乱：在幻觉伴完整的现实感测试时，或听觉、视觉、触觉的错觉出现在无谵妄时使用此标注。

编码备注：ICD-10-CM 编码基于兴奋剂是否是苯丙胺类物质、可卡因或其他兴奋剂，是否共病苯丙胺类物质使用障碍、可卡因使用障碍或其他兴奋剂使用障碍，以及是否伴有感知紊乱。

苯丙胺类物质、可卡因或其他兴奋剂中毒，无感知紊乱：如果共病轻度苯丙胺类物质使用障碍或其他兴奋剂使用障碍，ICD-10-CM 编码为 F15.120；如果共病中度或重度苯丙胺类物质使用障碍或其他兴奋剂使用障碍，ICD-10-CM 编码为 F15.220；如果不共病苯丙胺类物质使用障碍或其他兴奋剂使用障碍，ICD-10-CM 编码为 F15.920。同样地，如果共病轻度可卡因使用障碍，ICD-10-CM 编码为 F14.120；如果共病中度或重度可卡因使用障碍，ICD-10-CM 编码为 F14.220；如果不共病可卡因使用障碍，ICD-10-CM 编码为 F14.920。

苯丙胺类物质、可卡因或其他兴奋剂中毒，伴感知紊乱：如果共病轻度苯丙胺类物质使用障碍或其他兴奋剂使用障碍，ICD-10-CM 编码为 F15.122；如果共病中度或重度苯丙胺类物质使用障碍或其他兴奋剂使用障碍，ICD-10-CM 编码为 F15.222；如果不共病苯丙胺类物质使用障碍或其他兴奋剂使用障碍，ICD-10-CM 编码为 F15.922。同样地，如果共病轻度可卡因使用障碍，ICD-10-CM 编码为 F14.122；如果共病中度或重度可卡因使用障碍，ICD-10-CM 编码为 F14.222；如果不共病可卡因使用障碍，ICD-10-CM 编码为 F14.922。

兴奋剂戒断

诊断标准

A. 在长期使用苯丙胺类物质、可卡因或其他兴奋剂后停止（或减少）使用。
B. 在符合诊断标准 A 的情况下，个体在数小时到数天内心境烦躁不安，且出现下列体征或症状中的至少两项：
   1. 疲乏。
   2. 生动而不愉快的梦。
   3. 失眠或嗜睡。
   4. 食欲增加。
   5. 精神运动性激越或迟滞。
C. 诊断标准 B 中的体征或症状引起显著的有临床意义的痛苦，或导致社交、职业或其他重要功能受损。
D. 这些体征或症状不能归因于其他躯体疾病，也不能用其他精神障碍（包括其他物质中毒或物质戒断）来更好地加以解释。

标注**引起戒断综合征的特定物质**（即苯丙胺类物质、可卡因或其他兴奋剂）。

编码备注：ICD-10-CM 编码基于兴奋剂是否属于苯丙胺类物质、可卡因或其他兴奋剂，以及是否共病苯丙胺类物质使用障碍、可卡因使用障碍或其他兴奋剂使用障碍。如果共病轻度苯丙胺类物质使用障碍或其他兴奋剂使用障碍，ICD-10-CM 编码为 F15.13；如果共病中度或重度苯丙胺类物质使用障碍或其他兴奋剂使用障碍，ICD-10-CM 编码为 F15.23；如果在无苯丙胺类物质使用障碍或其他兴奋剂使用障碍的情况下发生苯丙胺类物质戒断或其他兴奋剂戒断（如患者仅在适当的医疗监管下使用苯丙胺类物质），ICD-10-CM 编码为 F15.93。如果共病轻度可卡因使用障碍，ICD-10-CM 编码为 F14.13；如果共病中度或重度可卡因使用障碍，ICD-10-CM 编码为 F14.23；

如果在无可卡因使用障碍的情况下发生可卡因戒断，ICD-10-CM 编码为 F14.93。

兴奋剂所致的精神障碍

DSM-5-TR 已对下列兴奋剂所致的精神障碍（包括苯丙胺类物质、可卡因和其他兴奋剂所致的精神障碍）进行了描述，这些障碍与其他章节的精神障碍具有类似的临床表现（参见这些章节中的物质/药物所致的精神障碍）。这些障碍包括：兴奋剂所致的精神病性障碍（参见"精神分裂症谱系及其他精神病性障碍"）、兴奋剂所致的双相及相关障碍（参见"双相及相关障碍"）、兴奋剂所致的抑郁障碍（参见"抑郁障碍"）、兴奋剂所致的焦虑障碍（参见"焦虑障碍"）、兴奋剂所致的强迫症（参见"强迫及相关障碍"）、兴奋剂所致的睡眠障碍（参见"睡眠-觉醒障碍"）、兴奋剂所致的性功能失调（参见"性功能失调"）和兴奋剂所致的轻度神经认知障碍（参见"神经认知障碍"）。了解兴奋剂中毒性谵妄和按医嘱服用兴奋剂所致的谵妄的相关内容，可参见"神经认知障碍"一章中谵妄的诊断标准和相关讨论。只有当症状严重到引起独立的临床关注时，才能给予兴奋剂所致的精神障碍（而非兴奋剂中毒或兴奋剂戒断）的诊断。

未特定的兴奋剂相关障碍

此类型适用于那些具备兴奋剂相关障碍的典型症状，且引起显著的有临床意义的痛苦，或导致社交、职业或其他重要功能受损，但不符合任何一种特定的兴奋剂相关障碍或物质相关及成瘾障碍诊断类别中任何一种障碍的全部诊断标准的情况。
编码备注：ICD-10-CM 编码基于兴奋剂是否属于苯丙胺类物质、可卡因或其他兴奋剂。未特定的苯丙胺类物质或其他兴奋剂相关障碍的 ICD-10-CM 编码为 F15.99。未特定的可卡因相关障碍的 ICD-10-CM 编码为 F14.99。

烟草相关障碍

烟草使用障碍

诊断标准

A. 具有一种有问题的导致显著的有临床意义的损害或痛苦的烟草使用模式，个体在 12 个月内至少有下列两项表现：
  1. 烟草的摄入量通常比预期摄入量更大，或摄入时间比预期摄入时间更长。
  2. 有试图减少或控制烟草使用的持久愿望并付出过努力，但并未成功。
  3. 将大量的时间花在获得烟草、使用烟草或从其效应中恢复的必要活动上。
  4. 对使用烟草有强烈的欲望或迫切的要求。
  5. 反复使用烟草导致个体不能履行其在工作、学校或家庭中所扮演的主要角色的义务（如干扰工作）。
  6. 尽管烟草的效应会持续地、反复地引起或加重社会问题和人际交往问题（如因烟草的使用而与他人争吵），个体仍然继续使用烟草。
  7. 因使用烟草而放弃或减少重要的社交活动、职业活动或娱乐活动。
  8. 在对躯体有害的情况下反复使用烟草（如在床上吸烟）。
  9. 尽管认识到烟草可能会持续地、反复地引起或加重生理问题或心理问题，个体仍然继续使用烟草。
  10. 耐受，通过下列两项中的一项来定义：

a. 需要显著增加烟草的摄入量以实现预期的效应。
b. 继续使用等量的烟草会使效应显著减弱。
11. 戒断,表现为下列两项中的一项:
a. 典型的烟草戒断综合征(参见烟草戒断诊断标准 A 和 B)。
b. 为缓解症状或避免戒断症状出现而使用烟草(或密切相关的物质,如尼古丁)。

标注如果是:

早期缓解:先前符合烟草使用障碍的全部诊断标准,但在至少 3 个月内(不超过 12 个月)不符合烟草使用障碍的任何一条诊断标准(但可能符合诊断标准 A4 "对使用烟草有强烈的欲望或迫切的要求")。

持续缓解:先前符合烟草使用障碍的全部诊断标准,在 12 个月内(或更长时间)不符合烟草使用障碍的任何一条诊断标准(但可能符合诊断标准 A4 "对使用烟草有强烈的欲望或迫切的要求")。

标注如果是:

维持治疗:个体长期使用维持治疗的药物,如用尼古丁代替药物,且不符合烟草使用障碍的诊断标准(不包括尼古丁替代药物的耐受或戒断)。

在受控制的环境下:这一额外标注适用于处在获得烟草受限的环境中的个体。

基于目前的严重程度/缓解情况编码:如果个体存在烟草戒断或烟草所致的睡眠障碍,则不使用下列烟草使用障碍的编码,而是使用烟草所致的精神障碍编码的第四位数字来表明共病烟草使用障碍(参见烟草戒断或烟草所致的睡眠障碍的编码备注)。如果共病烟草所致的睡眠障碍和烟草使用障碍,则只给予烟草所致的睡眠障碍的编码,第四位数字表明共病的烟草使用障碍的严重程度。F17.208 为中度或重度烟草使用障碍,伴烟草所致的睡眠障碍。共病轻度烟草使用

物质相关及成瘾障碍

障碍与烟草所致的睡眠障碍不得被编码。

标注目前的严重程度/缓解情况：

Z72.0 轻度：存在二至三项症状
F17.200 中度：存在四至五项症状
F17.201 中度、早期缓解；
F17.201 中度、持续缓解。
F17.200 重度：存在六项及以上症状
F17.201 重度、早期缓解；
F17.201 重度、持续缓解。

烟草戒断

诊断标准   **F17.203**

A. 每日使用烟草并持续至少数周。
B. 在突然停止烟草使用或减少烟草使用量后，个体在随后的 24 小时内出现下列体征或症状中的至少四项：
   1. 易激惹、挫折感、愤怒。
   2. 焦虑。
   3. 注意力难以集中。
   4. 食欲增加。
   5. 坐立不安。
   6. 心境抑郁。
   7. 失眠。
C. 诊断标准 B 中的体征或症状引起显著的有临床意义的痛苦，或导致社交、职业或其他重要功能受损。
D. 这些体征或症状不能归因于其他躯体疾病，也不能用其他精神障碍（包括其他物质中毒或物质戒断）来更好地加以解释。

编码备注：烟草戒断的 ICD-10-CM 编码为 F17.203。需要注意的是，ICD-10-CM 编码表明共病中度或重度烟草使用障碍，这说明烟草戒断只能出现于中度或重度烟草使用障碍中。

烟草所致的精神障碍

"睡眠-觉醒障碍"一章已对烟草所致的睡眠障碍进行了讨论（参见"物质/药物所致的睡眠障碍"）。

未特定的烟草相关障碍

F17.209

此类型适用于那些具备烟草相关障碍的典型症状，且引起显著的有临床意义的痛苦，或导致社交、职业或其他重要功能受损，但不符合任何一种特定的烟草相关障碍或物质相关及成瘾障碍诊断类别中任何一种障碍的全部诊断标准的情况。

其他（或未知）物质相关障碍

其他（或未知）物质使用障碍

诊断标准

A. 具有一种有问题的导致显著的有临床意义的损害或痛苦的使用模式，不包括酒精、咖啡因、大麻、致幻剂（苯环己哌啶或其他）、吸入剂、阿片类物质、镇静剂、催眠药、抗焦虑药、兴奋剂或烟草中的有毒物质，个体在 12 个月内至少有下列两项表现：

1. 此物质的摄入量通常比预期摄入量更大,或摄入时间比预期摄入时间更长。
2. 有试图减少或控制使用此物质的持久愿望并付出过努力,但并未成功。
3. 将大量的时间花在获得并使用此物质或从其效应中恢复的必要活动上。
4. 对使用此物质有强烈的欲望或迫切的要求。
5. 反复使用此物质导致个体不能履行其在工作、学校或家庭中所扮演的主要角色的义务。
6. 尽管此物质的效应会持续地、反复地引起或加重社会问题和人际交往问题,个体仍然继续使用此物质。
7. 因使用此物质而放弃或减少重要的社交活动、职业活动或娱乐活动。
8. 在对躯体有害的情况下反复使用此物质。
9. 尽管认识到此物质可能会持续地、反复地引起或加重生理问题或心理问题,个体仍然继续使用此物质。
10. 耐受,通过下列两项中的一项来定义:
    a. 需要显著增加此物质的摄入量,以达到过瘾的目的或实现预期的效应。
    b. 继续使用等量的此物质会使效应显著降减。
11. 戒断,表现为下列两项中的一项:
    a. 典型的其他(或未知)物质戒断综合征[参见其他(或未知)物质戒断诊断标准 A 和 B]。
    b. 为缓解症状或避免戒断症状出现而使用此物质(或密切相关的物质)。

标注如果是:

早期缓解:先前符合其他(或未知)物质使用障碍的全部诊断标准,但在至少 3 个月内(不超过 12 个月)不符合其他(或未知)物质使用障碍的任何一条诊断标准(但可能符合诊断标准 A4 "对使用此物质有强烈的欲望或迫切的要求")。

持续缓解：先前符合其他（或未知）物质使用障碍的全部诊断标准，在12个月内（或更长时间）不符合其他（或未知）物质使用障碍的任何一条诊断标准（但可能符合诊断标准A4"对使用此物质有强烈的欲望或迫切的要求"）。

标注如果是：

在受控制的环境下：这一额外标注适用于处在获得此物质受限的环境中的个体。

基于目前的严重程度/缓解情况编码：如果存在其他（或未知）物质中毒、其他（或未知）物质戒断及其他（或未知）物质所致的精神障碍，则不使用下列其他（或未知）物质使用障碍的编码，而是使用其他（或未知）物质所致的精神障碍编码的第四位数字来表明共病其他（或未知）物质使用障碍 [参见其他（或未知）物质中毒、其他（或未知）物质戒断及特定的其他（或未知）物质所致的精神障碍的编码备注]。如果共病其他（或未知）物质所致的抑郁障碍和其他（或未知）物质使用障碍，则只给予其他（或未知）物质所致的抑郁障碍的编码，第四位数字表明共病的其他（或未知）物质使用障碍的严重程度。F19.14 为其他（或未知）物质使用障碍，伴其他（或未知）物质所致的抑郁障碍；F19.24 为中度或重度其他（或未知）物质使用障碍，伴其他（或未知）物质所致的抑郁障碍。

标注目前的严重程度/缓解情况：

F19.10 轻度：存在二至三项症状

F19.11 轻度、早期缓解；

F19.11 轻度、持续缓解。

F19.20 中度：存在四至五项症状

F19.21 中度、早期缓解；

F19.21 中度、持续缓解。

F19.20 重度：存在六项及以上症状

物质相关及成瘾障碍

F19.21 重度、早期缓解；
F19.21 重度、持续缓解。

其他（或未知）物质中毒

诊断标准

A. 个体因近期摄入（或接触）一种在其他地方未被列出的物质或未知的物质而出现一种可逆的特定物质综合征。
B. 在使用此物质的过程中或不久后，由于此物质影响了中枢神经系统，个体出现显著的有临床意义的问题行为或心理变化（如运动协调性受损、精神运动性激越或迟缓、欣快、焦虑、好斗、心境不稳定、认知损害、判断力受损、社交退缩）。
C. 这些体征或症状不能归因于其他躯体疾病，也不能用其他精神障碍（包括其他物质中毒）来更好地加以解释。

标注如果是：

伴感知紊乱：在幻觉（通常为视觉或触觉）伴完整的现实感测试时，或听觉、视觉、触觉的错觉出现在无谵妄时使用此标注。

编码备注：ICD-10-CM 编码基于是否共病涉及同类物质的其他（或未知）物质使用障碍，以及是否伴有感知紊乱。

对于其他（或未知）物质中毒，无感知紊乱：如果共病轻度其他（或未知）物质使用障碍，ICD-10-CM 编码为 F19.120；如果共病中度或重度其他（或未知）物质使用障碍，ICD-10-CM 编码为 F19.220；如果不共病其他（或未知）物质使用障碍，ICD-10-CM 编码为 F19.920。

对于其他（或未知）物质中毒，伴感知紊乱：如果共病轻度其他（或未知）物质使用障碍，ICD-10-CM 编码为 F19.122；如果共病中度或重度其他（或未知）物质使用障碍，ICD-10-CM 编码为 F19.222；如果不共病其他（或未知）物质使用障碍，ICD-10-CM 编码为 F19.922。

其他（或未知）物质戒断

诊断标准

A. 在大量和长期使用此物质后停止（或减少）使用。
B. 个体在停止（或减少）使用此物质不久后出现特定物质综合征。
C. 特定物质综合征引起显著的有临床意义的痛苦，或导致社交、职业或其他重要功能受损。
D. 这些症状不能归因于其他躯体疾病，也不能用其他精神障碍（包括其他物质戒断）来更好地加以解释。
E. 所涉及的物质无法被归入任何其他类别（酒精，咖啡因，大麻，阿片类物质，镇静剂、催眠药或抗焦虑药，兴奋剂，烟草）。

标注如果是：

伴感知紊乱：在幻觉伴完整的现实感测试时，或听觉、视觉、触觉的错觉出现在无谵妄时使用此标注。

编码备注：ICD-10-CM 编码基于是否共病其他（或未知）物质使用障碍，以及是否伴有感知紊乱。

对于其他（或未知）物质戒断，无感知紊乱：如果共病轻度其他（或未知）物质使用障碍，ICD-10-CM 编码为 F19.130；如果共病中度或重度其他（或未知）物质使用障碍，ICD-10-CM 编码为 F19.230；如果不共病其他（或未知）物质使用障碍［如仅在适当的医疗监管下使用其他（或未知）物质］，ICD-10-CM 编码为 F19.930。

对于其他（或未知）物质戒断，伴感知紊乱：如果共病轻度其他（或未知）物质使用障碍，ICD-10-CM 编码为

F19.132；如果共病中度或重度其他（或未知）物质使用障碍，ICD-10-CM 编码为 F19.232；如果不共病其他（或未知）物质使用障碍［如仅在适当的医疗监管下使用其他（或未知）物质］，ICD-10-CM 编码为 F19.932。

其他（或未知）物质所致的精神障碍

因为其他（或未知）物质这一类别在本质上是不清晰的，所以由其所导致的精神障碍的程度和范围是不确定的。然而，其他（或未知）物质所致的精神障碍是有可能出现的，且 DSM-5-TR 已对那些与它们具有类似临床表现的其他障碍进行了描述（参见这些章节中的物质/药物所致的精神障碍）。这些障碍包括：其他（或未知）物质所致的精神病性障碍（参见"精神分裂症谱系及其他精神病性障碍"）、其他（或未知）物质所致的双相及相关障碍（参见"双相及相关障碍"）、其他（或未知）物质所致的抑郁障碍（参见"抑郁障碍"）、其他（或未知）物质所致的焦虑障碍（参见"焦虑障碍"）、其他（或未知）物质所致的强迫症（参见"强迫及相关障碍"）、其他（或未知）物质所致的睡眠障碍（参见"睡眠-觉醒障碍"）、其他（或未知）物质所致的性功能失调（参见"性功能失调"）和其他（或未知）物质所致的轻度或重度神经认知障碍（参见"神经认知障碍"）。了解其他（或未知）物质所致的中毒性谵妄、其他（或未知）物质所致的戒断性谵妄，以及按医嘱服用其他（或未知）物质所致的谵妄，可参见"神经认知障碍"一章中谵妄的诊断标准和相关讨论。只有当症状严重到需要独立的临床关注时，才能给予其他（或未知）物质所致的精神障碍的诊断，而不是给予其他（或未知）物质中毒或其他（或未知）物质戒断的诊断。

未特定的其他（或未知）物质相关障碍

F19.99

此类型适用于那些具备其他（或未知）物质相关障碍的典型症状，且引起显著的有临床意义的痛苦，或导致社交、职业或其他重要功能受损，但未能符合任何一种特定的其他（或未知）物质相关障碍或物质相关障碍诊断类别中任何一种障碍的全部诊断标准的情况。

非物质相关障碍

赌博障碍

诊断标准　　　　　　　　　　　　　　　　　　　　**F63.0**

A. 个体有持久而反复的有问题的赌博行为，引起显著的有临床意义的损害和痛苦，个体在 12 个月内出现下列表现中的至少四项：

1. 在赌博中通过加大赌注获得预期的兴奋感。
2. 在试图减少或停止赌博时出现坐立不安或易激惹的表现。
3. 试图反复控制、减少或停止赌博并付出过努力，但并未成功。
4. 沉湎于赌博（如不断地重温过去的赌博经历、教训，计划下一次赌博，想尽办法获得金钱去赌博）。
5. 经常在感到痛苦（如无助、内疚、焦虑、抑郁）时赌博。

物质相关及成瘾障碍

6. 在赌博输钱后,经常想在另一天把钱再赢回来(追回损失)。
7. 在参与赌博的程度方面对他人撒谎。
8. 赌博损害了个体的重要关系,使个体失去工作机会、教育机会或职业机会。
9. 依靠他人提供的金钱来缓解赌博造成的严重财务状况。

B. 赌博行为不能用躁狂发作来更好地加以解释。

标注如果是:

阵发性:符合诊断标准的次数超过 1 次,症状在赌博障碍未发作时有所缓解(至少数月)。

持续性:症状持续符合诊断标准(持续数年)。

标注如果是:

早期缓解:先前符合赌博障碍的全部诊断标准,但在至少 3 个月内(不超过 12 个月)不符合赌博障碍的任何一条诊断标准。

持续缓解:先前符合赌博障碍的全部诊断标准,在 12 个月内(或更长时间)不符合赌博障碍的任何一条诊断标准。

标注目前的严重程度:

轻度:符合四至五项标准;
中度:符合六至七项标准;
重度:符合八至九项标准。

神经认知障碍

神经认知领域

不同的 NCD 的诊断标准均基于明确的认知领域。表 1 为每个关键领域提供了操作定义、症状的实例或对日常活动损害的观察以及评估的实例。由此,明确的领域与临床阈值的准则一起,构成了 NCD、它们的程度及其亚型的诊断基础。DSM-5-TR 中提供了额外信息。

表 1 神经认知领域

认知领域	症状或观察的实例	评估的实例
复杂的注意力（持续性注意力、分配性注意力、选择性注意力、信息加工速度）	重度：在多重刺激源的环境中困难增加（电视、广播、对话）；在竞争性事件的环境中容易分神。除非输入源是局限的和简单的，否则不能集中注意力。难以记住新信息，如回忆刚刚披露给予的电话号码或地址，或报告便才所说的内容。无法进行心算。所有的思考都需要比平时更长的时间，且需要加工的内容必须被简化为一个或少数几个。 轻度：完成正常任务需要比先前更长的时间。工作需要先前更多的双重检查。当不存在其他竞争性事件（广播、电视、其他对话、电话、驾驶）时，思考更容易。	持续性注意力：维持注意力一段时间（如每次听到声调时按下一个按钮，并维持一段时间） 选择性注意力：尽管存在竞争性刺激源和/或干扰物，仍能维持注意力，如同时听到数字和字母时，只说出字母 分配性注意力：在同一时间段内注意两个任务：学习一个阅读故事时快速叩击。如果给任何一项任务定时的话，其信息加工速度都可以被量化（例如，完成组块设计的时间）；匹配数字和符号的时间）；反应速度，如数数的速度或连续减 3 的速度
执行功能（计划、决策、工作记忆、反馈/错误利用、克服习惯/抑制、心理/认知灵活性）	重度：放弃复杂的项目。一段时间只能专注于一项任务。需要依赖他人计划日常生活活动或作决定依赖他人。 轻度：完成多阶段任务需要作出更多努力。处理多重任务的难度增加，或被访客或电话打断后难以恢复一个任务。可能抱怨由于组织、计划和作决定社交聚会中外的努力而引起疲劳感。可能报告在大型社交聚会中，由于追随话题转换需要额外努力而感到更费力和更少的愉悦感	计划：找到迷宫出口的能力；解释连续的图片或物体的安排 决策：评估面对竞争性替代品，进行决策过程的任务表现（如模拟赌博） 工作记忆：将信息保持一个短暂的时期和进行操作的能力（如将列表数字相加或反向重复一系列的数字或字词） 反馈/错误利用：从反馈中找到解决问题规则的推理能力

280

神经认知障碍

续表

认知领域	症状或观察的实例	评估的实例
学习和记忆[瞬时记忆、近期记忆(包括自由回忆、线索回忆和识别记忆)、长期记忆(语义记忆、自传记忆)、内隐学习]	重度：经常在同一对话中，自我重复。无法记住购物时简短的物品清单或当天的计划。需要频繁提醒以适应手边的任务 轻度：难以回忆起最近发生的事件，且越来越依赖列表或日历。偶尔需要提醒或重新阅读以跟踪一个电影或小说的角色。偶尔可能会在数周内对一个人自我重复。无法记住账单是否已经支付 注：除了严重型的重度NCD，与近期记忆相比，其语义记忆、自传记忆和内隐记忆相对完整	克服习惯/抑制：选择更复杂、更需努力的正确的解决方案的能力（如看向箭头所示相反的方向；说出一个字的字体颜色而非说出这个字） 心理/认知灵活性：在两个概念、任务或反应规则之间变换的能力（例如，从数字到字母，从语言到按键反应，从累加数字到数字排序，从按大小排列物品到按颜色排列物品） 瞬时记忆：重复一个列表的字母或数字的能力。注：瞬时记忆有时也归入工作记忆（参见"执行功能"） 近期记忆：评估记忆编码新信息的过程（如单词列表、简短的故事或插画图）。检验近期记忆包括：①自由回忆（被要求尽可能多地回忆一个列表中的字、图表或内容）；②线索记忆（通过提供语义线索帮助被试回忆，如"列出所有清单上的食物项目"或"说出故事中所有儿童的名字"）；③识别记忆（询问特定的条目，如"列表上有'苹果'吗?"或"你看到这幅图表或图像了吗?"） 其他记忆方面的评估包括语义记忆（记忆事实）、自传记忆（与个人事件或人有关的记忆）、内隐（程序）学习（无意识的学习技能）

续表

认知领域	症状或观察的实例	评估的实例
语言 [表达性语言（包括命名、找词，流畅性以及语法和感受性语言）]	重度：表达或感受语言存在显著的困难。经常使用通用的语句，如"那个东西"和"你知道我的意思"，并且更喜欢一般性的代名词而不是名称。当存在严重损害时，甚至可能无法回忆起亲密朋友和家人的名字。出现特殊字词的使用、语法的错误以及自发性表达和节约性表达。出现刻板性语言：通常在辨款症之前出现表达仿作性和自动性语言 轻度：存在明显的找词困难。可能用一般性的字词替换特定的术语。可能避免使用熟人的特定名字。语法错误涉及省略或不正确地使用冠词、介词、助动词词等	重度：表达性语言：对抗性命名（识别物品或图片）：流畅性 [例如，在1分钟内，以语言文的形式说出尽可能多的条目（如动物）或以语音的形式（如以"f"开头的单词）] 语法和句法（省略或不正确地使用冠词、介词、助动词等）：把在命名和流畅性测验中观察到的错误与经常出现的口误相比较 感受性语言：综合性理解（词的定义和目标指向任务，根据活动的刺激源）——根据活动的指令进行的活动/活动的表现
感知运动（包括下列术语所描述的能力：视觉感知、视觉构造、感知运动、实践和真知）	重度：从事先前熟悉的活动（使用工具、驾驶汽车）存在显著的困难，在熟悉的环境中需要使用导航；在黄昏时往往往更混乱，当出现阴影和光亮度降低时，会影响感知 轻度：可能更多地需要依赖地图或跟随他人来指路。去一个新的地方需要使用笔记或询问他人。当注意力没有集中在任务上时，可能发现自己迷失了或在原地转圈。停车时不够准确。需要耗费更大的努力完成空间任务，如木工、装配、缝纫或针织	视觉感知：等分线段的任务可以用于检测基本视觉缺陷或注意力疏忽。无运动的感知任务（包括面部识别）需要确认和/或匹配图像——最好在任务不能被口头表达时（如图像不是物品）；一些情况需要判断图像是否是"真的"或不是基于语义的 视觉构造：物品装配要求手眼协调，如绘画，复制和组块装配 感知运动：整合感知和有目的的运动（例如，在没有感觉线索的情况下，将组块插入木板中；迅速将楔形块插入木板）

续表

认知领域	症状或观察的实例	评估的实例
社交认知（情绪识别、心理理论）	重度：行为明显超出了可接受的社交范围；表现出对着装的得体性或谈论政治、宗教或性话题的社交规范的不敏感。过度聚焦在那些团体不感兴趣或对他人或性话题上。行为意图不考虑家人或朋友。作决定时不顾安全（例如，与天气或社交场所不适宜的着装）。通常对这些变化几乎没有自知力 轻度：在行为或态度上发生了微小的变化，如识别社交线索或读懂面部表情的能力减弱，共情减少，外向性内向增加，抑制降低，或微小的或阵发性的情感淡漠或坐立不安	情绪识别：对代表不同正性和负性的面部情绪表达的真知：觉知和识别的感知整合，如识别面部和颜色确认 心理理论：考虑另一个人的精神状态（想法、欲望、意图）或经历的能力——使用附有问题的故事卡未引出关于故事卡上人物的精神状态的信息，如"女孩在哪里寻找她丢失的包？"或"为什么男孩感到悲伤？"

谵妄

A. 注意力障碍（即定向、聚焦、维持和转移注意力的能力减弱），伴随着对环境觉知的降低。

B.. 这种障碍在较短时间（通常为数小时到数天）内发生，表现为与基线注意力和觉知相比的变化，以及在1天的病程中严重程度的波动。

C. 额外的认知障碍（例如，记忆力缺陷、定向障碍、语言、视觉空间能力或感知）。

D. 诊断标准A和C中的障碍不能用其他已患的、已经确立的或正在进行的神经认知障碍来更好地解释，也不能出现在唤醒水平严重降低的背景下，如昏迷。

E. 病史、体格检查或实验室发现的证据表明，这种障碍是其他躯体疾病、物质中毒或戒断（即滥用毒品或药物）或接触毒素或多种病因的直接的生理性后果。

标注是否是：

急性：持续数小时或数天。
持续性：持续数周或数月。

标注如果是：

活动过度：个体的精神运动活动处于活动过度的水平，可伴有心境不稳定、激越、和/或拒绝与医疗服务合作。
活动减退：个体的精神运动活动处于活动减退的水平，可伴有迟缓和接近木僵的昏睡。
混合性活动水平：个体的精神运动活动处于正常水平，尽管注意力和觉知是紊乱的，也包括活动水平快速波动的个体。

标注是否是：

物质中毒性谵妄：当诊断标准A和C中的症状在临床表现中占主导地位，且严重到足以需要引起临床关注时，应给予此诊断，而不是物质中毒的诊断。

神经认知障碍

编码备注：下表是 ICD-10-CM 中（特定物质）中毒性谵妄的编码。注意 ICD-10-CM 编码基于是否存在共病同一类物质的使用障碍。如果一个轻度的物质使用障碍共病物质中毒性谵妄，则第四位的数字为"1"，临床工作者应在物质中毒性谵妄之前记录"轻度（物质）使用障碍"（如"轻度可卡因使用障碍伴可卡因中毒性谵妄"）。如果一个中度或重度的物质使用障碍共病物质中毒性谵妄，则第四位的数字为"2"，临床工作者应根据共病物质使用障碍的严重程度来记录"中度（物质）使用障碍"或"重度（物质）使用障碍"。如果无共病物质使用障碍（如仅 1 次高剂量物质使用后），则第四位的数字为"9"，临床工作者应只记录物质中毒性谵妄。

物质中毒性谵妄	ICD-10-CM		
	伴轻度使用障碍	伴中度或重度使用障碍	无使用障碍
酒精	F10.121	F10.221	F10.921
大麻	F12.121	F12.221	F12.921
苯环己哌啶	F16.121	F16.221	F16.921
其他致幻剂	F16.121	F16.221	F16.921
吸入剂	F18.121	F18.221	F18.921
阿片类物质	F11.121	F11.221	F11.921
镇静剂、催眠药或抗焦虑药	F13.121	F13.221	F13.921
苯丙胺类物质（或其他兴奋剂）	F15.121	F15.221	F15.921
可卡因	F14.121	F14.221	F14.921
其他（或未知）物质	F19.121	F19.221	F19.921

物质戒断性谵妄：当诊断标准 A 和 C 中的症状在临床表现中占主导地位，且严重到足以需要引起临床关注时，应给予此诊断，而不是物质戒断的诊断。

编码备注：下表是 ICD-10-CM 中（特定物质）戒断性谵妄的编码。注意 ICD-10-CM 编码基于是否存在共病同一类物质的使用障碍。如果一个轻度的物质使用障碍共病物质戒断性谵妄，则第四位的数字为"1"，临床工作者应在物质戒断性谵妄之前记录"轻度（物质）使用障碍"（如"轻度酒精使用障碍伴酒精戒断性谵妄"）。如果一个中度或重度的物质使用障碍共病物质戒断性谵妄，则第四位的数字为"2"，临床工作者应根据共病物质使用障碍的严重程度来记录"中度（物质）使用障碍"或"重度（物质）使用障碍"。如果无共病物质使用障碍（如定期按医嘱服用抗焦虑药物后），则第四位的数字为"9"，临床工作者应只记录物质戒断性谵妄。

物质戒断性谵妄	ICD-10-CM		
	伴轻度使用障碍	伴中度或重度使用障碍	无使用障碍
酒精	F10.131	F10.231	F10.931
阿片类物质	F11.188	F11.288	F11.988
镇静剂、催眠药或抗焦虑药	F13.131	F13.231	F13.931
其他（或未知）物质	F19.131	F19.231	F19.931

药物所致的谵妄：此诊断适用于诊断标准 A 和 C 的症状作为已服用的处方药的副作用出现的时候。

编码（特定药物）所致的谵妄：如果处方药是阿片类物质，则编码为 F11.921（或如果按医嘱在阿片类药物的撤药期间，则编码为 F11.988）。如果处方药是药用大麻受体激动剂，则编码为 F12.921。如果处方药是镇静剂、催眠药或抗焦虑药，则编码为 F13.921（或如果按医嘱在镇静剂、催眠剂或抗焦虑剂的撤药期间，则编码为 F13.931）。如果处方药是苯丙胺类物质或其他兴奋剂，则编码为 F15.921。如果按处方服用或出于医疗原因服用氯胺酮或其他致幻剂，则编码为 F16.921。如果药物不属于任何类别（如地塞米松），以及在一种物质被判断为致病因素，但其特定物质的类别是未知的情况时，则编码为 F19.921（或如果按医嘱撤去不属于任何类别的药物时，则编码为 F19.931）。

F05 由其他躯体疾病所致的谵妄：病史、体格检查或实验室检查的证据表明，这种障碍归因于其他躯体疾病的生理性后果。

编码备注：谵妄的名称中应包括其他躯体疾病的名称（如 F05 由肝性脑病所致的谵妄）。在由其他躯体疾病所致的谵妄之前，其他躯体疾病也应被编码和分别列出（例如，K76.82 肝性脑病，F05 由肝性脑病所致的谵妄）。

F05 由多种病因所致的谵妄：病史、体格检查或实验室检查的证据表明，这种谵妄具有一种以上的病因（例如，超过一种病因的躯体疾病；其他躯体疾病加上物质中毒或药物的副作用）。

编码备注：使用多个单独的编码反映特定谵妄的病因（例如，K76.82 肝性脑病，F05 由肝功能衰竭所致的谵妄，F10.231 酒精戒断性谵妄）。注意：病因性躯体疾病既要出现在谵妄编码之前作为单独编码，也要置换在由"其他躯体疾病"所致的谵妄的诊断中。

记录步骤

物质中毒性谵妄

物质中毒性谵妄的名称由假设能导致谵妄的特定物质（如可卡因）开始。诊断编码从诊断标准部分的表格中选择，该表格基于物质类别和是否存在共病的物质使用障碍。对于不属于任何类别的物质（如地塞米松），应使用"其他物质"的编码；如果一种物质被判断为致病因素，但具体物质类别未知，这种情况应使用"未知物质"的编码。

当记录障碍名称时，共病的物质使用障碍（若有）应列在前面，接着记录"伴"这个字，后面记录物质中毒性谵妄的名称，接着记录病程（即急性、持续性），再接着记录精神运动活动水平的标注（即活动过度、活动减退、混合性活动水平）。例如，在有重度可卡因使用障碍的个体出现急性活动过度的中毒性谵妄的情况下，其诊断为 F14.221 重度可卡因使用障碍伴可卡因中毒性谵妄、急性、活动过度，不再给予单独的共病的重度可卡因使用障碍的诊断。如果中毒性谵妄出现在无共病物质使用障碍的情况下（如仅 1 次高剂量物质使用后），则无须记录伴随的物质使用障碍（例如，F16.921 苯环己哌啶中毒性谵妄，急性，活动减退）。

物质戒断性谵妄

物质戒断性谵妄的名称由假设能导致戒断性谵妄的特定物质（如酒精）开始。诊断编码从"诊断标准"的"编码备注"中的特定物质编码中选择。当记录障碍名称时，共病的物质使用障碍（若有）应列在前面，接着记录"伴"这个字，后面记录物质戒断性谵妄的名称，接着记录病程（即急性、持续性），再接着记录精神运动活动水平的标注（即活动过度、活动减退、混合性活动水平）。例如，在有重度酒精使用障碍的个体出现急性活动过度的戒断性谵妄的情况下，其诊断为 F10.231 重度酒精使用障碍伴酒精戒断性谵妄、急性、活动过度，不再给予单独的共病的重度酒精使用障碍的诊断。

药物所致的谵妄

药物所致的谵妄的名称由假设能导致谵妄的特定物质（如地塞米松）开始。在这种障碍的名称后面记录病程（即急性、持续性），再接着表明精神运动活动水平的标注（即活动过度、活动减退、混合性活动水平）。例如，在某人使用地塞米松作为处方药出现急性活动过度的药物所致的谵妄的案例中，其诊断为 F19.921 地塞米松所致的谵妄、急性、活动过度。

其他特定的谵妄

F05

此类型适用于那些具备谵妄的典型症状,且引起有临床意义的痛苦,或导致社交、职业或其他重要功能方面的损害,但未能符合谵妄或神经认知障碍诊断类别中任何一种障碍的全部诊断标准。可在下列情况下使用其他特定的谵妄这一诊断:临床工作者选择用它来交流未能符合谵妄或任何特定的神经认知障碍的诊断标准的特定原因。通过记录"其他特定的谵妄",接着记录其特定原因(如"亚综合征性谵妄")来表明。

能够归类为"其他特定"名称的示例如下:

亚综合征性谵妄:这是一种谵妄样表现,涉及注意力、高级思维和昼夜节律的障碍,其中认知障碍的严重程度低于诊断谵妄所需。

未特定的谵妄

F05

此类型适用于那些具备谵妄的典型症状,且引起有临床意义的痛苦,或导致社交、职业或其他重要功能方面的损害,但未能符合谵妄或神经认知障碍诊断类别中任何一种障碍的全部诊断标准。可在下列情况下使用未特定的谵妄这一诊断:临床工作者选择不标注未能符合任何一种谵妄的诊断标准的特定原因及包括因信息不足而无法作出更特定的诊断(如在急诊室的环境下)。

重度和轻度神经认知障碍

重度神经认知障碍

A. 在一个或多个认知领域(复杂的注意力、执行功能、学习和记忆、语言、感知运动或社交认知)内,与先前表现的水平相比存在显著的认知衰退,其证据基于:
  1. 个体、知情人或临床工作者对认知功能显著下降的担心;
  2. 认知功能显著损害,最好能被标准化的神经心理测评证实,或者当其缺乏时,能被另一个量化的临床评估证实。
B. 认知缺陷干扰了日常活动的独立性(即最低限度而言,日常生活中复杂的重要活动需要帮助,如支付账单或管理药物)。
C. 认知缺陷不仅仅发生在谵妄时。
D. 认知缺陷不能用其他精神障碍(如重性抑郁障碍、精神分裂症)来更好地解释。

标注是否是由于:
  注:列出的每个亚型都有特定的诊断标准和相应的文字说明,接着是对重度和轻度神经认知障碍的一般性讨论。
  阿尔茨海默病
  额颞叶变性
  路易体病
  血管性疾病
  创伤性脑损伤
  物质/药物使用
  HIV 感染
  朊病毒病

帕金森病
亨廷顿病
其他躯体疾病
多种病因
未特定病因

编码备注：基于躯体或物质病因编码。在大多数重度 NCD 的案例中，如果知道病因性的躯体疾病，则需要给予额外的编码，如第 295～296 页的编码表中所述。对于被判断为可疑的躯体疾病病因（即由可疑的阿尔茨海默病、由可疑的额颞叶变性、由可疑的路易体病、可疑由血管性疾病、可疑由帕金森病所致的重度 NCD），不能给予额外的编码。

标注目前的严重程度（详见编码表）：

轻度：在日常生活中进行重要活动困难（如做家务、管理钱）。

中度：在日常生活中进行基本活动困难（如进食、穿衣）。

重度：完全依赖。

标注（参见编码表）：

伴激越：如果认知紊乱伴有临床意义的激越。

伴焦虑：如果认知紊乱伴有临床意义的焦虑。

伴心境症状：如果认知紊乱伴有临床意义的心境症状（如烦躁、易激惹、欣快）。

伴精神病性障碍：如果认知紊乱伴有妄想或幻觉。

伴其他行为或心理紊乱：如果认知紊乱伴其他有临床意义的行为或心理异常（如情感淡漠、攻击性、脱抑制、破坏性行为或发声、睡眠或食欲/进食障碍）。

无行为或心理紊乱：如果认知紊乱不伴有任何有临床意义的行为或心理紊乱。

编码和记录步骤

以下是对不同类型的重度 NCD 进行编码和记录的示例。在有一种以上相关行为或心理紊乱的案例中，每一种都单独

编码。(更多信息参见第 295 ～ 296 页的编码表以及每种重度和轻度 NCD 亚型的特定诊断标准中的编码备注):

由可能的阿尔茨海默病所致的重度神经认知障碍,轻度,伴焦虑: G30.9 阿尔茨海默病;F02.A4 由可能的阿尔茨海默病所致的重度神经认知障碍,轻度,伴焦虑。

由可疑的阿尔茨海默病所致的重度神经认知障碍,中度,伴心境症状: F03.B3 由可能的阿尔茨海默病所致的重度神经认知障碍,中度,伴心境症状。

由创伤性脑损伤所致的重度神经认知障碍,中度,伴心理紊乱和激越: S06.2XAS 弥漫性创伤性脑损伤伴未特定时间段的意识丧失,后遗症;F02.B2 由创伤性脑损伤所致的重度神经认知障碍,中度,伴精神病性障碍;F02.B11 由创伤性脑损伤所致的重度神经认知障碍,中度,伴易激惹。

由未知病因所致的重度神经认知障碍,重度,伴心境症状: F03.C3 由未知病因所致的重度神经认知障碍,重度,伴心境症状。

轻度神经认知障碍

A. 在一个或多个认知领域内(复杂的注意力、执行功能、学习和记忆、语言、感知运动或社交认知),与先前表现的水平相比存在轻微的认知衰退,其证据基于:
  1. 个体、知情人或临床工作者对认知功能轻度下降的担心。
  2. 认知表现的轻度损害,最好能被标准化的神经心理测评证实,或者当其缺乏时,能被另一个量化的临床评估证实。
B. 认知缺陷不干扰日常活动的独立性能力(即在日常生活中仍能进行复杂的重要活动,如支付账单或管理药物,

神经认知障碍

但可能需要更大的努力、更多的代偿性策略或适应)。
C. 认知缺陷不仅仅发生在谵妄时。
D. 认知缺陷不能用其他精神障碍(如重性抑郁障碍、精神分裂症)来更好地解释。

标注是否是由于:

> **注**:列出的每个亚型都有特定的诊断标准和相应的文字说明,接着是对重度和轻度神经认知障碍的一般性讨论。
>
> **阿尔茨海默病**
> **额颞叶变性**
> **路易体病**
> **血管性疾病**
> **创伤性脑损伤**
> **物质/药物使用**
> **HIV 感染**
> **朊病毒病**
> **帕金森病**
> **亨廷顿病**
> **其他躯体疾病**
> **多种病因**
> **未特定病因**

编码备注:基于躯体或物质病因编码。额外的编码表明,病因性躯体疾病必须先于由躯体疾病所致的轻度 NCD 的诊断编码 F06.7z。对于那些被认为是"可疑的"躯体疾病,不使用额外的编码(例如,由可疑的阿尔茨海默病、由可疑的额颞叶变性、由可疑的路易体病所致的轻度 NCD,可疑的由血管性疾病、可疑的由帕金森病所致的轻度 NCD)。参见第 295~296 页的编码表。物质/药物所致的轻度 NCD,按物质类型编码;参见"物质/药物所致的重度或轻度神经认知障碍"。注:G31.84 用于由未知病因所致的轻度 NCD 和由可疑的躯体疾病(如可疑的阿尔茨海默病)所致的轻度 NCD;

对于躯体或物质病因，不使用额外的编码。

标注（详见编码表）：

无行为紊乱：如果认知紊乱不伴有任何有临床意义的行为紊乱。

伴行为紊乱（标注紊乱）：如果认知紊乱伴有临床意义的行为紊乱（如情感淡漠、激越、焦虑、心境症状、精神病性障碍或其他行为症状）。

编码备注：使用额外的编码（s）来表明导致轻度 NCD 的同一躯体疾病所致的临床显著的精神疾病症状（例如，F06.2 由创伤性脑损伤所致的精神病性障碍，伴妄想；F06.32 由 HIV 疾病所致的抑郁障碍，伴重性抑郁样发作）。注：由其他躯体疾病所致的精神障碍被包括在与其有类似临床表现的障碍中（如由其他躯体疾病所致的抑郁障碍，参见"抑郁障碍"一章）。

编码与记录步骤

以下是不同类型的轻度 NCD 的编码和记录示例（更多信息参见第 295 ～ 296 页的编码表以及每种重度和轻度 NCD 亚型的特定诊断标准中的编码备注）：

由可能的阿尔茨海默病所致的轻度神经认知障碍，无行为紊乱：G30.9 阿尔茨海默病；F06.70 由可能的阿尔茨海默病所致的轻度神经认知障碍，无行为紊乱。

由可疑的阿尔茨海默病所致的轻度神经认知障碍，无行为紊乱：G31.84 由可疑的阿尔茨海默病所致的轻度神经认知障碍，无行为紊乱。

由创伤性脑损伤所致的轻度神经认知障碍，伴行为紊乱：S06.2XAS 弥漫性创伤性脑损伤伴未特定时间段的意识丧失，后遗症；F06.71 由创伤性脑损伤所致的轻度神经认知障碍，伴行为紊乱（伴抑郁障碍）；F06.31 由创伤性脑损伤所致的抑郁障碍，伴抑郁特征。

神经认知障碍

病因亚型	与重度或轻度 NCD 有关的病因医学编码	重度 NCD 编码	轻度 NCD 编码
阿尔茨海默病，可能的	G30.9[a]	F02.xy[b,c]	F06.7z[d]
阿尔茨海默病，可疑的	没有额外的医学编码	F03.xy[b,c]	G31.84
额颞叶变性，可能的	G31.09[a]	F02.xy[b,c]	F06.7z[d]
额颞叶变性，可疑的	没有额外的医学编码	F03.xy[b,c]	G31.84
路易体病，可能的	G31.83[a]	F02.xy[b,c]	F06.7z[d]
路易体病，可疑的	没有额外的医学编码	F03.xy[b,c]	G31.84
血管性疾病，由可能的所致的	I67.9（仅适用于轻度血管性NCD）	F01.xy[b,c]	F06.7z[d]
血管性疾病，由可疑的所致的	没有额外的医学编码	F03.xy[b,c]	G31.84
创伤性脑损伤	S06.2XAS[a]	F02.xy[b,c]	F06.7z[d]
物质/药物所致的	没有额外的医学编码	编码基于导致重度 NCD 的物质类型 e,f,g	编码基于导致轻度 NCD 的物质类型 e,g
HIV 感染	B20[a]	F02.xy[b,c]	F06.7z[d]
朊病毒病	A81.9[a]	F02.xy[b,c]	F06.7z[d]
帕金森病，由可能的所致的	G20[a]	F02.xy[b,c]	F06.7z[d]
帕金森病，由可疑的所致的	没有额外的医学编码	F03.xy[b,c]	G31.84
亨廷顿病	G10[a]	F02.xy[b,c]	F06.7z[d]
由其他躯体疾病所致的	首先编码其他躯体疾病（如G35 多发性硬化症）	F02.xy[b,c]	F06.7z[d]

续表

病因亚型	与重度或轻度 NCD 有关的病因医学编码	重度 NCD 编码	轻度 NCD 编码
由多种病因所致的	首先对所有病因的躯体疾病进行编码，如果血管性病因导致轻度 NCD，那么编码 I67.9（脑血管疾病），伴其他病因的躯体疾病；I67.9 不用于重度血管性 NCD	F02.xy[b,c,d]（由于所有适用的病因，编码重度 NCD）。如果存在由可能的血管性病所致的重度 NCD，那么编码 F01.xy[b,c]。如果物质或药物在病因中起作用，则还需编码相关的物质/药物所致的重度 NCD F03.xy[b,c]	F06.72[d]（由于所有适用的病因，编码轻度 NCD，包括如果存在可能的血管性病所致的轻度 NCD）。如果物质或药物在病因中起作用，则还应编码相关物质/药物所致的轻度 NCD G31.84
由未知病因所致的	没有额外的医学编码		

注：脚注 a～d 不适用于物质/药物所致的 NCD。

[a] 首先编码所有病因躯体疾病（即在重度或轻度 NCD 编码之前）。
[b] 重度 NCD：接下来编码严重程度[第四个字符（表中占位符"x"）]如下：.Ay 轻度，.By 中度，.Cy 重度。（"y"是伴行为或心理紊乱所占位符，在下文脚注 c 中描述。）
[c] 重度 NCD：然后编码任何伴随的行为或心理紊乱[第五个和第六个字符（表格中的占位符"y"）]如下：.x0，无行为或心理紊乱；.x11，伴激越；.x4 伴焦虑；.x3 伴心境症状；.x2 伴精神病性障碍；x18 伴其他行为或心理紊乱，如情感淡漠；.x0，无行为或心理紊乱。
[d] 轻度 NCD：基于伴随行为或心理紊乱的编码，如有[第五个字符（表格中占位符"z"）]，无行为或心理紊乱的 F06.70 或伴有行为紊乱的 F06.71（如情感淡漠、激越、焦虑、心境症状、精神病性症状或其他行为症状）。
[e] 对于 ICD-10-CM 编码，参见"物质/药物所致的重度或轻度神经认知障碍"的编码表。
[f] 严重程度标注"轻度""中度""重度"不能被编码，但应予以记录"伴精神病性障碍""伴其他行为或心理紊乱"和"无行为或心理紊乱"。
[g] 伴随症状标注"伴焦虑""伴激越""伴心境症状"不能编码，但仍应记录。

编码备注： 对于由 [医学病因] 和可能的（包括"可能由"）病因所致的重度 NCD，当发生多种具有临床意义的行为和心理紊乱时，需要多个 ICD-10-CM 编码。例如，对于由可能的阿尔茨海默病所致的重度 NCD，重度，伴激越、妄想和抑郁，需要四个编码：G30.9 阿尔茨海默病；F02.C11（伴激越）；F02.C2（伴精神病性障碍）；F02.C3（伴心境症状）。

对于由未知病因和可疑的（包括"可疑由"）病因所致的重度 NCD，当出现多种具有临床意义的行为和心理紊乱时，需要多个 ICD-10-CM 编码。如对于由可疑的阿尔茨海默病所致的重度 NCD，重度，伴激越、妄想和抑郁，需要三个编码：F03.C11（伴激越）；F03.C2（伴精神病性障碍）；F03.C3（伴心境症状）。

由阿尔茨海默病所致的重度或轻度神经认知障碍

A. 符合重度或轻度神经认知障碍的诊断标准。

B. 隐匿起病，且在一个或多个认知领域有逐渐进展的损害（重度神经认知障碍至少有两个领域受到损害）。

C. 符合下列可能的或可疑的阿尔茨海默病的诊断标准。

对于重度神经认知障碍：

如果下列任何一项存在，则诊断为**可能的阿尔茨海默病**；否则应诊断为**可疑的阿尔茨海默病**。

1. 来自家族史或基因检测的阿尔茨海默病致病基因突变的证据。

2. 下列三项全部存在：

    a. 有学习和记忆能力的下降，以及至少有一个在其他认知领域下降的明确证据（基于详细的病史或系列的神经心理测评）。

    b. 稳步地进展，认知能力逐渐下降，且没有很长的平台期。

　　c. 没有混合性病因的证据（即缺乏其他神经退行性疾病或脑血管性疾病，或其他神经的、精神的或系统性疾病，或可能导致认知下降的疾病）。

对于轻度神经认知障碍：

如果有来自基因检测或家族史的阿尔茨海默病致病基因突变的证据，则诊断为**可能的阿尔茨海默病**。

如果没有来自基因检测或家族史的阿尔茨海默病致病基因突变的证据，且下列三项全部存在，则诊断为**可疑的阿尔茨海默病**：

1. 有记忆和学习能力下降的明确证据。
2. 稳步地进展，认知能力逐渐下降，且没有很长的平台期。
3. 没有混合性病因的证据（即缺少其他神经退行性疾病或脑血管性疾病，或其他神经的或系统性疾病，或可能导致认知下降的疾病）。

D. 这种障碍不能用脑血管性疾病，其他神经退行性疾病，物质的效应，或其他精神的、神经的或系统性障碍来更好地解释。

编码备注（参见第295～296页的编码表）：

　　对于由可能的阿尔茨海默病所致的重度NCD：（1）首先编码G30.9阿尔茨海默病；（2）然后是F02；（3）接下来，对目前认知紊乱的严重程度（轻度、中度、重度）进行编码；（4）注明是否伴有行为或心理紊乱。例如，对于由可能的阿尔茨海默病所致的重度NCD，中度，伴有精神病性障碍，ICD-10-CM编码为F02.B2。

　　对于由可疑的阿尔茨海默病所致的重度NCD：（1）首先编码F03（没有额外的医学编码）；（2）接下来，对目前认知紊乱的严重程度（轻度、中度、重度）进行编码；（3）注明是否伴有行为或心理紊乱。例如，对于由可疑的阿尔茨海默病所致的重度 NCD，轻度，伴有心境症状，ICD-10-CM 编码为 F03.A3。

对于由可能的阿尔茨海默病所致的轻度 NCD：（1）首先编码 G30.9 阿尔茨海默病。（2）然后是 F06.70，表示由阿尔茨海默病所致的轻度 NCD，无行为紊乱；或 F06.71，表示由阿尔茨海默病所致的轻度 NCD，伴有行为紊乱。使用额外的编码来表明由阿尔茨海默病所致的具有临床意义的精神障碍症状（例如，F06.2 由阿尔茨海默病所致的精神病性障碍，伴有妄想；F06.32 由阿尔茨海默病所致的抑郁障碍，伴有重性抑郁样发作）。

对于由可疑的阿尔茨海默病所致的轻度 NCD，编码为 G31.84。（注：没有额外的医学编码。"伴行为紊乱"和"无行为紊乱"不能被编码，但仍应记录。）

重度或轻度额颞叶神经认知障碍

A. 符合重度或轻度神经认知障碍的诊断标准。
B. 这种障碍隐匿起病，且逐渐进展。
C. 下列两项之一：
   1. 行为变异。
      a. 下列三项或更多的行为症状：
         i. 行为脱抑制。
         ii. 情感淡漠或迟钝。
         iii. 丧失同情和共情。
         iv. 持续的、刻板的或强迫/仪式化的行为。
         v. 将不能吃的东西放入口中和饮食改变。
      b. 社交认知和/或执行能力显著下降。
   2. 语言变异。
      a. 语言能力显著下降，表现在言语生成、找词、物品命名、语法或词语的综合理解方面。

D. 相对保留了学习、记忆和感知运动功能。
E. 这种障碍不能用脑血管性疾病，其他神经退行性疾病，物质的效应，或其他精神的、神经的或系统性障碍来更好地解释。

如果存在下列任何一项，则诊断为**可能的额颞叶神经认知障碍**；否则诊断为**可疑的额颞叶神经认知障碍**：

1. 来自家族史或基因检测的额颞叶神经认知障碍致病基因突变的证据。
2. 神经影像学检查发现不相称的额叶和/或颞叶受损的证据。

如果没有基因突变的证据和未做神经影像学检查，则诊断为**可疑的额颞叶神经认知障碍**。

编码备注（参见第 295 ～ 296 页的编码表）：

对于由可能的额颞叶变性所致的重度 NCD：（1）首先编码 G31.9 额颞叶变性；（2）然后是 F02；（3）接下来，对目前认知紊乱的严重程度（轻度、中度、重度）进行编码；（4）注明是否伴行为或心理紊乱。例如，对于由可能的额颞叶变性所致的重度 NCD，中度，伴精神病性障碍，ICD-10-CM 编码为 F02.B2。

对于由可疑的额颞叶变性所致的重度 NCD：（1）首先编码 F03（没有额外的医学编码）；（2）接下来，对目前认知紊乱的严重程度（轻度、中度、重度）进行编码；（3）注明是否伴行为或心理紊乱。例如，对于由可疑的额颞叶变性所致的重度 NCD，轻度，伴心境症状，ICD-10-CM 编码为 F03.A3。

对于由可能的额颞叶变性所致的轻度 NCD：（1）首先编码 G31.09 额颞叶变性。（2）然后是 F06.70 表示由额颞叶变性所致的轻度 NCD，无行为紊乱；F06.71 表示由额颞叶变性所致的轻度 NCD，伴行为紊乱。使用额外的编码来表明由额颞叶变性所致的有临床意义的精神障碍症状（例如，F06.33 由额颞叶变性所致的双相及相关障碍，伴躁狂特征；F07.0 由额颞叶变性所致的人格改变，脱抑制型）。

对于由可疑的额颞叶变性所致的轻度 NCD，编码为 G31.84。（**注**：没有额外的医学编码。"伴行为紊乱"和"无行为紊乱"不能被编码，但仍应记录。）

重度或轻度神经认知障碍伴路易体

A. 符合重度或轻度神经认知障碍的诊断标准。
B. 这种障碍隐匿起病，且逐渐进展。
C. 这种障碍符合神经认知障碍伴可能的或可疑的路易体的核心诊断特征和建议诊断特征的组合。

可能的重度或轻度神经认知障碍伴路易体，个体有两个核心诊断特征，或一个建议诊断特征伴一个或多个核心诊断特征。

可疑的重度或轻度神经认知障碍伴路易体，个体只有一个核心诊断特征，或有一个或多个建议诊断特征。

1. 核心诊断特征：
    a. 波动的认知，伴注意力和警觉度的显著变化。
    b. 反复的视幻觉，且是完整的和详尽的。
    c. 自发的帕金森病的特征，且在认知能力下降后发生。
2. 建议诊断特征：
    a. 符合快速眼动睡眠行为障碍的诊断标准。
    b. 对神经阻滞剂高度敏感。

D. 这种障碍不能用脑血管性疾病，其他神经退行性疾病，物质的效应，或其他精神的、神经的或系统性障碍来更好地解释。

编码备注（参见第 295～296 页的编码表）：

对于重度 NCD 伴可能的路易体：（1）首先编码 G31.83 路

易体病；（2）然后是 F02（3）接下来，对目前认知紊乱的严重程度（轻度、中度、重度）进行编码；（4）注明是否伴行为或心理紊乱。例如，对于重度 NCD 伴可能的路易体，中度，伴精神病性障碍，ICD-10-CM 编码为 F02.B2。

对于重度 NCD 伴可疑的路易体：（1）首先编码 F03（没有额外的医学编码）；（2）接下来，对目前认知紊乱的严重程度（轻度、中度、重度）进行编码；（3）注明是否伴行为或心理紊乱。例如，对于重度 NCD 伴可疑的路易体，轻度，伴心境症状，ICD-10-CM 编码为 F03.A3。

对于轻度 NCD 伴可能的路易体：（1）首先编码 G31.83 路易体病。（2）然后是 F06.70，表示轻度 NCD 伴路易体病，无行为紊乱；F06.71 表示轻度 NCD 伴路易体病，伴行为紊乱。使用额外的编码来表明由路易体病所致的有临床意义的精神障碍症状（例如，F06.0 由路易体病所致的精神病性障碍，伴幻觉；F06.31 由路易体病所致的抑郁障碍，伴抑郁特征）。

对于轻度 NCD 伴可疑的路易体，编码为 G31.84。（注：没有额外的医学编码。"伴行为紊乱"和"无行为紊乱"不能被编码，但仍应记录。）

重度或轻度血管性神经认知障碍

A. 符合重度或轻度神经认知障碍的诊断标准。
B. 临床特征与血管性病因一致，由下列两项之一提示：
  1. 认知缺陷起病的时间与一个或更多的脑血管性事件相关。
  2. 有复杂注意力（包括加工速度）和额叶执行功能显著下降的证据。
C. 来自病史、体格检查和／或神经影像学的存在脑血管性病的证据，足以解释这种神经认知缺陷。

神经认知障碍

D. 这些症状不能用其他脑疾病或系统性障碍来更好地解释。

如果存在下列其中一项,则诊断为**可能的血管性神经认知障碍**;否则诊断为**可疑的血管性神经认知障碍**:

1. 临床诊断标准被归因于脑血管性疾病的显著的脑实质损伤的神经影像学证据所支持(神经影像学支持的)。
2. 神经认知综合征的时间与一个或更多有记录的脑血管性事件相关。
3. 同时存在脑血管性疾病的临床的和遗传学的证据(如脑常染色体显性遗传动脉病,伴皮质下梗死和白质脑病)。

如果符合临床诊断标准,但神经影像学不可获得,且神经认知综合征与一个或更多脑血管性事件的时间关系不能确定,则诊断为**可疑的血管性神经认知障碍**。

编码备注(参见第 295 ~ 296 页的编码表):

对于可能由血管疾病所致的重度 NCD:(1)首先编码 F01(没有额外的医学编码);(2)接下来,对目前认知紊乱的严重程度(轻度、中度、重度)进行编码;(3)注明是否伴行为或心理紊乱。例如,对于可能由血管疾病所致的重度 NCD,中度,伴精神病性障碍,ICD-10-CM 编码为 F01.B2。对于可疑由血管疾病所致的重度 NCD:(1)首先编码 F03(没有额外的医学编码);(2)接下来,对目前认知紊乱的严重程度(轻度、中度、重度)进行编码;(3)注明是否伴行为或心理紊乱。例如,对于可疑由血管疾病所致的重度 NCD,轻度,伴心境症状,ICD-10-CM 编码为 F03.A3。

对于可能由血管疾病所致的轻度 NCD:(1)首先编码 I67.9 脑血管性疾病。(2)然后是 F06.70 表示轻度血管性 NCD,无行为紊乱;F06.71 表示轻度血管性 NCD,伴行为紊乱。使用额外的编码来表明由脑血管性疾病所致的有临床意义的精神障碍症状(例如,F06.2 由脑血管性疾病所致的精神

303

病性障碍,伴妄想;F06.32由脑血管性疾病所致的抑郁障碍,伴重性抑郁样发作)。

对于可疑由血管性疾病所致的轻度NCD,编码为G31.84。(注:没有额外的医学编码。"伴行为紊乱"和"无行为紊乱"不能被编码,但仍应记录。)

由创伤性脑损伤所致的重度或轻度神经认知障碍

A. 符合重度或轻度神经认知障碍的诊断标准。
B. 有创伤性脑损伤的证据——即对大脑的撞击或其他机制,颅内大脑的快速移动或移位,存在下列一项或更多:
  1. 意识丧失。
  2. 创伤后遗忘。
  3. 定向障碍和意识错乱。
  4. 神经系统体征(如神经影像学证明的损伤、视野缺损、嗅觉障碍、偏瘫、偏身感觉缺失、皮质盲、失语症、失用症、无力、失平衡、不能用周围神经或其他原因来解释的其他感觉丧失)。
C. 创伤性脑损伤发生后或意识恢复后立即出现神经认知障碍,以及在急性脑损伤后持续存在。

编码备注(参见第295~296页的编码表):

对于由创伤性脑损伤所致的重度神经认知障碍:(1)首先编码S06.2XAS弥漫性创伤性脑损伤,伴未特定时间段的意识丧失,后遗症;(2)然后是F02;(3)接下来,对目前认知紊乱的严重程度(轻度、中度、重度)进行编码;(4)注明是否伴行为或心理紊乱。例如,对于由创伤性脑损伤所致的重度NCD,中度,伴精神病性障碍,ICD-10-CM编码为F02.B2。

对于伴多种有临床意义的行为和心理紊乱的重度NCD,需要多个ICD-10-CM编码。例如,对于由创伤性脑损伤所致的重度 NCD，重度，伴有激越、妄想和抑郁，需要四个编码：S06.2XAS 弥漫性创伤性脑损伤伴未特定时间段的意识丧失，后遗症；F02.C11（伴激越）；F02.C2（伴精神病性障碍）；F02.C3（伴心境症状）。

对于由创伤性脑损伤所致的轻度 NCD：(1) 首先编码 S06.2XAS 弥漫性创伤性脑损伤，伴未特定时间段的意识丧失，后遗症。(2) 然后是 F06.70 表示由创伤性脑损伤所致的轻度 NCD，无行为紊乱；F06.71 表示由创伤性脑损伤所致的轻度 NCD，伴行为紊乱。使用额外的编码来表明由创伤性脑损伤所致的有临床意义的精神障碍症状（例如，F06.0 由创伤性脑损伤所致的精神病性障碍，伴幻觉；F06.31 由创伤性脑损伤所致的抑郁障碍，伴抑郁特征）。

物质/药物所致的重度或轻度神经认知障碍

A. 符合重度或轻度神经认知障碍的诊断标准。
B. 神经认知损害不仅发生在谵妄时，而且持续时间超过中毒与急性戒断的通常病程。
C. 所涉及的物质或药物及其使用的时间段和范围能够产生神经认知损害。
D. 神经认知缺陷的病程与物质或药物的使用和禁戒的时间相符（如经过一段时间的禁戒后缺陷保持稳定或改善）。
E. 这种神经认知障碍既不能归因于其他躯体疾病，也不能用其他精神障碍来更好地解释。

编码备注（也可参见第 295～296 页的编码表）：

下表中列出了 ICD-10-CM 中（特定的物质/药物）所致的神经认知障碍的编码。注意 ICD-10-CM 的编码基于是否存在共病同一类物质的使用障碍。在任何情况下，都不需要给予额外的物质使用障碍的单独诊断。

物质所致的重度神经认知障碍：如果一个轻度的物质使用障碍共病物质所致的重度 NCD，则第四位的数字为"1"，而且临床工作者应在物质所致的重度 NCD 之前记录"轻度（物质）使用障碍"（例如，轻度吸入剂使用障碍伴吸入剂所致的重度 NCD）。对于酒精、镇静剂、催眠药或抗焦虑药，轻度的物质使用障碍不足以引起物质所致的重度 NCD，因此这种组合没有 ICD-10-CM 编码。如果一个中度或重度的物质使用障碍共病物质所致的重度 NCD，则第四位的数字为"2"，临床工作者应根据共病物质使用障碍的严重程度来记录"中度（物质）使用障碍"或"重度（物质）使用障碍"。如果没有共病物质使用障碍，则第四位的数字为"9"，并且临床工作者应只记录物质所致的重度 NCD。注：严重程度标注"轻度""中度""重度"不能编码为 NCD 的严重性，但仍应记录。

物质所致的轻度神经认知障碍：如果一个轻度的物质使用障碍共病物质所致的轻度 NCD，则第四位的数字为"1"，而且临床工作者应在物质所致的轻度 NCD 之前记录"轻度（物质）使用障碍"（例如，轻度可卡因使用障碍伴可卡因所致的轻度 NCD）。如果一个中度或重度的物质使用障碍共病物质所致的轻度 NCD，则第四位的数字为"2"，临床工作者应根据共病物质使用障碍的严重程度来记录"中度（物质）使用障碍"或"重度（物质）使用障碍"。如果没有共病物质使用障碍，则第四位的数字为"9"，并且临床工作者应只记录物质所致的轻度 NCD。

物质所致的重度或轻度神经认知障碍：伴随症状标注"伴激越""伴焦虑""伴心境症状""伴精神病性障碍""伴其他行为或心理紊乱"和"无行为或心理紊乱"不能被编码，但仍应记录。

神经认知障碍

项目	ICD-10-CM		
	伴轻度使用障碍	伴中度或重度使用障碍	无使用障碍
物质所致的重度 NCD			
酒精（重度 NCD）、非遗忘-虚构型	NA	F10.27	F10.97
酒精（重度 NCD）、遗忘-虚构型	NA	F10.26	F10.96
吸入剂（重度 NCD）	F18.17	F18.27	F18.97
镇静剂、催眠药或抗焦虑药（重度 NCD）	NA	F13.27	F13.97
其他（或未知）物质（重度 NCD）	F19.17	F19.27	F19.97
物质所致的轻度 NCD			
酒精（轻度 NCD）	F10.188	F10.288	F10.988
吸入剂（轻度 NCD）	F18.188	F18.288	F18.988
镇静剂、催眠药或抗焦虑药（轻度 NCD）	F13.188	F13.288	F13.988
苯丙胺类物质（或其他兴奋剂）（轻度 NCD）	F15.188	F15.288	F15.988
可卡因（轻度 NCD）	F14.188	F14.288	F14.988
其他（或未知）物质（轻度 NCD）	F19.188	F19.288	F19.988

标注如果是：

持续性：长时间的禁戒后神经认知损害仍然显著。

记录步骤

物质/药物所致的 NCD 的名称由假设能导致神经认知症状的特定物质（如酒精）开始。与物质类别对应的 ICD-10-CM 编码从"诊断标准"部分的表格中选择。对于不属于任何类别的物质（如鞘内注射甲氨蝶呤），应使用 ICD-10-CM "其他（或未知）物质"的编码，并且记录特定物质的名称（如 F19.988 鞘内注射甲氨蝶呤所致的轻度 NCD）。如果一种物质被判断为病因，但具体物质未知，则使用 ICD-10-CM 中

"其他（或未知）物质"的编码，并记录物质未知的事实（如F19.97 未知物质所致的重度 NCD）。

当记录障碍名称时，共病的"物质使用障碍"（若有）应列在前面，接着记录"伴"这个字，后面接着记录障碍的名称［即（特定物质）所致的重度 NCD 或（特定物质）所致的轻度 NCD］，在酒精的案例中接着记录类型（如非遗忘-虚构型或遗忘-虚构型），最后记录病程（即持续性）。例如，在有重度酒精使用障碍的个体出现持续性遗忘-虚构症状的情况时，其诊断为 F10.26 重度酒精使用障碍伴酒精所致的重度 NCD、遗忘-虚构型、持续性，不再给予单独的共病的重度酒精使用障碍的诊断。如果物质所致的 NCD 出现在没有共病的物质使用障碍时（如仅 1 次高剂量吸入剂使用后），则无须记录"无伴随的物质使用障碍"［如 F18. 988（特定吸入剂）所致的轻度 NCD］。

由 HIV 感染所致的重度或轻度神经认知障碍

A. 符合重度或轻度神经认知障碍的诊断标准。
B. 有感染 HIV 的记录。
C. 这种神经认知障碍不能用非 HIV 疾病，包括继发性脑疾病，如渐进性多灶性白质脑病或隐球菌脑膜炎来更好地解释。
D. 这种神经认知障碍既不能归因于其他躯体疾病，也不能用其他精神障碍来更好地解释。

编码备注（参见第 295～296 页的编码表）：

对于由 HIV 感染所致的重度 NCD：（1）首先编码 B20 HIV 感染；（2）然后是 F02；（3）接下来，对目前认知紊乱的严重程度（轻度、中度、重度）进行编码；（4）注明是否伴行为或心理紊乱。例如，对于由 HIV 感染所致的重度 NCD，中度，伴精神病性障碍，ICD-10-CM 编码为 F02.B2。

对于伴多种有临床意义的行为和心理紊乱的重度NCD，需要多个ICD-10-CM编码。例如，对于由HIV感染所致的重度NCD，重度，伴有激越、妄想和抑郁，需要四个编码：B20 HIV感染；F02.C11（伴激越）；F02.C2（伴精神病性障碍）；F02.C3（伴心境症状）。

对于由HIV感染所致的轻度NCD：(1)首先编码B20 HIV感染。(2)然后是F06.70表示由HIV感染所致的轻度NCD，无行为紊乱；或F06.71表示由HIV感染所致的轻度NCD，伴行为紊乱。使用额外的编码来表明由HIV感染所致的有临床意义的精神障碍症状（例如，F06.34由HIV感染所致的双相及相关障碍，伴混合特征；F07.0由HIV感染所致的人格改变，冷漠型）。

由朊病毒病所致的重度或轻度神经认知障碍

A. 符合重度或轻度神经认知障碍的诊断标准。
B. 隐匿起病，且发展迅速的损害是常见的。
C. 有朊病毒病的运动特征（如肌阵挛或共济失调），或有生物标志物证据。
D. 这种神经认知障碍不能归因于其他躯体疾病，也不能用其他精神障碍来更好地解释。

编码备注（参见第295～296页的编码表）：

对于由朊病毒病所致的重度NCD：(1)首先编码A81.9朊病毒病；(2)然后是F02；(3)接下来，对目前认知紊乱的严重程度（轻度、中度、重度）进行编码；(4)注明是否伴行为或心理紊乱。例如，对于由朊病毒病所致的重度NCD，中度，伴精神病性障碍，ICD-10-CM编码为F02.B2。

对于伴多种有临床意义的行为和心理紊乱的重度NCD，需要多个ICD-10-CM编码。例如，对于重度NCD伴朊病毒病，重度，伴有激越、妄想和抑郁，需要四个编码：A81.9 朊病毒病；F02.C11（伴激越）；F02.C2（伴精神病性障碍）；F02.C3（伴心境症状）。

对于由朊病毒病所致的轻度 NCD：（1）首先编码 A81.9 朊病毒病。（2）然后是 F06.70 表示由朊病毒病所致的轻度 NCD，无行为紊乱；F06.71 表示由朊病毒病所致的轻度 NCD，伴行为紊乱。使用额外的编码来表明由朊病毒病所致的有临床意义的精神障碍症状（例如，F06.34 由朊病毒病所致的双相及相关障碍，伴混合特征；F07.0 由朊病毒病所致的人格改变，冷漠型）。

由帕金森病所致的重度或轻度神经认知障碍

A. 符合重度或轻度神经认知障碍的诊断标准。
B. 这种障碍出现在已确诊帕金森病的背景下。
C. 隐匿起病，且损害逐渐进展。
D. 这种神经认知障碍既不能归因于其他躯体疾病，也不能用其他精神障碍来更好地解释。

如果下列 1 和 2 都符合，则诊断为**可能由帕金森病所致的重度或轻度神经认知障碍**。如果下列 1 或 2 符合，则诊断为**可疑由帕金森病所致的重度或轻度神经认知障碍**。

1. 没有证据表明存在混合性病因（即缺乏其他神经退行性疾病或脑血管性疾病，或其他神经的、精神的或系统性疾病，或可能导致认知能力下降的状况）。
2. 帕金森病明显先于神经认知障碍发生。

编码备注（参见第 295～296 页的编码表）：

对于可能由帕金森病所致的重度 NCD：（1）首先编码 G20.C 帕金森病；（2）然后是 F02；（3）接下来，对目前认知紊乱的严重程度（轻度、中度、重度）进行编码（4）注明是否伴行为或心理紊乱。例如，对于可能由帕金森病所致的重度 NCD，中度，伴精神病性障碍，ICD-10-CM 编码为 F02.B2。

对于可疑由帕金森病所致的重度 NCD：(1) 首先编码 F03（没有额外的医学编码）；(2) 接下来，对目前认知紊乱的严重程度（轻度、中度、重度）进行编码；(3) 注明是否伴行为或心理紊乱。例如，对于可疑由帕金森病所致的重度 NCD，轻度，伴心境症状，ICD-10-CM 编码为 F03.A3。

对于可能由帕金森病所致的轻度 NCD：(1) 首先编码 G20.C 帕金森病。(2) 然后是 F06.70 表示由帕金森病所致的轻度 NCD，无行为紊乱；F06.71 表示由帕金森病所致的轻度 NCD，伴行为紊乱。使用额外的编码来表明由帕金森病所致的有临床意义的精神障碍症状（例如，F06.0 由帕金森病所致的精神病性障碍，伴幻觉；F06.31 由帕金森病所致的抑郁障碍，伴抑郁特征；F07.0 由帕金森病所致的人格改变，冷漠型）。

对于可疑由帕金森病所致的轻度 NCD，编码为 G31.84。（注：没有额外的医学编码。"伴行为紊乱"和"无行为紊乱"不能被编码，但仍应记录。）

由亨廷顿病所致的重度或轻度神经认知障碍

A. 符合重度或轻度神经认知障碍的诊断标准。

B. 隐匿起病，且逐渐进展。

C. 有临床上已确定的亨廷顿病，或基于家族史或基因检测的亨廷顿病的风险。

D. 这种神经认知障碍不能归因于其他躯体疾病，也不能用其他精神障碍来更好地解释。

编码备注（参见第 295～296 页的编码表）：

对于由亨廷顿病所致的重度 NCD：(1) 首先编码 G10 亨

廷顿病；（2）然后是 F02；（3）接下来，对目前认知紊乱的严重程度（轻度、中度、重度）进行编码；（4）注明是否伴行为或心理紊乱。例如，对于由亨廷顿病所致的重度 NCD，中度，伴精神病性障碍，ICD-10-CM 编码为 F02.B2。

对于伴多种有临床意义的行为和心理紊乱的重度 NCD，需要多个 ICD-10-CM 编码。例如，对于重度 NCD 伴亨廷顿病，重度，伴有激越、妄想和抑郁，需要四个编码：G10 亨廷顿病；F02.C11（伴激越）；F02.C2（伴精神病性障碍）；以及 F02.C3（伴心境症状）。

对于由亨廷顿病所致的轻度 NCD：（1）首先编码 G10 亨廷顿病。（2）然后是 F06.70 表示由亨廷顿病所致的轻度 NCD，无行为紊乱；F06.71 表示由亨廷顿病所致的轻度 NCD，伴行为紊乱。使用额外的编码来表明由亨廷顿病所致的有临床意义的精神障碍症状（例如，F06.31 由亨廷顿病所致的抑郁障碍，伴抑郁特征；F06.4 由亨廷顿病所致的焦虑障碍）。

由其他躯体疾病所致的重度或轻度神经认知障碍

A. 符合重度或轻度神经认知障碍的诊断标准。
B. 来自病史、体格检查、实验室检查的证据表明神经认知障碍是其他躯体疾病（如多发性硬化症）的病理生理性后果。
C. 这种认知缺陷不能用其他精神障碍（重性抑郁障碍）或其他特定的神经认知障碍（如由阿尔茨海默病所致的重度神经认知障碍）来更好地解释。

编码备注（参见第 295～296 页的编码表）：

对于由其他躯体疾病所致的重度 NCD：（1）首先编码躯体疾病（如 G35 多发性硬化症）；（2）然后是 F02；（3）接下来，对目前认知紊乱的严重程度（轻度、中度、重度）进行编码；（4）注明是否伴行为或心理紊乱。例如，对于由多发性硬化症所致的重度 NCD，中度，伴精神病性障碍，ICD-10-CM 编码为 F02.B2。

对于伴多种有临床意义的行为和心理紊乱的重度 NCD，需要多个 ICD-10-CM 编码。例如，对于由多发性硬化症所致的重度 NCD，重度，伴有激越、妄想和抑郁，需要四个编码：G35 多发性硬化症；F02.C11（伴激越）；F02.C2（伴精神病性障碍）；F02.C3（伴心境症状）。

对于由其他躯体疾病所致的轻度 NCD：(1) 首先编码躯体疾病（如 G35 多发性硬化症）。(2) 然后是 F06.70 表示由多发性硬化症所致的轻度 NCD，无行为紊乱；F06.71 表示由多发性硬化症所致的轻度 NCD，伴行为紊乱。使用额外的编码表示由导致轻度 NCD 的相同躯体疾病而导致的有临床意义的精神障碍症状（例如，F06.31 由多发性硬化症所致的抑郁障碍，伴抑郁特征；F06.4 由多发性硬化症所致的焦虑障碍）。

由多种病因所致的重度或轻度神经认知障碍

A. 符合重度或轻度神经认知障碍的诊断标准。
B. 来自病史、体格检查、实验室检查的证据表明神经认知障碍（如由阿尔茨海默病所致的神经认知障碍，伴后续发生的血管性神经认知障碍）是一种以上病因过程的病理生理性后果，不包括物质。

注：用由特定躯体疾病所致的各种神经认知障碍的诊断标准作为指南，来确定特定的病因。

C. 这种认知缺陷既不能用其他精神障碍来更好地解释，也不仅仅发生在谵妄时。

编码备注（参见第 295～296 页的编码表）：

对于由多种病因（包括可能的病因）所致的重度 NCD：(1) 首先编码所有病因性躯体疾病（脑血管性疾病除外，不编码）；

(2)然后是F02。(3)接下来,对目前认知紊乱的严重程度(轻度、中度、重度)进行编码;(4)注明是否伴有行为或心理紊乱;(5)如果可能的脑血管性疾病是多种病因性躯体疾病中的一种,那么编码F01(没有额外的医学编码),然后编码目前认知紊乱的严重程度(轻度、中度、重度)以及是否伴有行为或心理紊乱。例如,对于重度NCD,中度,伴精神病性障碍(被判定为由阿尔茨海默病、脑血管性疾病和HIV感染所致的),且重度慢性酒精使用被判定为促发因素,则编码如下: G30.9 阿尔茨海默病; B20 HIV感染; F02.B2 由阿尔茨海默病和HIV感染所致的重度NCD,中度,伴精神病性障碍; F01.B2 可能由血管性疾病所致的重度NCD,中度,伴精神病性障碍; F10.27 酒精所致的重度NCD,非遗忘-虚构型,伴中度酒精使用障碍。

对于由多种病因所致的轻度NCD,包括可能的病因:(1)首先编码所有躯体疾病(包括I67.9 脑血管性疾病,如果存在);(2)然后是F06.70 由多种病因所致的轻度NCD,无行为紊乱; F06.71 由多种病因所致的轻度NCD,伴行为紊乱。例如,对于同时由阿尔茨海默病和血管性疾病所致的轻度NCD,无行为紊乱,则编码如下: G30.9 阿尔茨海默病, I67.9 脑血管性疾病; F06.70 由可能的阿尔茨海默病和脑血管性疾病所致的轻度NCD,无行为紊乱。使用额外的编码表示由各种医学病因所致的有临床意义的精神障碍症状(例如, F06.31 由脑血管性疾病所致的抑郁障碍,伴抑郁特征; F06.4 由阿尔茨海默病所致的焦虑障碍)。

由未知病因所致的重度或轻度神经认知障碍

A. 符合重度或轻度神经认知障碍的诊断标准。
B. 来自病史、体格检查或实验室检查的证据表明神经认知障碍是假定的躯体疾病、躯体疾病的组合或躯体疾病与物质或药物组合的病理生理后果，但没有足够的信息来确定特定的病因。

C. 认知缺陷不能用其他精神障碍或物质/药物所致的神经认知障碍来更好地解释，并且不仅仅出现在谵妄的病程中。

编码备注（参见第 295～296 页的编码表）：

对于由未知病因所致的重度 NCD：(1) 首先编码 F03（没有额外的医学编码）。(2) 接下来，编码目前认知紊乱的严重程度（轻度、中度、重度）。(3) 注明是否伴行为或心理紊乱。例如，由未知病因所致的重度 NCD，中度，伴精神病性障碍，ICD-10-CM 的编码为 F03.B2。

对于伴多种有临床意义的行为和心理紊乱的重度 NCD，需要多个 ICD-10-CM 编码。例如，由未知病因所致的重度 NCD，重度，伴有激越、妄想和抑郁，需要三个编码：F03.C11（伴激越）；F03.C2（伴精神病性障碍）；F03.C3（伴心境症状）。

对于由未知病因所致的轻度 NCD，编码 G31.84。（注："伴行为紊乱"和"无行为紊乱"不能被编码，但仍应记录。）

未特定的神经认知障碍

R41.9

此类型适用于那些具备神经认知障碍的典型症状，且引起个体有临床意义的痛苦，或导致社交、职业或其他重要功能方面的损害，但未能符合神经认知障碍诊断类别中任何一种障碍的全部诊断标准的情况。

人格障碍

一般人格障碍

A. 明显偏离了个体文化背景预期的内心体验和行为的持久模式,表现为下列症状中的两项(或更多):
   1. 认知(即对自我、他人和事件的感知和解释方式)。
   2. 情感(即情绪反应的范围、强度、不稳定性和恰当性)。
   3. 人际关系功能。
   4. 冲动控制。
B. 这种持久的模式是缺乏弹性和泛化的,涉及个人和社会情境的诸多方面。
C. 这种持久的模式引起有临床意义的痛苦,或导致社交、职业、其他重要功能方面的损害。
D. 这种模式在长时间内是稳定不变的,其发生可以追溯到青少年期或成人早期。
E. 这种持久的模式不能用其他精神障碍的表现或后果来更好地解释。
F. 这种持久的模式不能归因于某种物质(如滥用毒品、药物)的生理效应或其他躯体疾病(如头部外伤)。

A 组人格障碍

偏执型人格障碍

F60.0

A. 对他人的普遍不信任和猜疑以至于把他人的动机解释为恶意的，起始不晚于成人早期，存在于各种情境下，表现为下列症状中的四项（或更多）：
   1. 没有足够依据地猜疑他人在剥削、伤害或欺骗自己。
   2. 有不公正地怀疑朋友或同事对自己的忠诚和信任的先占观念。
   3. 对信任他人很犹豫，因为毫无根据地恐惧一些信息会被恶意地用来对付自己。
   4. 善意的谈论或事件会被当作隐含有贬低或威胁性的意义。
   5. 持久地心怀怨恨（如不能原谅他人的侮辱、伤害或轻视）。
   6. 感知自己的人格或名誉受到打击，但这在他人看来并不明显，且迅速作出愤怒的反应或作出反击。
   7. 反复没有证据地猜疑配偶或性伴侣的忠贞。
B. 并非仅仅出现于精神分裂症、双相障碍或抑郁障碍伴精神病性特征或其他精神病性障碍的病程之中，也不能归因于其他躯体疾病的生理效应。

注：如在精神分裂症起病之前已符合此诊断标准，可加注"病前"，即"偏执型人格障碍（病前）"。

人格障碍

分裂样人格障碍

F60.1

A. 一种脱离社交关系且在人际交往时情感表达受限的普遍模式,起始不晚于成人早期,存在于各种情境下,表现为下列症状中的四项(或更多):
  1. 既不渴望也不享受亲密关系,包括成为一个家庭的一部分。
  2. 几乎总是选择独自活动。
  3. 如果有也很少有兴趣与他人发生性行为。
  4. 如果有也很少有活动令其感到乐趣。
  5. 除了一级血缘亲属外,缺少亲密的朋友或知己。
  6. 对他人的赞扬或批评表现得无动于衷。
  7. 表现为情绪冷淡、脱离或情感平淡。
B. 并非仅仅出现于精神分裂症、双相障碍或抑郁障碍伴精神病性特征及其他精神病性障碍或自闭症(孤独症)谱系障碍的病程之中,也不能归因于其他躯体疾病的生理效应。

注:如果在精神分裂症起病之前已符合此诊断标准,可加注"病前",即"分裂样人格障碍(病前)。

分裂型人格障碍

F21

A. 一种社交和人际关系缺陷的普遍模式,表现为对亲密关系感到强烈的不舒服和建立亲密关系的能力下降,且认知或感知扭曲和行为古怪,起始不晚于成人早期,存在于各种情境下,表现为下列症状中的五项(或更多):

1. 牵连观念（不包括关系妄想）。
   2. 影响行为的古怪信念或魔幻思维，且与亚文化常模不一致（如迷信、相信千里眼、心灵感应或第六感；儿童或青少年可表现为怪异的幻想或先占观念）。
   3. 不寻常的感知体验，包括躯体错觉。
   4. 古怪的思维和言语（如含糊的、赘述的、隐喻的、过分渲染的或刻板的）。
   5. 猜疑或偏执观念。
   6. 不恰当的或受限制的情感。
   7. 古怪的、反常的或特别的行为或外表。
   8. 除了一级血缘亲属外，缺少亲密的朋友或知己。
   9. 过度的社交焦虑，并不随着熟悉程度而减弱，且与偏执性的恐惧有关，而不是对自己的负性判断。
B. 并非仅仅出现于精神分裂症、双相障碍或抑郁障碍伴精神病性特征及其他精神病性障碍或自闭症（孤独症）谱系障碍的病程之中。

注: 如果在精神分裂症起病之前已符合此诊断标准，可加注"病前"，即"分裂型人格障碍（病前）"。

B 组人格障碍

反社会型人格障碍

F60.2

A. 一种漠视或侵犯他人权利的普遍模式，始于 15 岁，表现为下列症状中的三项（或更多）：
   1. 不能遵守与合法行为有关的社会规范，表现为多次作出可被拘捕的行动。
2. 欺诈，表现出为了个人利益或乐趣而多次说谎，使用假名或对他人进行诈骗。
3. 冲动或不事先计划。
4. 易激惹和攻击性，表现为重复性地打架或攻击。
5. 鲁莽且不顾自身或他人的安全。
6. 一贯不负责任，表现为重复性地不坚持工作或不履行经济义务。
7. 缺乏懊悔，表现为作出伤害、虐待或偷窃他人的行为后显得不在乎或合理化。

B. 个体至少18岁。
C. 在15岁之前，存在品行障碍的证据。
D. 反社会行为并非仅仅出现于精神分裂症或双相障碍的病程之中。

边缘型人格障碍

F60.3

一种人际关系、自我形象和情感不稳定及显著冲动的普遍模式；起始不晚于成人早期，存在于各种情境下，表现为下列症状中的五项（或更多）：

1. 极力避免真正的或想象的被遗弃（注：不包括诊断标准5中的自杀或自残行为）。
2. 一种不稳定的、紧张的人际关系模式，以极端理想化和贬低交替为特征。
3. 身份紊乱：显著的和持续的不稳定的自我形象或自我感觉。
4. 至少在两个方面有潜在自我损伤的冲动性（如消费、性行为、物质滥用、鲁莽驾驶、暴食）。（注：不包括诊断标准5中的自杀或自残行为）。

5. 反复的自杀行为、自杀姿态或威胁，或自残行为。
6. 由于显著的心境反应所致的情感不稳定（例如，强烈的阵发性烦躁、易激惹或焦虑，通常持续数小时，很少超过数天）。
7. 慢性的空虚感。
8. 不恰当的强烈愤怒或难以控制地发怒（如经常发脾气、持续发怒、反复打架）。
9. 短暂的与应激有关的偏执观念或严重的分离症状。

表演型人格障碍

F60.4

一种过度的情绪化和寻求关注的普遍模式；起始不晚于成人早期，存在于各种情境下，表现为下列症状中的五项（或更多）：
1. 在自己不能成为关注的中心时，会感到不舒服；
2. 与他人交往时往往带有不恰当的性诱惑或挑逗行为；
3. 情绪表达变换迅速而肤浅；
4. 总是利用身体外表来吸引他人对自己的关注；
5. 言语风格是印象深刻和缺乏细节的；
6. 表现为自我戏剧化、舞台化或夸张的情绪表达；
7. 易受暗示（即容易被他人或环境所影响）；
8. 认为关系比实际上更为亲密。

自恋型人格障碍

F60.81

一种需要他人赞扬且缺乏共情的自大（幻想或行为）的普遍模式；起始不晚于成人早期，存在于各种情境下，表现为下列症状中的五项（或更多）：

1. 自我重要性的夸大（例如，夸大成就和才能，在没有相应成就时却盼望被认为是优胜者）。
2. 有幻想无限成功、权力、才华、美丽或理想爱情的先占观念。
3. 认为他或她是"特殊的"和独特的，只能被其他特殊的或地位高的人（或机构）所理解或与他们交往。
4. 要求过度的赞美。
5. 有权利感（即不合理地期望特殊的优待或他人自动顺从他或她的期望）。
6. 在人际关系上剥削他人（即为了达到他或她自己的目的而利用他人）。
7. 缺乏共情：不愿识别或认同他人的感受和需求。
8. 经常妒忌他或她，或认为他人妒忌他或她。
9. 表现为高傲、傲慢的行为或态度。

C 组人格障碍

回避型人格障碍

F60.6

一种社交抑制、能力不足感和对负性评价极其敏感的普遍模式；起始不晚于成人早期，存在于各种情境下，表现为下列症状中的四项（或更多）：
1. 因为恐惧批评、否定或排斥而回避涉及人际接触较多的职业活动。
2. 不愿与人打交道，除非确定能被喜欢。
3. 因为恐惧被羞辱或嘲弄而在亲密关系中表现拘谨。
4. 有在社交场所被批评或被排斥的先占观念。
5. 因为能力不足感而在新的人际关系情况下受抑制。

6. 认为自己在社交方面笨拙、缺乏个人吸引力或低人一等。
7. 因为可能出现窘迫而非常不情愿冒个人风险或参加任何新的活动。

依赖型人格障碍

F60.7

一种过度需要他人照顾导致产生顺从或依附行为并恐惧分离的普遍模式；起始不晚于成人早期，存在于各种情境下，表现为下列症状中的五项（或更多）：
1. 如果没有他人过度的建议和保证，便难以作出日常决定。
2. 需要他人为他或她的大多数生活领域承担责任。
3. 因为对失去支持或赞同的恐惧而难以表达不同的意见（注：不包括对被报复的现实的恐惧）。
4. 他或她难以自己开始一些项目或做一些事情（因为对自己的判断或能力缺乏信心，而不是缺乏动机或能量）。
5. 为了获得他人的培养或支持而过度努力，甚至甘愿做一些令人不愉快的事情。
6. 因为过于恐惧不能照顾他或她自己而在独处时感到不舒服或无助。
7. 在一段亲密的人际关系结束时，迫切寻求另一段关系作为照顾和支持的来源。
8. 有不现实的对只剩自己照顾自己的恐惧的先占观念。

强迫型人格障碍

F60.5

一种沉湎于有秩序、完美及精神和人际关系上的控制而牺牲灵活性、开放性和效率的普遍模式；起始不晚于成人早期，存在于各种情境下，表现为下列症状中的四项（或更多）：

1. 沉湎于细节、规则、清单、秩序、组织或日程导致忽略了活动的要点。
2. 表现为妨碍任务完成的完美主义（例如，因为不符合他或她过分严格的标准而不能完成一个项目）。
3. 过度投入工作或追求绩效导致无法顾及娱乐活动和朋友关系（不能用明显的经济需求来解释）。
4. 对道德、伦理或价值观念过度在意、小心谨慎和缺乏弹性（不能用文化或宗教认同来解释）。
5. 不愿丢弃用坏的或无价值的物品，哪怕这些物品毫无情感纪念价值。
6. 不情愿将任务委托给他人或与他人共同工作，除非他人能精确地按照他或她的方式行事。
7. 对自己和他人都采取吝啬的消费方式，认为金钱可以囤积起来应对未来的灾难。
8. 表现为僵化和固执。

其他人格障碍

由其他躯体疾病所致的人格改变

F07.0

A. 一种持续性的人格障碍，代表与个体先前特征性的人格模式相比的变化。

   注：在儿童群体中，这种障碍涉及显著偏离正常发育或儿童常见行为模式的显著变化，且持续至少1年。

B. 来自病史、体格检查或实验室检查的证据表明,这种障碍是其他躯体疾病的直接的病理生理性后果。
C. 这种障碍不能用其他精神障碍来更好地解释(包括由其他躯体疾病所致的其他精神障碍)。
D. 这种障碍并非仅仅出现于谵妄时。
E. 这种障碍引起有临床意义的痛苦,或导致社交、职业或其他重要功能方面的损害。

标注是否是:

不稳定型:如果主要特征为情感的不稳定。

脱抑制型:如果主要特征为不良的冲动控制,如轻率的性行为等。

攻击型:如果主要特征为攻击行为。

冷漠型:如果主要特征为显著的冷漠和无动于衷。

偏执型:如果主要特征为多疑或偏执观念。

其他型:如果临床表现的特征不符合上述任何一种亚型。

组合型:如果有一种以上的特征为主要的临床表现。

未特定型

编码备注:包括其他躯体疾病的名称(如 F07.0 由颞叶癫痫所致的人格改变)。在由其他躯体疾病所致的人格改变之前,其他躯体疾病应该被编码和分别列出(例如,G40.209 颞叶癫痫;F07.0 由颞叶癫痫所致的人格改变)。

其他特定的人格障碍

F60.89

此类型适用于那些具备人格障碍的典型症状,且引起有临床意义的痛苦,或导致社交、职业或其他重要功能方面的损害,但未能符合人格障碍诊断类别中任何一种障碍的全部诊断标准。可在下列情况下使用其他特定的人格障碍这一诊断：临床工作者选择用它来交流未能符合任何一种人格障碍诊断标准的特定原因。通过记录"其他特定的人格障碍"，接着记录其特定原因（如"混合性人格特质"）来表明。

未特定的人格障碍

F60.9

此类型适用于那些具备人格障碍的典型症状，且引起有临床意义的痛苦，或导致社交、职业或其他重要功能方面的损害，但未能符合人格障碍诊断类别中任何一种障碍的全部诊断标准。此种未特定的人格障碍可在下列情况下使用：临床工作者选择不标注未能符合任何一种人格障碍诊断标准的特定原因及包括因信息不足而无法作出更特定的诊断。

性欲倒错障碍

窥阴障碍

F65.3

A. 在至少 6 个月的时间里，通过窥视一个毫不知情者的裸体、脱衣过程或性活动，从而激起个体反复的、强烈的性唤起，表现为幻想、冲动或行为。

B. 个体将其性冲动实施在未经同意者（a nonconsenting person）身上，或其性冲动或性幻想引起有临床意义的痛苦，或导致社交、职业、其他重要功能方面的损害。

C. 个体体验性唤起和/或实施性冲动至少已有 18 岁。

标注如果是：

在受控制的环境下：此标注主要适用于那些生活在机构或其他场所的个体，在那里从事偷窥行为的机会受限。

完全缓解：个体在不受控制的环境下持续至少 5 年的时间里，没有将其性冲动实施在未经同意者身上，也没有痛苦或社交、职业、其他功能方面的损害。

露阴障碍

F65.2

A. 在至少 6 个月的时间里，通过将自己的生殖器暴露给毫不知情的人，从而激起个体反复的、强烈的性唤起，表现为幻想、冲动或行为。

B. 个体将其性冲动实施在未经同意者身上,或其性冲动或性幻想引起有临床意义的痛苦,或导致社交、职业、其他重要功能方面的损害。

标注是否是:

通过将生殖器暴露给青春期前的儿童达到性唤起
通过将生殖器暴露给躯体成熟的个体达到性唤起
通过将生殖器暴露给青春期前的儿童和躯体成熟的个体达到性唤起

标注如果是:

在受控制的环境下:此标注主要适用于那些生活在机构或其他场所的个体,在那里暴露生殖器的机会受限。
完全缓解:个体在不受控制的环境下持续至少 5 年的时间里,没有将其性冲动实施在未经同意者身上,也没有痛苦或社交、职业、其他功能方面的损害。

摩擦障碍

F65.81

A. 在至少 6 个月的时间里,通过接触或摩擦未经同意者,从而激起个体反复的、强烈的性唤起,表现为幻想、冲动或行为。
B. 个体将其性冲动实施在未经同意者身上,或其性冲动或性幻想引起有临床意义的痛苦或导致社交、职业、其他重要功能方面的损害。

标注如果是:

在受控制的环境下:此标注主要适用于如果那些生活在机构或其他场所的个体,在那里接触或摩擦未经同意者的机会受限。

完全缓解：个体在不受控制的环境下持续至少 5 年的时间里，没有将其性冲动实施在未经同意者身上，也没有痛苦或社交、职业、其他重要功能方面的损害。

性受虐障碍

F65.51

A. 在至少 6 个月的时间里，通过被羞辱、殴打、捆绑或其他令人痛苦的方式而激起个体反复的、强烈的性唤起，表现为幻想、冲动或行为。
B. 这种幻想、性冲动或行为引起有临床意义的痛苦，或导致社交、职业或其他重要功能方面的损害。

标注如果是：

伴性窒息：如果个体进行与限制呼吸相关的获得性兴奋的活动。

标注如果是：

在受控制的环境下：此标注主要适用于那些生活在机构或其他场所的个体，在那里参与性受虐行为的机会受限。
完全缓解：个体在不受控制的环境下持续至少 5 年的时间里，没有痛苦或社交、职业、其他功能方面的损害。

性施虐障碍

F65.52

A. 在至少 6 个月的时间里，通过使另一个人遭受心理或躯体的痛苦而激起个体反复的、强烈的性唤起，表现为幻想、冲动或行为。

B. 个体将其性冲动实施在未经同意者身上,或其性冲动或性幻想引起有临床意义的痛苦,或导致社交、职业或其他重要功能方面的损害。

标注如果是:

在受控制的环境下:此标注主要适用于那些生活在机构或其他场所的个体,在那里作出性施虐行为的机会受限。
完全缓解:个体在不受控制的环境下持续至少5年的时间里,没有将其性冲动实施在未经同意者身上,也没有痛苦和社交、职业、其他功能方面的损害。

恋童障碍

F65.4

A. 在至少6个月的时间里,通过与青少年期前的儿童(通常年龄为13岁或更小)的性活动而激起个体反复的、强烈的性唤起,表现为幻想、冲动或行为。
B. 个体因这些性冲动采取了行动,或这些性冲动、性幻想引起了显著的痛苦或人际关系困难。
C. 个体至少有16岁,且比诊断标准A中提及的儿童至少年长5岁。

注:不包括个体在青春期后期与12岁或13岁的人有持续的性关系。

标注是否是:

专一型(仅被儿童吸引)
非专一型

标注如果是:

仅被男性吸引
仅被女性吸引

被两性吸引

标注如果是:

限于乱伦

恋物障碍

F65.0

A. 在至少 6 个月的时间里,通过使用无生命物体或高度特定地聚焦于非生殖器的躯体部位而激起个体反复的、强烈的性唤起,表现为幻想、冲动或行为。
B. 这种幻想、性冲动或行为引起有临床意义的痛苦,或导致社交、职业或其他重要功能方面的损害。
C. 恋物的对象不限于用于变装的衣物(如在异装障碍中)或为达到生殖器触觉刺激而专门设计的器具(如振动器)。

标注:

躯体部位
无生命物体
其他

标注如果是:

在受控制的环境下:此标注主要适用于那些生活在机构或其他场所的个体,在那里作出恋物行为的机会受限。
完全缓解:个体在不受控制的环境下持续至少 5 年的时间里,没有痛苦或社交、职业、其他功能方面的损害。

异装障碍

F65.1

A. 在至少 6 个月的时间里,通过变装激起个体反复的、强烈的性唤起,表现为幻想、冲动或行为。
B. 这种幻想、性冲动或行为引起有临床意义的痛苦,或导致社交、职业、其他重要功能方面的损害。

标注如果是:

伴恋物:如果通过纤维织物、材料或服装激起性唤起。
伴性别幻想:如果通过自己是女性的想法或想象激起性唤起。

标注如果是:

在受控制的环境下:此标注主要适用于那些生活在机构或其他场所的个体,在那里变装的机会受限。
完全缓解:个体在不受控制的环境下持续至少 5 年的时间里,没有痛苦或社交、职业、其他功能方面的损害。

其他特定的性欲倒错障碍

F65.89

此类型适用于那些具备性欲倒错障碍的典型症状,且引起有临床意义的痛苦,或导致社交、职业、其他重要功能方面的损害,但未能符合性欲倒错障碍诊断类别中任何一种障碍的全部诊断标准。可在下列情况下使用其他特定的性欲倒错障碍这一诊断:临床工作者选择用它来交流未能符合任何一种性欲倒错障碍诊断标准的特定原因。通过记录"其他特定的性欲倒错障碍",接着记录其特定原因(如"恋兽症")

来表明。

可使用"其他特定的"名称的临床示例包括但不限于,反复的和强烈的性唤起涉及猥亵电话(淫秽电话)、恋尸症(尸体)、恋兽症(动物)、嗜粪症(粪便)、灌肠症(灌肠)或恋尿症(尿),存在至少 6 个月的时间,且引起显著的痛苦,或导致社交、职业、其他重要功能方面的损害。其他特定的性欲倒错障碍可以被标注为缓解和/或出现在受控制的环境下。

未特定的性欲倒错障碍

F65.9

此类型适用于那些具备性欲倒错障碍的典型症状,且引起有临床意义的痛苦,或导致社交、职业、其他重要功能方面的损害,但未能符合性欲倒错障碍诊断类别中任何一种障碍的全部诊断标准的情况。此种未特定的性欲倒错障碍可在下列情况下使用:临床工作者选择不标注未能符合任何一种性欲倒错障碍诊断标准的特定原因及包括因信息不足而无法作出更特定的诊断。

其他精神障碍及额外编码

由其他躯体疾病所致的其他特定的精神障碍

F06.8

此类型适用于那些具备由其他躯体疾病所致的精神障碍的典型症状,且引起有临床意义的痛苦,或导致社交、职业、其他重要功能方面的损害,但未能符合能够归因于其他躯体疾病的任何特定的精神障碍的全部诊断标准的情况。可在下列情况下使用由其他躯体疾病所致的其他特定的精神障碍这一诊断:临床工作者选择用它来交流未能符合能够归因于其他躯体疾病的任何特定的精神障碍的诊断标准的特定原因。通过记录该障碍的名称,并用特定的病因性躯体疾病替换"其他躯体疾病",接着记录不符合由其他躯体疾病所致的任何特定的精神障碍的诊断标准的特定症状表现来表明。此外,在编码由其他躯体疾病所致的其他特定的精神障碍之前,必须列出特定的躯体疾病的诊断编码。例如,由复杂部分性癫痫所致的分离症状,编码和记录为 G40.209 复杂部分性癫痫,F06.8 由复杂部分性癫痫所致的其他特定的精神障碍,分离症状。

能够使用"其他特定"名称的示例如下:

分离症状:如包括在复杂部分性癫痫中出现的症状。

由其他躯体疾病所致的未特定的精神障碍

F09

此类型适用于那些具备由其他躯体疾病所致的精神障碍的典型症状,且引起有临床意义的痛苦,或导致社交、职业、其他重要功能方面的损害,但未能符合由其他躯体疾病所致的任何特定的精神障碍的全部诊断标准的情况。可在下列情况下使用由其他躯体疾病所致的未特定的精神障碍这一诊断:临床工作者选择不标注未能符合任何一种由其他躯体疾病所致的未特定的精神障碍的诊断标准的特定原因及包括因信息不足而无法作出更特定的诊断(如在急诊室的环境下)。通过记录该障碍的名称,并用特定的病因性躯体疾病替换"其他躯体疾病"。此外,在编码由其他躯体疾病所致的未特定的精神障碍之前,必须列出特定的躯体疾病的诊断编码。例如,由复杂部分性癫痫所致的分离症状,编码和记录为 G40.209 复杂部分性癫痫,F09 由复杂部分性癫痫所致的未特定的精神障碍。

其他特定的精神障碍

F99

此类型适用于那些具备精神障碍的典型症状,且引起有临床意义的痛苦,或导致社交、职业、其他重要功能方面的损害,但未能符合任何特定的精神障碍的全部诊断标准的情况。可在下列情况下使用其他特定的精神障碍这一诊断:临床工作者选择用它来交流未能符合任何特定的精神障碍的诊断标准的特定原因。通过记录"其他特定的精神障碍",接着记录其特定原因来表明。

未特定的精神障碍

F99

此类型适用于那些具备精神障碍的典型症状，且引起有临床意义的痛苦，或导致社交、职业、其他重要功能方面的损害，但未能符合任何精神障碍的全部诊断标准的情况。可在下列情况下使用未特定的精神障碍这一诊断：临床工作者选择不标注未能符合特定的精神障碍诊断标准的特定原因及包括因信息不足而无法作出更特定的诊断（如在急诊室的环境下）。

额外编码

Z03.89　无诊断或疾病

此编码适用于已对个体进行评估并确定其不存在精神障碍或疾病的情况。

药物所致的运动障碍及其他药物不良反应

药物所致的运动障碍被纳入 DSM-5-TR 的第二部分，因为它们的重要性在于：(1) 精神障碍或其他躯体疾病的药物使用；(2) 精神障碍的鉴别诊断 [例如，焦虑障碍对比药物所致的静坐不能；恶性紧张症（一种特别严重且可能危及生命的紧张症）对比神经阻滞剂恶性综合征；迟发性运动障碍对比舞蹈病]。尽管这些运动障碍被标为"药物所致的"，但往往很难建立药物接触和运动障碍发生之间的因果关系，特别是一些运动障碍也可能发生在无药物接触的情况下。本章罗列的这些疾病和问题并不是精神障碍。

术语神经阻滞剂已经过时，因为它强调抗精神病药物引起异常运动的倾向，在许多情况下，它正被抗精神病药物和其他多巴胺受体拮抗剂这一术语所取代。虽然新型的抗精神病药物较少引起一些药物所致的运动障碍，但这些障碍仍然会出现。抗精神病药物和其他多巴胺受体拮抗剂包括所谓传统的、"典型的"或第一代抗精神病药物（如氯丙嗪、氟哌啶醇、氟奋乃静）；"非典型的"或第二代抗精神病药物（如氯氮平、利培酮、奥氮平、喹硫平）；某些用于治疗恶心、胃轻瘫等症状的多巴胺受体阻滞药物（如丙氯拉嗪、异丙嗪、曲美苄胺、硫乙拉嗪、甲氧氯普胺）；以及作为抗抑郁药的阿莫沙平。

药物所致的帕金森综合征

G21.11 抗精神病药物和其他多巴胺受体阻滞剂所致的帕金森综合征

G21.19 其他药物所致的帕金森综合征

药物所致的帕金森综合征（MIP）是继帕金森病之后的第二大常见的帕金森综合征的病因，它与严重的发病率、致残和治疗不依从性有关，尤其是在患有精神障碍的个体中。因为早期识别很重要，所以任何新的帕金森综合征的案例都应该提供完整的用药史，这对于 MIP 的诊断至关重要。开始用药和帕金森综合征发生之间的时间关系应该是明显的。在患有精神障碍的个体中开出的许多药物也可能导致帕金森综合征，但 MIP 最常见于接触阻断多巴胺 D_2 受体的抗精神病药物。对多巴胺 D_2 受体具有更高效价的抗精神病药物（如氟哌啶醇、氟奋乃静和利培酮）发生 MIP 的概率更高，但第一代和第二代抗精神病药物的帕金森综合征的临床特征没有差异。

其他可引起 MIP 的药物包括钙通道拮抗剂（如氟桂利嗪、桂利嗪）、多巴胺消耗剂（如利血平、丁苯那嗪）、抗癫痫药（如苯妥英、丙戊酸盐、左乙拉西坦）、抗抑郁药（如选择性 5-羟色胺再摄取抑制药、单胺氧化酶抑制剂）、锂、化疗药物（如阿糖胞苷、环磷酰胺、长春新碱、多柔比星、紫杉醇、依托泊苷）和免疫抑制剂（如环孢素、他克莫司）。毒素 [如 1-甲基-4-苯基-1,2,3,6-四氢吡啶（MPTP）、有机磷农药、锰、甲醇、氰化物、一氧化碳和二硫化碳] 也可能导致 MIP。

MIP 发展的时间历程各不相同。通常，MIP 出现在开始使用已知可导致帕金森综合征的药物或增加其剂量后，或出现在减少抗帕金森药物（如抗胆碱能药物）后的数周内。这些抗帕金森药物用于治疗或预防药物所致的肌张力障碍或帕金森症状。MIP 也可能在开始或增加药物剂量后迅速发展，或在接触数月后隐匿发作。使用抗精神病药物或其他多巴胺受体拮抗剂时，MIP 最典型的是在开始用药后的 2～4 周出现，一般在 3 个月时出现。主要使用钙通道阻滞剂时，约 1 年后出现第二个症状发生的高峰。

报告的 MIP 发生率受到缺乏规范的诊断标准、错误诊断或将 MIP 体征错误归因于路易体病（如帕金森病）或精神障碍及总体缺乏认识的影响，尤其是在较轻的案例中。据估计，在接受长期典型的抗精神病药物治疗的门诊患者中，至少有 50% 在其治疗过程中的某个时间点出现过帕金森症状或体征。

没有临床特征能可靠地区分 MIP 和帕金森病。由于帕金森病的运动体征和症状开始于单侧且不对称进展，因此在开始使用抗精神病药物或其他引起 MIP 的药物后数周内出现双侧帕金森综合征的亚急性发作高度提示为 MIP。MIP 的帕金森体征通常是对称的，但不对称的模式也是常见的，不能因此排除 MIP 的诊断。此外，帕金森综合征的病程和临床表现不能用以下精神症状来更好地解释，例如：紧张症、精神分裂症的阴性症状或重性抑郁发作中的精神运动性迟滞，其他非帕金森药物所致的运动障碍，其他神经病性或一般性躯体疾病（如帕金森病、威尔逊病），或抗精神病药物加重的帕金森病。

在 MIP 中，强直和运动迟缓更常见，而震颤则较少发生且可能是缺乏的。帕金森震颤也被称为"滚丸震颤"，是一种稳定的、有节奏的振荡运动（每秒 3～6 个周期），在休息时很明显，通常比其他震颤慢。它可能是间歇性的、单侧或双侧的，或取决于肢体位置（即体位性震颤）。震颤可能涉及四肢、头部、下颌、嘴、唇（兔子综合征）或舌。震颤在休息时存在，但可以被抑制，特别是当个体试图用颤抖的肢体执行任务时。个体可能将震颤描述为"颤抖"，并报告说震颤可能因焦虑、压力或疲劳而加重。

帕金森强直表现为四肢、肩部、颈部或躯干肌肉的不自主僵硬和不灵活。通过评估肌张力或当检查者被动移动关节周围的肢体（并拉伸肌肉）时存在的阻力来评估强直。在铅管样强直中，增加的张力在整个运动范围内是恒定的（相对于折刀样强直而言）。齿轮样强直被认为代表了叠加在强直上的震颤。它最常见于手腕和肘部，当肌肉在关节周围被动移动时，表现为有节奏的、棘轮状的阻力（齿轮）。帕金森强直患者可能主述全身肌肉压痛或僵硬、四肢紧绷、肌肉或关节疼痛、身体疼痛或缺乏协调。

运动迟缓和运动不能分别是可观察的自发运动活动减少或缺失的状态。在启动和执行运动方面存在整体放缓和缓慢。一些日常行为（如梳理头发）可能难以正常进行，并且可能会减少。个体可能主述无精打采、缺乏自发性和驱动力或疲劳。帕金森强直和运动迟缓表现为步态异常，包括：步幅缩短，手臂摆动或步行的整体自发性减少。其他体征包括弯腰驼背的姿势、凝视的面部表情和小碎步。流涎增多可能是咽部运动活动和吞咽减少的后果。但由于这些药物的抗胆碱能特性，与其他引起 MIP 的药物相比，在抗精神病药物引起的帕金森综合征中流涎可能较少发生。

MIP 与增加的步态失调、跌倒和疗养院安置有关。因此，MIP 在老年人中是一种严重的医源性运动障碍，需要识别和早期诊断。相关的行为症状可能包括抑郁和精神分裂症阴性症状的加重。其他帕金森体征和症状包括小字迹（显微书写）、运动灵活性降低、声音减弱、呕吐反射降低、吞咽困难、姿势不稳、面部表情和眨眼减少及皮脂溢出。当帕金森综合征与严重的运动活动减少有关时，帕金森综合征的医学并发症包括挛缩、褥疮、肺栓塞、尿失禁、吸入性肺炎、体重减轻和髋部骨折。

持续的风险因素包括女性性别、年龄较大、认知损害、其他并发的神经系统疾病、HIV 感染、帕金森病家族史和严重的精神症状。继发于抗精神病药物的 MIP 也可见于儿童。如果个体服用抗胆碱能药物，那么 MIP 的风险会降低。

鉴别诊断

帕金森病和帕金森症候群（如多系统萎缩、进行性核上性麻痹和威尔逊病）与 MIP 的区别在于伴随帕金森综合征的其他体征和症状。例如，帕金森病诊断的证据是需要帕金森病的三个或更多核心特征（如静止性震颤、强直、运动迟缓、姿势不稳）、嗅觉减退、睡眠障碍［如快速眼动（REM）睡眠行为障碍］和泌尿系统及其他常见于帕金森病的自主神经症状，但这些特征不太可能出现在 MIP 中。有原发性神经系统病因的帕金森病的个体，如果使用引起 MIP 的药物治疗，也容易加重症状。

非帕金森震颤往往更精细（如幅度更小）和更快（每秒 10 个周期），并且在有意图时（如当伸手去抓一个物体时）加重。随着撤药，通常伴有反射亢进和自主神经症状增加。在小脑疾病中，震颤会因有意图而加重，并且可能与眼球震颤、共济失调或断续言语有关。与迟发性运动障碍相关的舞蹈样运动不具有帕金森震颤的稳定节律性。卒中和其他中枢神经系统病变可导致局灶性神经系统症状或因弛缓性或痉挛性麻痹而无法活动，其特征是肌力下降和被动运动时肌张力增加，当进一步施压时消失（即折刀样强直）。这与 MIP 中的铅管样强直和正常肌力形成对比。

MIP 的替代诊断：有家族史的遗传性神经系统疾病，不能用最近的精神活性药物改变来解释的快速进展性帕金森综合征或存在局灶性神经系统体征（如额叶释放体征、颅神经异常、巴宾斯基征阳性）及神经阻滞剂恶性综合征，其涉及严重的运动不能和强直，但也有特征性的躯体和实验室发现的结果（如发热、肌酸磷酸激酶升高）。

重性抑郁障碍中出现的精神运动迟滞、不活动和冷漠可能难以与 MIP 中出现的运动迟缓或运动不能进行区分，但重性抑郁障碍更可能包括自主神经系统的体征（如早醒）、无希望和绝望。精神分裂症的阴性症状、与精神分裂症有关的紧张症或伴紧张症特征的心境障碍也可能难以与药物所致的运动不能相区分。强直也可能表现在精神病性障碍、谵妄、重度神经认知障碍、焦虑障碍和功能性神经症状障碍（转换障碍）中。在帕金森强直中，对被动运动的抵抗在整个运动范围内是恒定的，而在精神障碍或其他表现为强直的神经系统疾病中则不一致。一般来说，与帕金森震颤、强直和运动迟缓有关的检查出的躯体体征和症状有助于鉴别与 MIP 有关的强直、运动迟缓以及由其他原发性精神障碍引起的强直、运动减少。

神经阻滞剂恶性综合征

G21.0　神经阻滞剂恶性综合征

有神经阻滞剂恶性综合征的个体一般在症状发生前的 72 小时内，接触过多巴胺受体拮抗剂。伴大量出汗的体温过高（至少 2 次口腔测量 > 100.4°F 或 > 38.0°C）是神经阻滞剂恶性综合征具有鉴别性的特征，使其不同于抗精神病药物和其他多巴胺受体拮抗剂的其他神经系统副作用。极端的体温升高反映了中枢性体温调节被破坏，更可能支持神经阻滞剂恶性综合征的诊断。广泛的强直最严重的形式被描述为"铅管"，通常对抗帕金森药物无效，这是该障碍的核心特征，并可能与其他神经系统症状（如震颤、流涎、运动不能、肌张力障碍、牙关紧闭、肌阵挛、构音障碍、吞咽困难、横纹肌溶解症）有关。经常可见肌酸激酶升高至至少正常上限的 4 倍。精神状态改变的特征为谵妄或从木僵到昏迷的意识改变，这往往是神经阻滞剂恶性综合征的早期体征。受到影响的个体可能看起来是清醒的，但是会出现眩晕和反应迟钝，且与紧张症性木僵一致。自主神经的激活和不稳定表现为心动过速（心率 > 基线的 25%）、出汗、血压升高（收缩压或舒张压 > 基线的 25%）或波动（24 小时内，舒张压变化 > 20 mmHg

或收缩压变化 > 25 mmHg)、尿失禁和面色苍白,这些表现可能在任何时间被观察到,但为诊断提供了早期线索。呼吸急促(呼吸频率 > 基线的 50%)是常见的,以及呼吸窘迫(由于代谢性酸中毒、代谢亢进、胸壁受限、吸入性肺炎或肺栓塞引起)可能出现并导致突然的呼吸停止。

尽管数种实验室检查结果的异常与神经阻滞剂恶性综合征有关,但均对诊断无特异性。患有神经阻滞剂恶性综合征的个体可能伴有白细胞增多、代谢性酸中毒、缺氧、血清铁浓度降低、血清肌酶和儿茶酚胺增加。脑脊液分析和神经影像学检查的结果一般都是正常的,而脑电图则显示为广泛性减慢。死亡案例的尸检结果是非特异性的和多变的,这取决于并发症。

数据库研究的证据表明,神经阻滞剂恶性综合征的发病率为使用抗精神病药物治疗个体的 0.01% ~ 0.02%。在中国香港进行的一项基于人群的研究发现,接受抗精神病药物治疗的个体的发病风险为 0.11%。

体征和症状的时间进程为神经阻滞剂恶性综合征的诊断和预后提供了重要线索。精神状态的改变和其他神经系统体征通常先于系统性体征。症状在药物使用后的数小时到数天内发生。一些案例在药物使用后的 24 小时内发生,大多数案例在第一周发生,几乎所有案例都在 30 天内。一旦神经阻滞剂恶性综合征被诊断,口服抗精神病药物和其他多巴胺受体拮抗剂被停用后,神经阻滞剂恶性综合征在大多数案例中是自限的。停药后的恢复时间平均为 7 ~ 10 天,大多数个体在 1 周内可以恢复,几乎所有个体都可在 30 天内恢复。当使用长效抗精神病药物时,此病程可能延长。亦有报告,个体急性高代谢症状消失后,残留的神经系统体征会持续数周。在大多数神经阻滞剂恶性综合征的案例中,症状可以完全消失;但当该障碍未被识别时,已有报告显示其致死率为 10% ~ 20%。当重新使用抗精神病药物时,尽管许多个体未再出现神经阻滞剂恶性综合征，但也有一些个体有可能再次出现，尤其是发作后不久就恢复使用抗精神病药物的个体。

对于使用抗精神病药物或其他多巴胺受体拮抗剂进行治疗的所有个体而言，神经阻滞剂恶性综合征都是一个潜在的风险。它对于任何神经精神的诊断都无特异，也可能出现在没有诊断为精神障碍但接受多巴胺受体拮抗剂的个体身上。与神经阻滞剂恶性综合征风险升高有关的临床的、系统的和代谢的因素包括激越、全身耗竭、脱水和铁缺乏。在15%～20%的报告案例中，有与抗精神病药物和其他多巴胺受体拮抗剂有关的先前发作，表明一些个体存在潜在的易感性；但基于神经递质受体多态性的遗传学发现尚未被持续地重复。

几乎所有的抗精神病药物和其他多巴胺受体拮抗剂都与神经阻滞剂恶性综合征有关，但高效价的抗精神病药物与低效价和非典型的抗精神病药物相比，存在更大的风险。部分的或轻度的形式可能与新一代抗精神病药物有关。即使使用老一代药物，神经阻滞剂恶性综合征的严重程度仍然存在变异。在医疗环境下使用多巴胺受体拮抗剂（如甲氧氯普胺、丙氯拉嗪）也可引起不良反应。肠外给药途径、快速滴定及更高的药物总量与风险增加有关，但神经阻滞剂恶性综合征通常出现在抗精神病药物和其他多巴胺受体拮抗剂的治疗剂量范围内。

鉴别诊断

神经阻滞剂恶性综合征必须区别于其他严重的神经系统或躯体疾病，包括中枢神经系统感染、炎症和自身免疫性疾病、癫痫持续状态、皮层下结构性损伤及系统性疾病（如嗜铬细胞瘤、甲状腺毒症、破伤风、中暑）。

神经阻滞剂恶性综合征也必须区别于使用其他物质或药物所致的类似综合征。例如，5-羟色胺综合征，突然停用多巴胺受体激动剂所致的帕金森高热综合征，酒精或镇静剂戒断,麻醉中出现的恶性高热,与兴奋剂和致幻剂滥用有关的高热,抗胆碱能药物所致的阿托品中毒。

在罕见的情况下,患有精神分裂症或心境障碍的个体可能会出现恶性紧张症,这可能无法与神经阻滞剂恶性综合征相鉴别。一些研究者认为,神经阻滞剂恶性综合征是一种药物所致的恶性紧张症。

药物所致的急性肌张力障碍

G24.02 药物所致的急性肌张力障碍

药物所致的急性肌张力障碍的核心特征是,与使用已知能导致急性肌张力障碍的药物有关的持续的、异常的肌肉收缩(肌张力增加)和姿势。任何阻断多巴胺 D_2 受体的药物都会诱发急性肌张力障碍反应(ADR)。ADR 发生在接触抗精神病药物、止吐药和促动力药后是最常见的。据报道,多种其他药物类别也可诱发 ADR,包括选择性 5-羟色胺再摄取抑制药、胆碱酯酶抑制剂、阿片类药物和哌甲酯。

肌张力障碍反应的严重程度和部位差异很大,可以是局灶性的、分段的或广泛性的。它们最常影响头部和颈部肌肉,可以延伸到上肢和下肢或躯干。常见的表现是急性口下颌(下颌)肌张力障碍,涉及舌和嘴突出,或张开嘴或做鬼脸的姿势影响言语(构音障碍)和吞咽(吞咽困难),并可能演变成明显的牙关紧闭(锁颌)。眼部肌肉受累(眼动危象)表现为眼睛不自主地被迫和持续地向上、向下或侧向的同向偏移,可持续数分钟至数小时。眼睑痉挛也可能会发生。颈部肌张力障碍表现为头部和颈部相对于身体的异常向前、向后、侧向或扭转位置(如前颈、后颈、侧颈和斜颈)。局灶性肢体肌张力障碍通常比近端更远,比萨综合征(躯干横向弯曲,倾向于向一侧倾斜)和可能演变成角弓反张(头部、颈部和脊柱向后拱起)的背部拱起。急性喉肌张力障碍是危及生命的,会导致气道阻塞，表现为"卡住喉咙"、喘鸣、发音困难、吞咽困难、呼吸困难及药物对声带和喉部肌肉的影响而导致的呼吸窘迫。

至少50%的个体在开始或快速增加抗精神病药物或其他多巴胺受体拮抗剂的剂量，或减少用于治疗或预防急性锥体外系症状的药物（如抗胆碱能药物）的24～48小时内发生ADR。约90%的受影响的个体在5天内出现ADR。这些症状不能用精神障碍（如紧张症）来更好地解释，也不能是由原发性神经系统或其他躯体疾病或药物所致的迟发性运动障碍所致的。

恐惧和焦虑通常伴随着ADR，因为它们强烈的性质，个体无法控制或停止运动，并且当其出现时会导致呼吸、说话或吞咽困难。一些个体会在受影响的肌肉中感到疼痛或痉挛。不知道可能发生药物所致的肌张力障碍的个体可能会特别痛苦，从而增加后续药物不依从性的可能性。精神病患者的思维障碍、妄想或行为举止可能导致受影响的个体或他人错误地将他或她的肌张力障碍症状视为精神障碍的特征，这可能引起致病药物的剂量增加。儿童和40岁以下患有精神病的成人发生ADR的风险最高。在儿童和成人中，男性的发病率高于女性。发生ADR的其他风险因素包括先前对抗精神病药物或其他多巴胺受体拮抗剂的肌张力障碍反应，以及使用高效、典型的抗精神病药物。

鉴别诊断

区分药物所致的ADR和其他原因所致的肌张力障碍非常重要，尤其是在接受抗精神病药物或其他多巴胺受体拮抗剂治疗的个体中。基于时间进程和肌张力障碍症状的演变（例如，肌张力障碍在接触抗精神病药物之前或在药物没有改变的情况下进展），原发性神经系统或其他躯体疾病是明显的，并可能有其他局灶性神经系统体征的证据。特发性的局灶性或节段性肌张力障碍通常持续数天或数周，与药物无关。肌张力障碍的家族史可能存在。继发于药物接触的迟发性肌张力障碍，包括抗精神病药物或其他多巴胺受体拮抗剂，没有急性发作，并且在降低抗精神病药物的剂量时可能变得明显。其他神经系统疾病（如癫痫发作、病毒和细菌感染、外伤、周围或中枢神经系统中的占位性病变）和内分泌病（如甲状旁腺功能减退）也可能产生类似于药物所致的急性肌张力障碍的症状（如手足抽搐）。其他类似急性药物所致的肌张力障碍的诊断包括过敏反应、迟发性喉肌张力障碍和呼吸运动障碍。神经阻滞剂恶性综合征也可产生肌张力障碍，但不同之处在于它还伴有发热和全身强直。

与心境障碍或精神分裂症有关的紧张症可以通过症状、抗精神病药物治疗（例如，在接触抗精神病药物前出现肌张力障碍）、对药物干预的反应（例如，降低抗精神病药物剂量后或使用抗胆碱能药物后没有改善）之间的时间关系来区分。此外，患有药物所致的急性肌张力障碍的个体通常对肌张力障碍的反应感到痛苦，并通常寻求干预。相比之下，患有迟滞型紧张症的个体通常是缄默的和脱离的，并且不会对自己的疾病表达主观痛苦。

药物所致的急性静坐不能

G25.71 药物所致的急性静坐不能

药物所致的急性静坐不能的核心特征是主诉坐立不安，并至少观察到以下一种运动：坐下时坐立不安或摆动双腿，站立时双脚交替摇摆或"原地行走"，踱步以缓解不安，或至少数分钟内无法静坐或站立。经历最严重形式的药物所致的急性静坐不能的个体可能无法超过几秒钟保持任何姿势。主诉包括：内在的坐立不安感，最常见于腿部；强迫移动自己的腿，如果个体被要求不要移动自己的腿就会感到痛苦；烦躁和焦虑。这些症状通常在开始使用可引起静坐不能的药物或增加其剂量后的 4 周内出现，包括抗精神病药物和其他多巴胺受体拮抗剂、三环类抗抑郁药、选择性 5-羟色胺再摄取抑制药、多巴胺激动剂和钙通道阻滞剂，并且可以偶尔出现在减少治疗或使用预防急性锥体外系症状的药物后（如抗胆碱能药物）。不能用精神障碍（例如，精神分裂症、药物戒断、重性抑郁或躁狂发作引起的激越，注意缺陷/多动障碍中的多动）来更好地解释这些症状，这些症状也不是由神经系统或其他躯体疾病所致的（如帕金森病、缺铁性贫血）。

静坐不能引起的主观痛苦是显著的，并可能导致对抗精神病药物或抗抑郁药治疗的不依从。静坐不能与烦躁、易激惹、攻击性或自杀企图有关。精神病性症状或行为失控的恶化可能导致药物剂量增加，这可能会加剧该问题。在开始或增加致病药物后，静坐不能会发展得非常迅速。静坐不能的发展似乎是有剂量依赖性的，并且更经常与特定的高效价抗精神病药物或对中枢多巴胺受体具有更高亲和力的药物有关。尽管急性静坐不能的强度可能会随着时间的推移而波动，但是只要继续使用致病药物，急性静坐不能就会持续存在。在接受抗精神病药物或其他多巴胺受体拮抗剂的个体中，报告的静坐不能发生率差异很大（20% ~ 75%）。报告患病率的差异可能归因于定义、抗精神病药物的使用习惯及实验设计和所研究人群的人口统计数据缺乏一致性等因素。

鉴别诊断

药物所致的急性静坐不能在临床上与某些神经系统或其他躯体疾病所致的坐立不安综合征及作为精神障碍（如躁狂发作）的一部分出现的激越难以区分。帕金森病和缺铁性贫血的静坐不能在症状上与药物所致的急性静坐不能类似。在开始或增加药物治疗后不久，经常突然出现的坐立不安通常能够帮助鉴别诊断药物所致的急性静坐不能。

选择性 5-羟色胺再摄取抑制药可能会产生静坐不能，它与由抗精神病药物或其他多巴胺受体拮抗剂所致的静坐不能在症状和治疗反应上似乎是相同的。在使用抗精神病药物或其他多巴胺拮抗剂的个体中，迟发性运动障碍也可能与静坐不能共病，也经常存在部分的广泛性坐立不安。抗精神病药物和其他多巴胺拮抗剂所致的急性静坐不能与抗精神病药物和其他多巴胺拮抗剂所致的迟发性运动障碍的区别在于，运动的性质及其与开始用药的关系。与药物剂量变化有关的症状表现的时间进程可能有助于鉴别。抗精神病药物的增加通常会加剧静坐不能，而它往往也会暂时缓解迟发性运动障碍的症状。

需要将药物所致的急性静坐不能与能用精神障碍来更好地解释的症状相区分。患有抑郁发作、躁狂发作、广泛性焦虑障碍、精神分裂症谱系及其他精神病性障碍、注意缺陷/多动障碍、重度神经认知障碍、谵妄、物质（如可卡因）中毒或物质（如阿片类药物）戒断的个体可能表现出难以与静坐不能区分的激越。其中一些个体能够通过他们对静坐不能的体验与以前经历的感觉不同，从而将静坐不能与精神障碍的焦虑、坐立不安和激越特征相区分。能用精神障碍来更好地解释的坐立不安或激越的其他证据包括：在接触致病药物之前出现激越，随着致病药物剂量的增加，坐立不安没有增加，药物干预没有缓解（例如，减少致病药物的剂量或使用另一种旨在治疗静坐不能的药物后症状没有改善）。

迟发性运动障碍

G24.01　迟发性运动障碍

迟发性运动障碍的核心特征是舌、下颌、躯干或四肢的异常、不自主运动，这些运动与使用阻断突触后多巴胺受体的药物有关，例如，第一代和第二代抗精神病药物和其他药物、用于胃肠道疾病的甲氧氯普胺。这些运动至少持续 4 周，并且在本质上可能是舞蹈形式（快速、急拉、不重复）、手足徐动症（缓慢、弯曲、连续）或半节律性（如刻板的）；这些运动与药物所致的帕金森综合征中常见的有节奏的震颤（3～6 Hz）明显不同。迟发性运动障碍的体征或症状在接触抗精神病药物或其他多巴胺拮抗剂期间，或在停用口服药物后 4 周内（或在停用长效注射剂后 8 周内）出现，且必须有使用这类药物至少 3 个月的病史（60 岁或以上的个体为 1 个月）。尽管大量流行病学研究已经确定了多巴胺拮抗剂的使用与迟发性运动障碍之间的病因关系，但接受抗精神病药物治疗个体的运动障碍不一定都是迟发性运动障碍。

异常的口面部运动是迟发性运动障碍最明显的表现，并且能够在大多数患有迟发性运动障碍的个体中观察到；约一半的个体可能有肢体受累，多达四分之一的个体可能有颈部、肩部或躯干的轴向运动障碍；有些个体可能会出现其他肌肉群（如咽、膈肌、腹部）的受累，但并不常见，尤其是在没有口面部、四肢或躯干运动障碍的情况下。没有口面部受累的肢体或躯干运动障碍在年轻人中可能更常见，而口面部运动障碍在老年人中是典型的。

迟发性运动障碍的症状往往会因兴奋剂、抗精神病药物撤药和抗胆碱能药物（如苯扎托品，通常用于治疗药物所致的帕金森综合征）而加重，并且可能因未受累的躯体部位的自主运动期间的情绪唤醒、压力和分神而暂时加重。运动障碍的异常运动通过放松和身体受累部位的自主运动而暂时减少。它们通常在睡眠时消失。通过增加抗精神病药物的剂量，至少可以暂时抑制运动障碍。

接受长期抗精神病药物治疗的个体，其迟发性运动障碍的总患病率约为 20%～30%。年轻人的总发病率每年约为 3%～5%。中老年人似乎更常出现迟发性运动障碍，据报道，在平均累计接触抗精神病药物 1 年后，患病率高达 50%，发病率为 25%～30%。患病率也因环境而异，迟发性运动障碍往往长期在机构中的个体中更为常见。报告患病率的差异可能归因于迟发性运动障碍的定义、抗精神病药物的使用习惯及实验设计和被研究人群的人口统计数据缺乏一致性等。但是尽管绝经后女性的风险可能更高，迟发性运动障碍的易感性没有明显的性别差异。抗精神病药物的累积量增加和急性锥体外系副作用（如药物所致的帕金森综合征）的早期发展是迟发性运动障碍的两个最一致的风险因素。心境障碍（尤其是重性抑郁障碍）、神经系统疾病和酒精使用障碍也被发现是某些人群出现迟发性运动障碍的风险因素。与第一代抗精神病药物相比，第二代抗精神病药物的迟发性运动障碍的发生率略低，但差异并没有想象的那么大，尤其是考虑到第一代抗精神病药物的剂量时；迟发性运动障碍最重要的风险因素是年龄和累积接触。

迟发性运动障碍可能发生在任何年龄，并且几乎总是隐匿的。这些体征通常在起病时是轻微到轻度的，除非是敏锐的观察者，否则难以注意到。在许多案例中，迟发性运动障碍客观上是轻度的，尽管它被认为是一个影响外观的问题，但可能与严重的痛苦和社交回避有关。在症状严重的案例中，它可能与医疗并发症有关（例如，脸颊和舌头溃疡，牙齿脱落，巨舌，行走、吞咽或呼吸困难，说话低沉，体重减轻，抑郁，自杀观念）。在老年人中，随着继续使用抗精神病药物，迟发性运动障碍可能变得更严重或更普遍。停用抗精神病药物后，一些个体的症状会随着时间的推移而改善；对于有些个体来说，迟发性运动障碍可能是持久的。

鉴别诊断

必须区分药物所致的帕金森综合征和迟发性运动障碍，因为通常用于药物所致的帕金森综合征的治疗（即抗胆碱能药物）可能会加重与迟发性运动障碍有关的异常运动。此外，用于迟发性运动障碍的治疗[即囊泡单胺转运体2（VMAT2）抑制剂]可能会加重药物所致的帕金森综合征的症状。

在抗精神病药物或其他多巴胺受体拮抗剂撤药期间出现的运动障碍可能会随着药物的持续撤药而缓解。如果运动障碍持续4周以上，那么可能需要诊断为迟发性运动障碍。迟发性运动障碍必须与其他病因所致的口面部和身体运动障碍相区分。这些疾病包括亨廷顿病、威尔逊病、西德纳姆舞蹈病、系统性红斑狼疮、甲状腺毒症、重金属中毒、不合适的假牙、由左旋多巴或溴隐亭等其他药物所致的运动障碍以及自发性运动障碍。可能有助于鉴别的因素是，症状在接触抗精神病药物或其他多巴胺受体拮抗剂之前就存在或存在其他局灶性神经系统体征。应该注意的是，其他运动障碍可能与迟发性运动障碍共病。由于迟发性运动障碍可发生在超过5%的个体中，并且在老年人中更为常见，因此可能难以证明抗精神病药物会在特定个体中促发迟发性运动障碍。迟发性运动障碍必须与药物所致的急性运动障碍（如药物所致的帕金森综合征、急性肌张力障碍、急性静坐不能）引起的症状相区分。一方面，急性肌张力障碍和急性静坐不能在数小时到数天内迅速发展，药物所致的帕金森综合征出现在开始使用抗精神病药物或其他多巴胺受体拮抗剂或增加其剂量的数周内（或减少用于治疗急性锥体外系症状的药物剂量时）。另一方面，迟发性运动障碍通常在更长时间（数月至数年）地接触抗精神病药物后出现，并且可能在抗精神病药物撤药后出现；诊断迟发性运动障碍所需的最低接触史是使用抗精神病药物至少3个月（中老年人为1个月）。

迟发性肌张力障碍
迟发性静坐不能

G24.09 迟发性肌张力障碍
G25.71 迟发性静坐不能

此类别适用于涉及其他类型运动问题的迟发性综合征，如肌张力障碍或静坐不能，区别在于其在治疗过程中出现较晚，并且可能潜在地存在数月至数年，即使是在停用抗精神病药物或其他多巴胺受体拮抗剂或剂量减少的情况下。

药物所致的体位性震颤

G25.1 药物所致的体位性震颤

这种疾病的核心特征是在试图保持姿势时发生的精细震颤，与药物的使用有关。可能与这种震颤有关的药物包括锂、β-肾上腺素能药物（如异丙肾上腺素）、兴奋剂（如苯丙胺类）、多巴胺能药物、抗惊厥药物（如丙戊酸）、抗抑郁药和甲基黄嘌呤（如咖啡因、茶碱）。震颤是四肢（最常见的是手和手指）、头部、嘴或舌的有规律、有节奏的振动，最常见的频率每秒 8～12 个周期。当受累的躯体部位保持一个持续的姿势（如双手张开、嘴巴张开）时，震颤最容易被观察到。当受累的躯体部位被有目的的移动（运动性或动作性震颤）时，震颤可能会加重。当个体描述的震颤与体位性震颤的临床表现一致，但临床工作者没有直接观察到震颤时，尝试重现震颤发生的情况（如从杯子和茶碟中喝水）可能有所帮助。

大多数情况下涉及锂盐所致的震颤。锂震颤是常见的，它通常是良性的，是耐受良好的治疗剂量的副作用。但它也可能会导致一些个体出现社交尴尬、职业困难和依从性差。随着血清锂浓度接近中毒水平，震颤可能变得更粗，并伴有肌肉抽搐、肌束震颤或共济失调。随着时间的推移，非毒性的锂震颤可能自发改善。多种因素可能会增加锂震颤的风险（例如，年龄增加、高血清锂浓度，同时使用抗抑郁药或抗精神病药物或其他多巴胺受体拮抗剂、过量摄入咖啡因、震颤的个人史或家族史、存在酒精使用障碍和伴随的焦虑）。个体对震颤的抱怨频率似乎随着锂盐治疗的时间而减少。可能加剧震颤的因素包括焦虑、压力、疲劳、低血糖、甲状腺毒症、嗜铬细胞瘤、体温过低和酒精戒断。震颤也可能是5-羟色胺综合征的早期特征。

鉴别诊断

药物所致的体位性震颤应与非药物作用所致的先前存在的震颤相区分。有助于确定震颤预先存在的因素包括其与开始用药的时间关系，与药物的血清浓度缺乏相关性以及停药后的持续性。如果存在先前的、非药物所致的震颤（如特发性震颤），并因药物治疗而加重，那么这种震颤不被认为是药物所致的体位性震颤。上述可能加剧药物所致的体位性震颤的因素（如焦虑、压力、疲劳、低血糖、甲状腺毒症、嗜铬细胞瘤、体温过低、酒精戒断）也可能是与药物无关的震颤的病因。

如果震颤可以用药物所致的帕金森综合征来更好地解释，那么不给予以药物所致的体位性震颤的诊断。药物所致的体位性震颤通常在休息时消失，而当受累的部位开始活动或保持在持续位置时会加重。相比之下，与药物所致的帕金森综合征有关的震颤通常频率较低（3～6 Hz），在休息时加重，在有目的的运动时受到抑制，并且通常与药物所致的帕金森综合征的其他症状（如运动不能、强直）有关。

其他药物所致的运动障碍

G25.79　其他药物所致的运动障碍

此类别适用于之前列出的任何特定障碍所未涵盖的药物

所致的运动障碍。其示例包括:(1)与抗精神病药物和其他多巴胺受体拮抗剂以外的药物有关的类似神经阻滞剂恶性综合征的表现;(2)其他药物所致的迟发性疾病。

抗抑郁药撤药综合征

T43.205A　初诊
T43.205D　复诊
T43.205S　后遗症诊治

使用所有类型的抗抑郁药治疗后均可能出现撤药症状,其发生率取决于所服用药物的剂量和半衰期及药物逐渐减量的速度。突然撤药(或当剂量显著减少时)而不是逐渐减量的半衰期短的药物可能会带来最大的风险。短效抗抑郁药帕罗西汀和文拉法辛是最常出现有关撤药症状的药物。抗抑郁药撤药综合征可能发生在间歇性不依从治疗的情况下,因此可能不规则地出现在一些实际上并未停止服药的个体中,对于半衰期很短的药物(如文拉法辛)尤其如此。相比之下,像氟西汀这类半衰期长的药物很少产生显著的撤药效应。

与阿片类药物、酒精和其他物质有关的戒断综合征不同,抗抑郁药撤药综合征没有特异症状。相反,症状往往是模糊的和多变的。症状通常在使用最后一剂抗抑郁药后2～4天开始出现。对于选择性5-羟色胺再摄取抑制剂,可出现头晕、耳鸣、"电击"样感觉、失眠和急性焦虑等症状。撤药前抗抑郁药的使用不能引起轻躁狂或混合状态(即应确信抗抑郁药撤药综合征不是与先前治疗有关的情绪稳定性波动的后果)。对于三环类抗抑郁药,突然撤药与胃肠道症状(痉挛——反映在停止抗胆碱能三环类抗抑郁药后的胆碱能过度活跃)和反跳性轻躁狂有关。

抗抑郁药撤药综合征仅基于药理因素,与抗抑郁药的增强作用无关。与阿片类药物等具有增强作用物质的撤药不同,抗抑郁药撤药不会出现药物渴求。此外，当兴奋剂作为增强抗抑郁药时，突然停药可能会导致兴奋剂戒断症状（参见"物质相关及成瘾障碍"一章中的"兴奋剂戒断"），而不是此处描述的抗抑郁药撤药综合征。

抗抑郁药撤药综合征的患病率是未知的，但被认为因以下因素而有差异：撤药前的剂量，半衰期（即更常见于半衰期短的药物），药物的受体结合亲和力（如 5-羟色胺再摄取抑制药更可能发生），以及个体对这种药物代谢率的遗传影响。因此，半衰期短的药物会更频繁地发生撤药反应，但也可能受到代谢抗抑郁药的细胞色素酶的快速或超快速代谢状态的影响。

由于缺乏纵向研究，对抗抑郁药撤药综合征的临床病程知之甚少。随着剂量的逐渐减少，症状似乎随着时间的推移而减轻。症状通常是短暂的，持续不超过 2 周，该综合征很少在撤药后存在超过 3 周。

鉴别诊断

抗抑郁药撤药综合征的鉴别诊断包括：与撤药有关的障碍（如抑郁障碍或惊恐障碍）复发，躯体症状障碍、双相 I 型障碍或双相 II 型障碍伴混合特征，物质使用障碍、偏头痛或脑血管性疾病。撤药症状往往与此药物最初治疗的持续性焦虑障碍的症状或抑郁障碍的躯体症状的复发相似。重要的是，不要将抗抑郁药撤药综合征与正在使用该药物治疗的原发性抑郁或焦虑障碍复发相混淆。抗抑郁药撤药综合征与物质戒断的不同之处在于，抗抑郁药本身没有增强或欣快效应，个体通常不会自行增加药物剂量，并且他们通常没有觅药行为以获得额外的药物，这不符合物质使用障碍的诊断标准。

其他药物不良反应

T50.905A 初诊
T50.905D 复诊
T50.905S 后遗症诊治

当这些不良反应成为临床关注的主要焦点时,临床工作者可选择使用此类别来编码药物的副作用(运动症状除外)。其示例包括严重的低血压、心律失常和阴茎异常勃起。

可能成为临床关注焦点的其他状况

本章包括可能成为临床关注焦点或以其他方式影响个体精神障碍的诊断、病程、预后或治疗的状况和心理社会或环境问题。这些状况用 ICD-10-CM 的相应编码（通常是 Z 码）来呈现。在以下情况下，本章中的状况或问题可以被编码：（1）它是目前就诊的原因；（2）它有助于解释检查、医疗操作或治疗的需要；（3）它在精神障碍的诱发或加重中起作用；（4）构成总体治疗计划中应该考虑的问题。

本章中所列出的状况和问题不属于精神障碍，将它们纳入 DSM-5-TR，旨在引起临床工作者对常规临床实践中可能遇到的额外问题的关注，并提供系统清单，这可能对临床工作者记录这些问题有用。

要快速参考本章中的所有编码，可参见 DSM-5-TR 的分类。可能成为临床关注焦点的状况和问题在后续的文本中列出：

1. **自杀行为**（潜在的自伤行为，至少有一些死亡意图）和**非自杀性自伤**（在没有自杀意图的情况下故意对身体造成伤害）。
2. **虐待与忽视**（例如，儿童和成人的虐待与忽视问题，包括躯体虐待、性虐待、忽视和心理虐待）。
3. **关系问题**（例如，亲子关系问题、兄弟姐妹关系问题、配偶或亲密伴侣关系问题、分居或离婚所致的家庭破裂问题）。
4. **教育问题**（例如，文盲或读写能力低下、没有学校或无法上学、学校考试不及格、学业成绩不佳）。

5. **职业问题**（例如，失业、工作改变、失业的威胁、紧张的工作日程、与老板和同事的关系不和谐）。
6. **住房问题**（例如，无家可归，住房不足，与邻居、房客或房东关系不和谐）。
7. **经济问题**（例如，缺乏足够的食物或安全的饮用水，极端贫困，低收入）。
8. **与社会环境相关的问题**（例如，与独居、文化适应困难、社会排斥或拒绝相关的问题）。
9. **与法律系统互动相关的问题**（例如，刑事诉讼中的定罪、监禁或其他拘押相关的问题，与从监狱释放相关的问题，与其他法律情况相关的问题）。
10. **与其他社会心理、个人和环境情况相关的问题**（例如，与意外怀孕、犯罪受害者、恐怖主义受害者相关的问题）。
11. **与获得医疗和其他健康服务相关的问题**（例如，无法获得或不能使用健康服务机构）。
12. **个人史的情况**（例如，心理创伤的个人史、军事派遣）。
13. **其他与健康服务有关的咨询和医疗建议**（例如，性咨询、其他咨询或会诊）。
14. **可能成为临床关注焦点的其他情况或问题**（例如，与精神障碍有关的流浪、非复杂性丧痛、生命阶段问题）。

自杀行为和非自杀性自伤

ICD-10-CM 自杀行为的编码备注

仅适用于 T 编码，第六个字符应编码如下：

A（初诊）：用于个体接受针对该状况的主动治疗时（如急诊室初诊、由新的临床工作者评估和治疗）；或

D（复诊）：用于个体接受针对该状况的主动治疗后的复诊，以及他或她在愈合或恢复阶段针对该状况的常规治疗时（如药物调整、其他调养和随诊）。

自杀行为

此类别可用于有潜在自伤行为，且至少有一些死亡意图的个体。意图结束生命的证据可以是明确的，也可以是从行为或环境中推断出来的。自杀企图可能会也可能不会导致实际的自伤。如果个体在开始行为之前被他人劝阻或改变主意，则此类别不适用。

目前的自杀行为
T14.91XA　初诊：如果自杀行为是初诊中临床表现的一部分。
T14.91XD　复诊：如果自杀行为是后续就诊中临床表现的一部分。
Z91.51　自杀行为史
如果在个体一生中发生过自杀行为。

非自杀性自伤

此类别可用于个体在没有自杀意图的情况下，故意对他们的身体造成自伤的行为，可能导致流血、瘀伤或疼痛（如割伤、灼伤、刺伤、击打、过度摩擦）。
R45.88　目前非自杀性自伤
如果非自杀性自伤行为是临床表现的一部分。
Z91.52　非自杀性自伤史
如果个体一生中发生过非自杀性自伤行为。

虐待与忽视

遭受家庭成员（如照料者、亲密的成人伴侣）或非亲属的虐待是目前临床关注的焦点，或此虐待是患有精神障碍或其他躯体疾病的个体评估和治疗中的一个重要因素。由于虐待与忽视涉及法律问题，临床工作者评估这些状况和给予编码时要小心谨慎。存在虐待或忽视的既往史会影响诸多精神障碍的诊断和治疗反应，也可以随同诊断作出标注。

在下列类别中，除了列出确认的或可疑的虐待或忽视事件清单，还为当前临床就诊是为虐待或忽视的受害者或施虐者提供精神卫生服务的情况提供其他编码。一个单独的编码用于表明虐待或忽视的既往史。

ICD-10-CM 对于虐待与忽视状况的编码备注

第七位编码仅用于 T 码，编码如下：

　　A（初诊）： 用于个体接受针对该状况的主动治疗时（如手术治疗、急诊室初诊、由新的临床工作者评估和治疗）；或

　　D（复诊）： 用于个体接受针对该状况的主动治疗后的复诊，以及他或她在愈合或恢复阶段针对该状况的常规治疗时（例如，更换或移除石膏、移除外部或内部的固定装置、药物调整、其他调养和随诊）。

儿童虐待与忽视问题

儿童躯体虐待

当儿童躯体虐待成为临床关注的焦点时，可以使用此类别。儿童躯体虐待是指有意的儿童躯体损伤——从轻微擦伤到严重骨折或死亡——作为拳打、打、踢、咬、摇晃、扔、刺伤、窒息、击打（用手、棍子、皮带或其他物品）、烧或任何其他方法的后果，由父母、照料者或其他对儿童负有责任的个体造成。无论照料者是否有意伤害儿童，这种损伤都被认为是虐待。躯体训练，如拍打或用戒尺打，只要是合理的且没有对儿童造成躯体损伤，则不被认为是虐待。

儿童躯体虐待，已确认
T74.12XA 初诊
T74.12XD 复诊

儿童躯体虐待，可疑
T76.12XA 初诊
T76.12XD 复诊

与儿童躯体虐待相关的其他情况
Z69.010 对父母躯体虐待儿童的受害者的精神卫生服务
Z69.020 对非父母躯体虐待儿童的受害者的精神卫生服务
Z62.810 儿童期躯体被虐待的个人史（既往史）
Z69.011 对父母躯体虐待儿童的施虐者的精神卫生服务
Z69.021 对非父母躯体虐待儿童的施虐者的精神卫生服务

儿童性虐待

当儿童性虐待成为临床关注的焦点时，可以使用此类别。儿童性虐待包括任何涉及儿童的性行为，其目的是为父母、照料者或其他对儿童负有责任的个体提供性满足。性虐待包括下述活动：抚摸儿童的生殖器，插入，乱伦，强奸，鸡奸，以及不得体的接触。性虐待还包括父母或照料者对儿童非接触式的利用。例如，虽然儿童与施虐者之间没有直接的躯体接触，但其强迫、引诱、欺骗、恐吓或迫使儿童参与使他人获得性满足的活动。

儿童性虐待，已确认
T74.22XA 初诊
T74.22XD 复诊

儿童性虐待，可疑
T76.22XA 初诊
T76.22XD 复诊

与儿童性虐待相关的其他情况

Z69.010　对父母性虐待儿童的受害者的精神卫生服务
Z69.020　对非父母性虐待儿童的受害者的精神卫生服务
Z62.810　儿童期被性虐待的个人史（既往史）
Z69.011　对父母性虐待儿童的施虐者的精神卫生服务
Z69.021　对非父母性虐待儿童的施虐者的精神卫生服务

儿童忽视

当儿童忽视是临床关注的焦点时，可以使用此类别。儿童忽视被定义为，儿童的父母或其他照料者有剥夺与儿童年龄相符的基本需求的任何确认的或可疑的过分的行动或疏忽，并因此导致或可能潜在地导致儿童躯体或心理的伤害。儿童忽视包括：遗弃，缺少恰当的监管，未能满足必要的情感或心理需要，未能提供必要的教育、医疗服务、食物、住所和 / 或衣物。

儿童忽视，已确认

T74.02XA　初诊
T74.02XD　复诊

儿童忽视，可疑

T76.02XA　初诊
T76.02XD　复诊

与儿童忽视相关的其他情况

Z69.010　对父母忽视儿童的受害者的精神卫生服务
Z69.020　对非父母忽视儿童的受害者的精神卫生服务
Z62.812　儿童期被忽视的个人史（既往史）
Z69.011　对父母忽视儿童的施虐者的精神卫生服务
Z69.021　对非父母忽视儿童的施虐者的精神卫生服务

儿童心理虐待

当儿童心理虐待是临床关注的焦点时，可以使用此类别。

儿童心理虐待是指儿童的父母或照料者通过有意的言语或象征性的行为,导致或可能潜在地导致儿童显著的心理伤害(躯体和性虐待行为不包括在此类别中)。儿童心理虐待的示例包括,训斥、贬低或羞辱儿童,威胁儿童,伤害/遗弃或表明被指控者将要伤害/遗弃儿童关心的人或事,禁闭儿童[例如,将儿童的胳膊和腿捆绑在一起或把儿童捆绑在家具或另一件物品上,或将儿童禁闭在一个狭小的封闭区域(如衣橱)内],过分地让儿童做"替罪羊",强迫儿童对他或她自己施加痛苦,通过物理的或非物理的手段过度训练(即极端的高频率和持续时间,即使尚未达到躯体虐待的程度)儿童。

儿童心理虐待,已确认
T74.32XA 初诊
T74.32XD 复诊

儿童心理虐待,可疑
T76.32XA 初诊
T76.32XD 复诊

与儿童心理虐待相关的其他情况
Z69.010 对父母心理虐待儿童的受害者的精神卫生服务
Z69.020 对非父母心理虐待儿童的受害者的精神卫生服务
Z62.811 儿童期被心理虐待的个人史(既往史)
Z69.011 对父母心理虐待儿童的施虐者的精神卫生服务
Z69.021 对非父母心理虐待儿童的施虐者的精神卫生服务

成人虐待与忽视问题

配偶或伴侣躯体暴力

当配偶或伴侣躯体暴力是临床关注的焦点时,可以使用此类别。有意的躯体暴力行为导致或可能潜在地导致亲密伴侣的躯体受到伤害或引起伴侣显著的恐惧。有意的躯体暴力行为包括推、拍打、揪头发、掐、捆绑、摇晃、扔、咬、踢、用拳头或物品击打、烧、投毒、扼颈、切断空气供给、把头按到水下及使用武器。此类别不包括目的是保护自己或伴侣的躯体行为的情况。

配偶或伴侣躯体暴力，已确认

T74.11XA　初诊

T74.11XD　复诊

配偶或伴侣躯体暴力，可疑

T76.11XA　初诊

T76.11XD　复诊

与配偶或伴侣躯体暴力相关的其他情况

Z69.11　　对配偶或伴侣躯体暴力的受害者的精神卫生服务

Z91.410　配偶或伴侣躯体暴力的个人史（既往史）

Z69.12　　对配偶或伴侣躯体暴力的施虐者的精神卫生服务

配偶或伴侣性暴力

当配偶或伴侣性暴力是临床关注的焦点时，可以使用此类别。配偶或伴侣性暴力可能涉及使用躯体暴力或心理胁迫来强迫伴侣从事违背其意愿的性行为，无论该性行为是否完成。此类别也包括与那些无同意能力的亲密伴侣发生性行为的情况。

配偶或伴侣性暴力，已确认

T74.21XA　初诊

T74.21XD　复诊

配偶或伴侣性暴力，可疑

T76.21XA　初诊

T76.21XD　复诊

与配偶或伴侣性暴力相关的其他情况

Z69.81　对配偶或伴侣性暴力的受害者的精神卫生服务

可能成为临床关注焦点的其他状况

Z91.410　配偶或伴侣性暴力的个人史（既往史）
Z69.12　对配偶或伴侣性暴力的施虐者的精神卫生服务

配偶或伴侣忽视

当配偶或伴侣忽视是临床关注的焦点时，可以使用此类别。配偶或伴侣忽视包括任何一种过分的行为或疏忽，是指一方剥夺对其依赖的另一方的基本需求，导致或可能潜在地导致对其依赖的伴侣的躯体或心理的伤害。此类别适用于这样的伴侣关系的背景下：其中一方在日常活动中极其依赖另一方的照顾或帮助。例如，一方由于显著的躯体、心理/智力或文化的局限性而不能自理（例如，因为处在外国文化中而不能与他人沟通和处理日常活动）。

配偶或伴侣忽视，已确认
T74.01XA　初诊
T74.01XD　复诊

配偶或伴侣忽视，可疑
T76.01XA　初诊
T76.01XD　复诊

与配偶或伴侣忽视相关的其他情况
Z69.11　对配偶或伴侣忽视的受害者的精神卫生服务
Z91.412　配偶或伴侣忽视的个人史（既往史）
Z69.12　对配偶或伴侣忽视的施虐者的精神卫生服务

配偶或伴侣心理虐待

当配偶或伴侣心理虐待是临床关注的焦点时，可以使用此类别。配偶或伴侣心理虐待包括，其中一方有意的言语或象征性行为，导致或可能潜在地导致另一方受到明显伤害。心理虐待行为包括：指责或羞辱受害者，审问受害者，限制受害者来去自由的能力，阻碍受害者获得帮助（例如，寻求警察、司法、保护性或医疗资源），用躯体伤害或性侵犯威胁受害者，伤害或威胁要伤害受害者关心的人或事，不合理地限制受害者获得或使用经济资源，隔离受害者的家庭、朋友或社会支持资源，追踪受害者，以及试图使受害者认为他或她是疯子（"煤气灯效应"）。

配偶或伴侣心理虐待，已确认
T74.31XA　初诊
T74.31XD　复诊

配偶或伴侣心理虐待，可疑
T76.31XA　初诊
T76.31XD　复诊

与配偶或伴侣心理虐待相关的其他情况
Z69.11　　对配偶或伴侣心理虐待的受害者的精神卫生服务
Z91.411　配偶或伴侣心理虐待的个人史（既往史）
Z69.12　　对配偶或伴侣心理虐待的施虐者的精神卫生服务

成人的非配偶或非伴侣虐待

当一个成人被另一个非亲密伴侣的成人虐待是临床关注的焦点时，可以使用此类别。这种虐待可能包括躯体行为、性或情感虐待。成人虐待的示例包括：有意的躯体暴力行为（如推/猛推、抓、拍打、扔可能造成伤害的东西、拳打、咬）导致或可能潜在地导致受害者受到躯体伤害或引起受害者显著的恐惧，强迫或胁迫进行性活动，潜在地造成心理伤害的言语或象征性的行为（指责或羞辱某人，审问某人，限制某人来去自由的能力，妨碍某人获得帮助，威胁某人，伤害或威胁某人关心的人或事，限制某人获得或使用经济资源，隔离某人的家庭、朋友或社会支持资源，追踪某人，试图使某人认为他或她是疯子）。此类别不包括目的是保护自己或他人的躯体行为的情况。

成人的非配偶或非伴侣躯体虐待，已确认
T74.11XA 初诊
T74.11XD 复诊

成人的非配偶或非伴侣躯体虐待，可疑
T76.11XA 初诊
T76.11XD 复诊

成人的非配偶或非伴侣性虐待，已确认
T74.21XA 初诊
T74.21XD 复诊

成人的非配偶或非伴侣性虐待，可疑
T76.21XA 初诊
T76.21XD 复诊

成人的非配偶或非伴侣心理虐待，已确认
T74.31XA 初诊
T74.31XD 复诊

成人的非配偶或非伴侣心理虐待，可疑
T76.31XA 初诊
T76.31XD 复诊

与成人的非配偶或非伴侣虐待相关的其他情况
Z69.81 对成人的非配偶或非伴侣虐待的受害者的精神卫生服务
Z69.82 对成人的非配偶或非伴侣虐待的施虐者的精神卫生服务

关系问题

关键的关系，特别是亲密的成人伴侣关系和家长/照料者-儿童的关系，对处于这些关系中的个体的健康有着显著的

影响。这些关系可以促进和保护健康、对健康无利无害、损害健康。在极端的情况下，这些关系可能与虐待或忽视有关，且对受影响的个体带来显著的躯体上和心理上的伤害。由于关系问题可能是个体寻求健康服务的原因，或作为影响个体的精神障碍或其他躯体疾病的病程、预后或治疗的问题，从而引起临床关注。

亲子关系问题

Z62.820　父母-亲生子女

Z62.821　父母-领养子女

Z62.822　父母-寄养儿童

Z62.898　其他照料者-儿童

此类别中，术语父母是指儿童的主要照料者之一，可能是生物学的、收养的或寄养的父母或另一个亲属（如祖父母），他们担当了儿童父母的角色。当临床关注的主要焦点是强调亲子关系的质量，或亲子关系的质量影响到精神障碍或其他躯体疾病的病程、预后或治疗时，可以使用此类别。通常，亲子关系问题与行为、认知或情感领域的功能损害相关。行为问题的示例包括：父母对儿童控制、监管和参与的不足，父母的过度保护，父母过度的压力，争论升级为暴力威胁，没有解决方案时的回避。认知问题可能包括：对他人意图的消极归因，敌视他人或以他人为"替罪羊"，不必要的情感隔阂。情感问题可能包括，在关系中悲伤、冷漠或对他人愤怒的感觉。临床工作者应考虑儿童发育的需要和文化背景。

Z62.891　同胞关系问题

当临床关注的焦点是同胞间互动的模式，且其与个体或家庭功能的显著损害或与一个或更多同胞的症状发展有关，或同胞的关系问题影响到了同胞的精神障碍或其他躯体疾病的病程、预后或治疗时，可以使用此类别。如果焦点是兄弟姐妹的关系，那么此类别也可用于儿童或成人。此背景下的同胞包括完全血统的、半血统的、重组家庭的、寄养的和收养的同胞。

Z63.0 配偶或亲密伴侣关系困扰

当临床关注的主要焦点是解决亲密关系（配偶或伴侣）的质量，或者当这种关系的质量影响到了精神障碍或其他躯体疾病的病程、预后或治疗时，可以使用此类别。伴侣可以是同性或异性。通常，关系困扰与行为、认知或情感领域的功能损害有关。行为问题的示例包括解决冲突的困难、退缩和过度参与。认知问题可以表现为对他人意图的慢性消极归因或对伴侣积极行为的忽视。情感问题包括慢性悲伤、冷漠和/或对另一方的愤怒。

与家庭环境有关的问题

Z62.29 远离父母的养育

当临床关注的主要焦点涉及儿童远离父母养育有关的问题，或当分开养育影响其精神障碍或其他躯体疾病的病程、预后或治疗时，可以使用此类别。儿童可以被州政府监管，且被亲属照料或寄养照料。儿童也可以生活在非父母的亲属的家庭中，或与朋友一起生活，但这种家庭外的安置并非强制执行的或被法院要求的。那些生活在福利院或孤儿院的儿童的相关问题也涵盖其中。此类别不包括 Z59.3 与居住在寄宿机构相关的问题。

Z62.898 受父母关系困扰影响的儿童

当临床关注的焦点是父母关系不和谐对家庭中儿童的负面影响（如剧烈冲突、痛苦或轻视），包括对儿童的精神障碍或其他躯体疾病的影响时，可以使用此类别。

Z63.5 分居或离婚所致的家庭破裂

当亲密的成人夫妻由于亲密关系问题或处在离婚过程中而分居时，可以使用此类别。

Z63.8 家庭内高情绪表达水平

情绪表达是一种用来定性衡量情感"数量"的工具，特别是在家庭环境中表现出的敌意、情感的过度参与和对患病的家庭成员的挑剔。当临床关注的焦点是高情绪表达水平的家庭，或影响到家庭成员的精神障碍或其他躯体疾病的病程、预后或治疗时，可以使用此类别。

教育问题

当临床关注的焦点是教育问题，或其影响到个体的诊断、治疗或预后时，可以使用此类别。需要考虑的问题包括：文盲或读写能力低下，由于没有学校或无法参加而缺乏就学机会，学校考试不及格（例如，未能通过学校考试，分数或等级不及格），学业成绩不佳（低于个体智力水平相应的预期），与老师、学校工作人员或其他同学的关系不和谐，与教学不足有关的问题，以及其他与教育和/或读写能力有关的问题。

Z55.0　文盲和读写能力低下
Z55.1　没有学校或无法参加
Z55.2　学校考试不及格
Z55.3　学业成绩不佳
Z55.4　教育不适应和与老师、同学关系不和谐
Z55.8　与教学不足有关的问题
Z55.9　其他与教育和读写能力有关的问题

职业问题

当职业问题是临床关注的焦点或对个体的治疗或预后有影响时，可以使用此类别。需要考虑的领域涉及：就业问题或工作环境问题，包括与目前军事派遣状态相关的问题；失业；最近的工作改变；失业的威胁；紧张的工作日程；职业选择的不确定性；工作中的性骚扰；在工作环境中与老板、主管、同事或其他人的关系不和谐；不友好或有敌意的工作环境；其他与工作相关的躯体或精神压力；与就业和/或职业相关的其他问题。

Z56.82　与目前军事派遣状态相关的问题

当临床关注的焦点是个体直接与军事派遣状态相关的职业问题，或其影响到个体的诊断、治疗或预后时，可以使用此类别。个体对派遣的心理反应不包括在此类别中，此种反应可以更好地被归类为适应障碍或其他精神障碍。

Z56.0　失业
Z56.1　工作改变
Z56.2　失业的威胁
Z56.3　紧张的工作日程
Z56.4　与老板和同事的关系不和谐
Z56.5　不友好的工作环境
Z56.6　其他与工作有关的躯体和精神压力
Z56.81　工作中的性骚扰
Z56.9　与就业有关的其他问题

住房问题

Z59.01　有庇护的无家可归

当有庇护的无家可归对个体的治疗或预后产生影响时，可以使用此类别。个体如果主要的夜间住所是无家可归者庇护所、取暖庇护所、家庭暴力庇护所、汽车旅馆或者临时性或过渡性的生活环境，那么被认为正在经历有庇护的无家可归。

Z59.02　无庇护的无家可归

当无庇护的无家可归对个体的治疗或预后产生影响时，可以使用此类别。个体如果居住在不适合人类居住的地方，例如公共空间（如隧道、交通站、商场）、非住宅用途的建筑物（如废弃的场所、闲置的工厂）、汽车、洞穴、纸箱或其他一些临时性居住场所，那么被认为正在经历无庇护的无家可归。

Z59.01　住房不足

当缺乏充足的住房条件影响到个体的治疗或预后时，可以使用此类别。不充足的住房状况的示例包括：缺乏供暖（处于低温下）或电力，被昆虫或啮齿动物成群侵扰，不合格的下水道和卫生设施，过分拥挤，缺乏足够的睡眠空间，过度的噪声。临床工作者在划归此类别前，考虑文化常模非常重要。

Z59.2　与邻居、房客或房东关系不和谐

当临床关注的焦点是与邻居、房客或房东关系不和谐，或其影响到个体的治疗或预后时，可以使用此类别。

Z59.3　与居住在寄宿机构相关的问题

当临床关注的焦点是与居住在寄宿机构相关的一个问题（或多个问题），或其影响到个体的治疗或预后时，可以使用此类别。对居住情境改变的心理反应不包括在此类别中，此种反应更适合归类为适应障碍。

Z59.9　其他住房问题

当问题与住房状况相关但不是上述特定分类时，可以使用此类别。

经济问题

当经济问题是临床关注的焦点或对个体的治疗或预后有影响时，可以使用此类别。需要考虑的领域包括：缺乏足够的食品（食品不安全）或安全的饮用水，极端贫困，低收入，社会或健康保险或福利支持不足，其他任何经济问题。

Z59.41　食品不安全
Z58.6　缺乏安全的饮用水
Z59.5　极端贫困
Z59.6　低收入
Z59.7　社会或健康保险或福利支持不足

当个体符合社会福利支持的资格标准，但没有得到这样的支持或得到了支持但不足以满足他们的需求，或无法获得必要的保险或支持项目时，可以使用此类别。示例包括：因缺乏恰当的文件或地址证明而无法获得福利支持，由于年龄

或已患的疾病而无法获得充足的健康保险，以及由于收入或其他过于严格要求而被拒绝给予支持。

Z59.9　其他经济问题

当问题与经济状况相关但不是上述特定分类时，可以使用此类别。

与社会环境相关的问题

Z60.2　与独居相关的问题

当临床关注的焦点是与独居相关的问题，或其影响到个体的治疗或预后时，可以使用此类别。这种问题的示例包括慢性的孤独感、隔离感及日常生活活动缺乏规律（例如，吃饭和睡觉时间不规律、房屋维护的家务劳动表现时好时坏）。

Z60.3　文化适应困难

当对新的文化适应困难（如移民后）成为临床关注的焦点，或其影响到个体的治疗或预后时，可以使用此类别。

Z60.4　社会排斥或拒绝

当存在社会权力的不平衡，以致个体遭到他人反复的社会排斥或拒绝时，可以使用此类别。社会拒绝的示例包括：被他人霸凌、嘲笑和恐吓，是他人辱骂和羞辱的目标，被故意排斥在个体社交环境中的同伴、同事或他人的活动之外。

Z60.5　（感觉是）被歧视或被迫害的对象

当个体基于他或她作为一个特定类别的成员（或感知到的成员）感受到或经历到被歧视或被迫害时，可以使用此类别。通常，这些类别包括性别或性别认同、种族、民族、宗教、性取向、国籍、政治信仰、残疾状况、阶层、社会地位、体重和外表。

Z60.9　其他与社会环境相关的问题

当个体面临的社会环境相关的问题不是上述特定分类时，可以使用此类别。

与法律系统互动的相关问题

当与法律系统互动相关的问题是临床关注的焦点或对个体的治疗或预后有影响时,可以使用此类别。需要考虑的领域包括:刑事诉讼中的定罪、监禁或其他拘押,与从监狱释放相关的问题,与其他法律情况相关的问题(如民事诉讼、儿童监护或抚养程序)。

Z65.0 在刑事诉讼中被定罪但未被监禁
Z65.1 监禁或其他形式的拘押
Z65.2 与从监狱释放相关的问题
Z65.3 与其他法律情况相关的问题(如民事诉讼、儿童监护或抚养程序)

其他与心理社会、个人和环境情况相关的问题

Z72.9 与生活方式有关的问题

当与生活方式有关问题是治疗的特定焦点或直接影响到个体的精神障碍或其他躯体疾病的病程、预后或治疗时,可以使用此类别。与生活方式有关的问题的示例包括缺乏体育锻炼、饮食不当、高风险性行为和睡眠卫生差。那些应归因于精神障碍的症状的问题不能使用此编码,除非这些问题是治疗的特定焦点或直接影响个体的病程、预后或治疗,但在这样的案例中,精神障碍和生活方式问题都应该被编码。

Z64.0 与意外怀孕相关的问题
Z64.1 与多胞胎相关的问题
Z64.4 与社会服务提供者(包括个案经理或社会工作者)关系不和谐
Z65.4 犯罪受害者
Z65.4 恐怖主义或酷刑的受害者
Z65.5 遭遇灾难、战争或其他敌对行动

与获得医疗和其他健康服务相关的问题

当与获得医疗或其他健康服务相关的问题是临床关注的焦点或对个体的治疗或预后有影响时,可以使用此类别。

Z75.3 无法获得或不能使用健康服务机构
Z75.4 无法获得或不能使用其他助人机构

个人史的情况

Z91.49 心理创伤的个人史
Z91.82 军事派遣的个人史

其他与健康服务有关的咨询和医疗建议

Z31.5 遗传咨询

当寻求遗传咨询的个体想了解他们自己和其他家庭成员,包括他们现有的孩子和未来的孩子,发生伴有重要遗传因素的精神障碍(如双相障碍)的风险时,可以使用此类别。

Z70.9 性咨询

当个体寻求与性教育、性行为、性取向、性态度(尴尬、胆怯),以及他人(如配偶、伴侣、儿童)的性行为或性取向、性愉悦或任何其他与性有关的问题的咨询时,可以使用此类别。

Z71.3 饮食咨询

当个体寻求与体重管理等相关的饮食问题的咨询时,可以使用此类别。

Z71.9 其他咨询或会诊

当他人寻求的咨询或建议/会诊探索的问题(如关于青少年毒品滥用预防的咨询),不是上述特定类别或出现在本章其他地方时,可以使用此类别。

可能成为临床关注焦点的其他情况或问题

Z91.83　与精神障碍有关的流浪

当患有精神障碍的个体的流浪导致显著的临床管理问题或安全问题时,可以使用此类别。例如,患有重度神经认知障碍或神经发育障碍的个体可能因为不安的冲动去流浪,使他们有跌倒的风险,并引起他们在没有陪伴的情况下离开被监管的场所。此类别不包括从不想要的住房环境中逃离的个体(例如,离家出走的儿童、不想留在医院的患者)或因患有药物所致的静坐不能而到处走动的个体。

编码备注: 首先编码有关的精神障碍[如重度神经认知障碍、自闭症(孤独症)谱系障碍],然后编码 Z91.83 与(特定的精神障碍)相关的流浪。

Z63.4　非复杂性丧痛

当临床关注的焦点是对所爱的人死亡的正常反应时,可以使用此类别。作为丧痛反应的一部分,一些丧痛的个体表现出重性抑郁发作的特征性症状,如悲伤的感觉及有关的症状,如失眠、食欲减退和体重减轻。尽管有些个体可能会为了减轻有关症状(如失眠、厌食)而寻求专业的帮助,但丧痛的个体通常视抑郁心境为"正常的"。"正常的"丧痛的病程和表达在不同的文化群体中有显著的不同。临床工作者要进一步区分重性抑郁发作与延长哀伤障碍的指南在它们各自的章节中有所描述。

Z60.0　生命阶段问题

当临床关注的焦点是对生命周期过渡的适应问题(特定的发展阶段),或其影响到个体的治疗或预后时,可以使用此类别。这种过渡的示例包括上学或毕业、离开父母的控制、结婚、开始新的职业、成为父母、在孩子们离家后适应"空巢"及退休。

Z65.8　宗教或信仰问题

当临床关注的焦点是宗教或信仰问题时,可以使用此类别。示例包括：失去或质疑信仰的痛苦经历，转变信仰有关的问题，质疑那些可能不一定与有组织的教会或宗教机构相关的信仰价值。

Z72.811 成人的反社会行为

当临床关注的焦点是不能归因于精神障碍（如品行障碍、反社会型人格障碍）的成人反社会行为时，可以使用此类别。示例包括一些职业小偷、骗子或非法毒品贩子的行为。

Z72.810 儿童或青少年的反社会行为

当临床关注的焦点是不能归因于精神障碍（如间歇性暴怒障碍、品行障碍）的儿童或青少年的反社会行为时，可以使用此类别。示例包括儿童或青少年孤立的反社会行动（并非一种反社会行为模式）。

Z91.199 不依从医疗

当临床关注的焦点是不依从精神障碍或其他躯体疾病治疗的某一重要方面时，可以使用此类别。这种不依从的原因可能包括：治疗造成的不适（如药物的副作用），治疗费用，关于治疗建议的个人价值判断或宗教或文化信仰，与年龄相关的衰弱，存在某种精神障碍（如精神分裂症、人格障碍）。只有当问题严重到足以引起独立的临床关注，且不符合影响其他躯体疾病的心理因素的诊断标准时，才可以使用此类别。

E66.9 超重或肥胖

当临床关注的焦点是超重或肥胖时，可以使用此类别。

Z76.5 诈病

诈病的基本特征是由于外部动机（例如，逃避军事责任、回避工作、为获得经济补偿，逃避犯罪的处罚、为获得毒品），故意制造虚假的或夸大的躯体或心理症状。在一些情况下，诈病可能代表了一种适应性行为，例如，在战争中成为敌人的俘虏时，假装生病。如果出现下列任意组合时，应强烈怀疑为诈病：

1. 在法医学背景下的临床表现（例如，个体由律师转介给临床工作者做检查,或在面临诉讼或刑事指控时个体自我转介)。
2. 个体声称的应激或残障与客观的发现和观察之间存在显著的差异。
3. 在诊断性评估和依从处方治疗方面缺乏合作。
4. 存在反社会型人格障碍。

诈病不同于做作性障碍,对于症状的产生,诈病的犒赏是外源性的,而做作性障碍则缺乏外源性犒赏。在故意制造症状与显著的外源性犒赏这两个方面,诈病不同于功能性神经症状障碍(转换障碍)和其他与躯体症状相关的精神障碍。如果个体有明确的伪造证据的迹象(例如,有明确的证据表明,其功能丧失存在于检查过程中而不是在家里),那么支持诊断为做作性障碍;如果个体明显的目标是想充当患者的角色获得犒赏(如金钱),那么支持诊断为诈病。

R41.81 与年龄相关的认知能力下降

当临床关注的焦点是客观确定的由衰老过程导致的认知下降且考虑到个体的年龄,这种认知下降是在正常范围内时,可以使用此类别。有这种状况的个体可能会报告记住姓名或约会有问题,或在解决复杂问题时可能遇到困难。只有在确定认知损害不能更好地用特定的精神障碍来解释或归因于神经系统疾病时,才应考虑这一类别。

R41.83 边缘性智力功能

当临床关注的焦点是个体的边缘性智力功能,或其影响到个体的治疗或预后时,可以使用此类别。区分边缘性智力功能和轻度智力发育障碍(智力障碍),需要仔细评估智力和适应功能及其差异,特别是存在共病的精神障碍(如精神分裂症或注意缺陷/多动障碍伴严重的冲动)时,可能会影响个体进行标准化测试程序的依从性。

R45.89 损害性情绪爆发

当临床关注的焦点是用言语(例如,言语上的愤怒,不受控制地哭泣）和/或行为（如对人、财产或自身的躯体攻击）表达愤怒或痛苦的表现时，并导致个体显著的功能损害，可以使用此类别。除了在许多不同精神障碍的背景下发生［如注意缺陷/多动障碍、自闭症（孤独症）谱系障碍、对立违抗障碍、广泛性焦虑障碍、创伤后应激障碍、心境和精神病性障碍］，它们也可以独立于其他疾病发生，如在幼儿案例中经常发生。

索 引

所有黑体字的页码均指表格或图片
(Page numbers printed in boldface type refer to tables or figures.)

虐待与忽视，可能成为临床关注焦点的其他状况，(Abuse and neglect, as other condition that may be a focus of clinical attention), 363, 365 ~ 373

获得医疗服务 (Access, to medical care), 364, 381

文化适应和社会环境 (Acculturation, and social environment), 379

对应激性事件的急性分离性反应 (Acute dissociative reactions to stressful events), 156

急性肌张力障碍反应（ADR）[Acute dystonic reaction (ADR)], 349

急性应激障碍 (Acute stress disorder), 146 ~ 148

适应障碍 (Adjustment disorders), 149 ~ 150

适应样障碍伴症状延迟发生 (Adjustment-like disorders with delayed onset of symptoms), 151 ~ 152

睡眠时相提前型，昼夜节律睡眠-觉醒障碍 (Advanced sleep phase type, of circadian rhythm sleep-wake disorder), 181

与年龄相关的认知能力下降 (Age-related cognitive decline), 384

场所恐怖症 (Agoraphobia), 119 ~ 120

酒精，物质相关障碍。参见酒精相关障碍 (Alcohol, and substance-related disorders. See also Alcohol-related disorders), 216, **219**

酒精所致的精神障碍 (Alcohol-induced mental disorders), 226 ~ 227

酒精中毒 (Alcohol intoxication), 224～225

酒精相关障碍。参见酒精所致的精神障碍 (Alcohol-related disorders. See also Alcohol)

 酒精所致的精神障碍 (alcohol-induced mental disorders), 222～227

 酒精中毒 (alcohol intoxication), 224～225

 酒精使用障碍 (alcohol use disorder), 222～224

 酒精戒断 (alcohol withdrawal), 225～226

 未特定的酒精相关障碍 (unspecified alcohol-related disorder), 227

酒精使用障碍 (Alcohol use disorder), 222～224

酒精戒断 (Alcohol withdrawal), 225～226

阿尔茨海默病。参见由阿尔茨海默病所致的重度或轻度神经认知障碍 (Alzheimer's disease. See Major or mild neurocognitive disorder due to Alzheimer's disease)

恐怖症，动物型 (Animal phobia), 115

神经性厌食 (Anorexia nervosa), 165～166

其他躯体疾病，术语的使用 (Another medical condition, use of term), 10

抗抑郁药撤药综合征 (Antidepressant discontinuation syndrome), 359～360

抗精神病药物和其他多巴胺受体阻滞剂所致的帕金森综合征 (Antipsychotic medication- and other dopamine receptor blocking agent-induced parkinsonism), 342～346

抗精神病药物和其他多巴胺受体阻滞剂，术语的使用 (Antipsychotic medications and other dopamine receptor blocking agents, use of term), 342

反社会行为，以及可能成为临床关注焦点的其他情况或问题 (Antisocial behavior, and other conditions that may be a focus of clinical attention), 383

索 引

反社会型人格障碍 (Antisocial personality disorder), 214, 320～321

焦虑障碍 [Anxiety disorder(s)], 113～126

 场所恐怖症 (agoraphobia), 119～120

 由其他躯体疾病所致的焦虑障碍 (anxiety disorder due to another medical condition), 124～125

 广泛性焦虑障碍 (generalized anxiety disorder), 120～121

 其他特定的焦虑障碍 (other specified anxiety disorder), 125

 惊恐发作的标注 (panic attack as specifier), 118～119

 惊恐障碍 (panic disorder), 117～118

 选择性缄默症 (selective mutism), 114

 分离焦虑障碍 (separation anxiety disorder), 113～114

 社交焦虑障碍 (social anxiety disorder), 116

 特定恐怖症 (specific phobia), 114～115

 物质/药物所致的焦虑障碍 (substance/medication-induced anxiety disorder), 121～123

 与物质滥用有关 (substances of abuse associated with), **219**

 未特定的焦虑障碍 (unspecified anxiety disorder), 126

由其他躯体疾病所致的焦虑障碍 (Anxiety disorder due to another medical condition), 124～125

抗焦虑药，物质相关障碍。参见镇静剂、催眠药或抗焦虑药相关障碍 (Anxiolytics, and substance-related disorders.See also Sedative-, hypnotic-, or anxiolytic-related disorders), 219

焦虑痛苦，作为标注 (Anxious distress, as specifier), 73, 79～80, 105～106

外貌先占观念，由其他躯体疾病所致的强迫及相关障碍 (Appearance preoccupations, and obsessive-compulsive and related disorder due to another medical condition), 134

唤醒症状，急性应激障碍 (Arousal symptoms, and acute stress disorder), 148

窒息，性受虐障碍 (Asphyxiophilia, and sexual masochism disorder), 331

评估，神经认知领域 (Assessment, of neurocognitive domains), 280～283

DSM-5-TR 文本中的相关特征和信息 (Associated features, and information in text of DSM-5-TR), 11

Ataque de nervios（神经质发作）[Ataque de nervios (attack of nerves)], 125, 152

注意缺陷/多动障碍 (Attention-deficit/hyperactivity disorder), 31～34

轻微精神病综合征 (Attenuated psychosis syndrome), 59

非典型神经性厌食 (Atypical anorexia nervosa, 147～148)

非典型抗精神病药物 (Atypical antipsychotics), 169

非典型抑郁 (Atypical depression), 107～108

非典型特征，作为标注 (Atypical features, as specifier), 83～84, 108

自闭症（孤独症）谱系障碍 (Autism spectrum disorder), 27～29, **30**

性别幻想，异装障碍 (Autogynephilia, and transvestic disorder), 334

回避（Avoidance）

    急性应激障碍和症状 (acute stress disorder and symptoms of), 146～148

    创伤后应激障碍和持续性 (posttraumatic stress disorder and persistent), 145

回避型人格障碍 (Avoidant personality disorder), 323～324

回避性/限制性摄食障碍 (Avoidant/restrictive food intake disorder), 164～165

行为异常。参见反社会行为；自杀行为 (Behavioral disturbance. See also Antisocial behavior; Suicidal behavior)

    重度神经认知障碍 (major neurocognitive disorder), 291

索 引

轻度神经认知障碍 (mild neurocognitive disorder), 294
信念，强迫及相关障碍 (Beliefs, and obsessive-compulsive and related disorders), 129, 130
丧痛。参见哀伤 (Bereavement, See also Grief), 382
暴食障碍 (Binge-eating disorder), 167～168, 169
暴食/清除型，神经性厌食 (Binge-eating/purging type, of anorexia nervosa), 165
双相Ⅰ型障碍 (Bipolar Ⅰ disorder), 61～67
双相Ⅱ型障碍 (Bipolar Ⅱ disorder), 67～72
双相及相关障碍 (Bipolar and related disorder(s)), 61～89
 双相Ⅰ型障碍 (Bipolar Ⅰ disorder), 61～67
 双相Ⅱ型障碍 (Bipolar Ⅱ disorder), 67～72
 由其他躯体疾病所致的双相及相关障碍 (bipolar and related disorder due to another medical condition), 76
 环性心境障碍 (cyclothymic disorder), 72～73
 其他特定的双相及相关障碍 (other specified bipolar and related disorder), 77～78
 双相及相关障碍的标注 (specifiers for), 79～89
 物质/药物所致的双相及相关障碍 (substance/medication-induced bipolar and related disorder), 73～75
 与物质滥用有关 (substances of abuse associated with), **219**
 未特定的双相及相关障碍 (unspecified bipolar and related disorder), 78
 未特定的心境障碍 (unspecified mood disorder), 78～79
由其他躯体疾病所致的双相及相关障碍 (Bipolar and related disorder due to another medical condition), 76
双相型，分裂情感性障碍 (Bipolar type, of schizoaffective disorder), 51
离奇的内容，妄想障碍 (Bizarre content, delusional disorder with), 44

血液-注射-损伤型恐怖症 (Blood-injection-injury phobia), 115
躯体变形障碍 (Body dysmorphic disorder), 128～129
伴实际缺陷的躯体变形样障碍 (Body dysmorphic-like disorder, with actual flaws), 135～136
无重复行为的躯体变形样障 (Body dysmorphic-like disorder without repetitive behaviors), 136
聚焦于躯体的重复性行为障碍 (Body-focused repetitive behavior disorder), 136
边缘性智力功能 (Borderline intellectual functioning), 384
边缘型人格障碍 (Borderline personality disorder), 321～322
运动迟缓，药物所致的帕金森综合征 (Bradykinesia, and medication-induced parkinsonism), 344, 346
与呼吸相关的睡眠障碍 (Breathing-related sleep disorders), 178～182
 中枢性睡眠呼吸暂停 (central sleep apnea), 178～179
 阻塞性睡眠呼吸暂停低通气 (obstructive sleep apnea hypopnea), 178
 睡眠相关的通气不足 (sleep-related hypoventilation), 179～180
短暂疾病焦虑障碍 (Brief illness anxiety disorder), 162
短暂精神病性障碍 (Brief psychotic disorder), 45～46
短暂躯体症状障碍 (Brief somatic symptom disorder), 162
神经性贪食 (Bulimia nervosa), 166～167, 169
咖啡因，物质相关障碍。参见咖啡因相关障碍 (Caffeine, and substance-related disorders, See also Caffeine-related disorders), 217, 218
咖啡因所致的精神障碍 (Caffeine-induced mental disorders), 229
咖啡因中毒 (Caffeine intoxication), 227～228
咖啡因相关障碍。参见大麻相关障碍 (Caffeine-related disorders, See also Cannabis related disorders), 227～229

索　引

　　咖啡因所致的精神障碍 (caffeine-induced mental disorders), 229

　　咖啡因中毒 (caffeine intoxication), 227～228

　　咖啡因戒断 (caffeine withdrawal), 228

　　未特定的咖啡因相关障碍 (unspecified caffeine-related disorder), 229

咖啡因戒断 (Caffeine withdrawal), 228

大麻，物质相关障碍 (Cannabis, and substance-related disorders), 217, 218

大麻所致的精神障碍 (Cannabis-induced mental disorders), 233～234

大麻相关障碍 (Cannabis-related disorders), 229～234

　　大麻所致的精神障碍 (cannabis-induced mental disorders), 223～234

　　大麻中毒 (cannabis intoxication), 231～232

　　大麻使用障碍 (cannabis use disorder), 229～231

　　大麻戒断 (Cannabis withdrawal), 232～233

　　未特定的大麻相关障碍 (unspecified cannabis-related disorder), 234

大麻中毒 (Cannabis intoxication), 231～232

大麻使用障碍 (Cannabis use disorder), 229～231

大麻戒断 (Cannabis withdrawal), 232～233

寻求服务和回避服务型，疾病焦虑障碍 (Care seeking and care-avoidant types, of illness anxiety disorder), 158

案例概念化 (Case formulation), 3

发作性睡病，猝倒 (Cataplexy, and narcolepsy), 177

紧张症 (Catatonia), 56～57

　　自闭症（孤独症）谱系障碍 (autism spectrum disorder), 29

　　短暂精神病性障碍 (brief psychotic disorder with), 45～46

　　与其他精神障碍有关的紧张症 (catatonia associated with

another mental disorder), 56～57
    与自闭症（孤独证）谱系障碍有关的紧张症 (catatonia associated with autism spectrum disorder), 30
    由其他躯体疾病所致的紧张症 (catatonia due to another medical condition), 56～57
    分裂情感性障碍 (schizoaffective disorder with), 50～52
    精神分裂症 (schizophrenia with), 48～50
    精神分裂症样障碍 (schizophreniform disorder with), 47～48
    作为双相及相关障碍的标注 (as specifier for bipolar and related disorders), 85～87
    作为抑郁障碍的标注 (as specifier for depressive disorders), 109～110
    未特定的紧张症 (unspecified catatonia), 58～59
疾病控制与预防中心 (Centers for Disease Control and Prevention), 7
中枢性睡眠呼吸暂停 (Central sleep apnea), 178～179
潮式呼吸 (Cheyne-Stokes breathing), 179
儿童期起病的的言语流畅障碍（口吃）[Childhood-onset fluency disorder (stuttering)], 25
混合性分离症状的慢性和反复综合征 (Chronic and recurrent syndromes of mixed dissociative symptoms), 155～156
昼夜节律睡眠–觉醒障碍 (Circadian rhythm sleep-wake disorders), 180～182
临床判断和诊断 (Clinical judgment, and diagnosis), 6
A 组人格障碍 (Cluster A personality disorders), 318～320
    偏执型人格障碍 (paranoid personality disorder), 318
    分裂样人格障碍 (schizoid personality disorder), 319
    分裂型人格障碍 (schizotypal personality disorder), 319～320
B 组人格障碍 (Cluster B personality disorders), 320～323
    反社会人格障碍 (antisocial personality disorder), 320～321

索 引

　　　边缘型人格障碍 (borderline personality disorder), 321～322
　　　表演型人格障碍 (histrionic personality disorder), 322
　　　自恋型人格障碍 (narcissistic personality disorder), 322～323
C 组人格障碍 (Cluster C personality disorders, 323～325
　　　回避型人格障碍 (avoidant personality disorder), 323～324
　　　依赖型人格障碍 (dependent personality disorder), 324
　　　强迫型人格障碍 (obsessive-compulsive personality disorder), 324～325
编码。参见记录步骤 (Coding. See Recording procedures)
注意缺陷/多动障碍的组合表现 (Combined presentation, of attention-deficit/hyperactivity disorder), 33
交流障碍 (Communication disorders), 23～27
　　　儿童期起病的言语流畅障碍（口吃）[childhood-onset fluency disorder (stuttering)], 25
　　　语言障碍 (language disorder), 24
　　　社交（语用）交流障碍 [social (pragmatic) communication disorder], 25～26
　　　语音障碍 (speech sound disorder), 24
　　　未特定的交流障碍 (unspecified communication disorder), 26～27
共病，DSM-5-TR 文本中的信息 (Comorbidity, and information in text of DSM-5-TR), 12
共病睡眠相关的低通气 (Comorbid sleep-related hypoventilation), 179～180
复杂的注意力 (Complex attention), **280**
品行障碍 (Conduct disorder), 211～214
先天性中枢性肺泡通气不足 (Congenital central alveolar hypoventilation), 179
咨询，可能成为临床关注焦点的其他状况 (Counseling, and other conditions that may be a focus of clinical attention), 364, 381～382

与文化相关的诊断问题，DSM-5-TR 文本中的信息 (Culture-related diagnostic issues, and information in text of DSM-5-TR), 12

环性心境障碍，其他特定的双相及相关障碍 (Cyclothymia, and other specified bipolar and related disorder), 77～78

环性心境障碍 (Cyclothymic disorder), 72～73

日间困倦型，物质/药物所致的睡眠障碍 (Daytime sleepiness type, of substance/medication-induced sleep disorder), 188

决策，以及执行功能 (Decision-making, and executive functions), 280

延迟表达，创伤后应激障碍 (Delayed expression, of posttraumatic stress disorder), 144

睡眠时相延迟型，昼夜节律睡眠-觉醒障碍 (Delayed sleep phase type, of circadian rhythm sleep-wake disorder), 181

谵妄 (Delirium), **219**, 284～287

由其他躯体疾病所致的谵妄 (Delirium due to another medical condition), 287

由多种病因所致的谵妄 (Delirium due to multiple etiologies), 287

妄想 [Delusion(s)]
    由其他躯体疾病所致的精神病性障碍 (psychotic disorder due to another medical condition), 55～56
    伴显著的重叠性心境发作 (with significant overlapping mood episodes), 59

妄想障碍 (Delusional disorder), 43～45, 78

在与有显著妄想的个体的关系背景下的妄想症状 (Delusional symptoms in context of relationship with individual with prominent delusions), 59～60

依赖型人格障碍 (Dependent personality disorder), 324

人格解体，创伤后应激障碍 (Depersonalization, and posttraumatic stress disorder), 144, 146

索 引

人格解体/现实解体障碍(Depersonalization/derealization disorder), 154~155

抑郁发作, 双相Ⅱ型障碍(Depressed episode, and bipolar Ⅱ disorder), 71

抑郁心境, 适应障碍(Depressed mood, and adjustment disorders), 149

抑郁障碍[Depressive disorder(s)], 91~112

    由其他躯体疾病所致的抑郁障碍(depressive disorder due to another medical condition), 102

    破坏性心境失调障碍(disruptive mood dysregulation disorder), 91~92

    重性抑郁障碍(major depressive disorder), 92~95, 345

    重性抑郁发作(major depressive episode), 63~65, 68~70

    其他特定的抑郁障碍(other specified depressive disorder), 103~104

    持续性抑郁障碍(persistent depressive disorder), 96~97

    经前期烦躁障碍(premenstrual dysphoric disorder), 98~99

    抑郁障碍的标注(specifiers for), 105~112

    物质/药物所致的抑郁障碍(substance/medication induced depressive disorder), 99~101

    与物质滥用有关(substances of abuse associated with), **219**

    未特定的抑郁障碍(unspecified depressive disorder), 104

    未特定的心境障碍(unspecified mood disorder), 104

由其他躯体疾病所致的抑郁障碍(Depressive disorder due to another medical condition), 102

症状不足的抑郁发作, 其他特定的抑郁障碍(Depressive episode with insufficient symptoms, and other specified depressive disorder), 103

抑郁发作伴混合特征(Depressive episode with mixed features), 81

抑郁型，分裂情感性障碍 (Depressive type, of schizoaffective disorder), 51

现实解体 (Derealization)

    人格解体/现实解体障碍 (depersonalization/derealization disorder), 154～155

    创伤后应激障碍 (posttraumatic stress disorder and), 144, 146

发育性协调障碍 (Developmental coordination disorder), 38

发展与病程，DSM-5-TR 文本中的信息 (Development and course, and information in text of DSM-5-TR), 11

诊断。参见评估；与物质有关的鉴别诊断 (Diagnosis. See also Assessment; Differential diagnosis associated with substance class), **219**

    案例概念化 (case formulation and), 3

    临床判断 (clinical judgment and), 6

    要素 (elements of), 3～6

    主要诊断 (principal diagnosis and), 7～8

    临时诊断 (provisional diagnosis and), 8

诊断特征，DSM-5-TR 文本中的信息 (Diagnostic features, and information in text of DSM-5-TR), 11

诊断标志物，DSM-5-TR 文本中的信息 (Diagnostic markers, and information in text of DSM-5-TR), 12

饮食咨询 (Dietary counseling), 381

鉴别诊断 (Differential diagnosis)

    抗抑郁药撤药综合征 (of antidepressant discontinuation syndrome), 360

    DSM-5-TR 文本中的信息 (information in text of DSM-5-TR), 10～12

    药物所致的急性静坐不能 (of medication-induced acute akathisia), 351～353

索 引

药物所致的急性肌张力障碍 (of medication-induced acute dystonia), 349～351

药物所致的帕金森综合征 (of medication-induced parkinsonism), 342～346, 355～356

药物所致的体位性震颤 (of medication-induced postural tremor), 357～358

神经阻滞剂恶性综合征 (of neuroleptic malignant syndrome), 348～349

物质/药物所致的精神障碍 (of substance/medication induced mental disorders), 221～222

迟发性运动障碍 (of tardive dyskinesia), 355～356

歧视，作为与社会环境相关的问题 (Discrimination, as problem related to social environment), 379

脱抑制性社会参与障碍 (Disinhibited social engagement disorder), 140～141

智力发育障碍 (Disorders of intellectual development), 19～20

破坏性、冲动控制及品行障碍 (Disruptive, impulse-control, and conduct disorders), 209～216

反社会型人格障碍 (antisocial personality disorder), 214

品行障碍 (conduct disorder), 211～214

间歇性暴怒障碍 (intermittent explosive disorder), 210～211

偷窃狂 (kleptomania), 215

对立违抗障碍 (oppositional defiant disorder), 209～210

其他特定的破坏性、冲动控制及品行障碍 (other specified disruptive, impulse-control, and conduct disorder), 215

纵火狂 (pyromania), 214～215

未特定的破坏性、冲动控制及品行障碍 (unspecified disruptive, impulse-control, and conduct disorder), 216

破坏性心境失调障碍 (Disruptive mood dysregulation disorder),

91~92

分离性遗忘症 (Dissociative amnesia), 154

分离障碍。参见分离性症状 (Dissociative disorders, See also Dissociative symptoms), 153~156

    人格解体/现实解体障碍 (depersonalization/derealization disorder), 154~155

    分离性遗忘症 (dissociative amnesia), 154

    分离性身份障碍 (dissociative identity disorder), 153

    其他特定的分离障碍 (other specified dissociative disorder), 155~156

    未特定的分离障碍 (unspecified dissociative disorder), 156

分离性身份障碍 (Dissociative identity disorder), 153

分离症状 (Dissociative symptoms)

    急性应激障碍 (acute stress disorder), 146~148

    由其他躯体疾病所致的其他特定的精神障碍 (other specified mental disorder due to another medical condition), 337

    创伤后应激障碍 (posttraumatic stress disorder), 143~144, 146

分离性恍惚 (Dissociative trance), 156

分配性注意力 (Divided attention), **280**

家庭暴力。参见配偶或伴侣的躯体暴力 (Domestic violence. See Spouse or partner physical violence)

DSM-5司法谨慎使用声明 (DSM-5, cautionary statement on forensic use of), 15~16

DSM-5-TR

    第二部分中的药物所致的运动障碍 (medication-induced movement disorders in Section Ⅱ), 13, 341~361

    在线资源 (online resources on), 14

    第二部分中的其他状况和障碍 (other conditions and disorders in Section Ⅱ), 13~14, 363~385

文本中的信息类型 (types of information in text of), 10～12
计算障碍 (Dyscalculia), 36
经济问题，可能成为临床关注焦点的其他状况 (Economic problems, and other conditions that may be a focus of clinical attention), 364, 378
教育问题，可能成为临床关注焦点的其他状况 (Educational problems, and other conditions that may be a focus of clinical attention), 364, 376
排泄障碍 (Elimination disorders), 171～172
　　遗粪症 (encopresis), 171～172
　　遗尿症 (enuresis), 171
　　其他特定的排泄障碍 (other specified elimination disorder), 172
　　未特定的排泄障碍 (unspecified elimination disorder), 172
遗粪症 (Encopresis), 171～172
遗尿症 (Enuresis), 171
环境因素 (Environmental factors)
　　可能成为临床关注焦点的其他状况 (other conditions that may be a focus of clinical attention and), 364, 380
　　刻板运动障碍 (stereotypic movement disorder and), 38～39
　　作为风险和预后因素文本的次级段落 (as subsection of text on risk and prognostic factors), 11～12
妄想障碍，钟情型 (Erotomanic type, of delusional disorder), 43
抓痕（皮肤搔抓）障碍 [Excoriation (skin-picking) disorder], 131
执行功能 (Executive functions), **280**
露阴障碍 (Exhibitionistic disorder), 329～330
情绪表达 (Expressed emotion), 375～376
表达性语言 (Expressive language), **280**
做作性障碍 (Factitious disorder), 160～161
家庭，可能成为临床关注焦点的其他状况 (Family, and other

conditions that may be a focus of clinical attention), 375～376

喂食及进食障碍 (Feeding and eating disorders), 163～170

 神经性厌食 (anorexia nervosa), 165～166

 回避性/限制性摄食障碍 (avoidant/restrictive food intake disorder), 164～165

 暴食障碍 (binge-eating disorder), 167～168

 神经性贪食 (bulimia nervosa), 166～167

 其他特定的喂食或进食障碍 (other specified feeding or eating disorder), 168～169

 异食障碍 (pica), 163

 反刍障碍 (rumination disorder), 163～164

 未特定的喂食或进食障碍 (unspecified feeding or eating disorder), 170

女性性高潮障碍 (Female orgasmic disorder), 195～196

女性性兴趣/唤起障碍 (Female sexual interest/arousal disorder), 196～197

恋物障碍 (Fetishistic disorder), 333

食品不安全，经济问题 (Food insecurity, and economic problems), 378

DSM-5 司法谨慎使用声明 (Forensic settings, cautionary statement on use of DSM-5 in), 15～16

额颞叶变性。参见由额颞叶变性所致的重度和轻度神经认知障碍 (Frontotemporal degeneration. See Major and mild neurocognitive disorder due to frontotemporal degeneration)

摩擦障碍 (Frotteuristic disorder), 330～331

功能性后果，DSM-5-TR 文本中的信息 (Functional consequences, and information in text of DSM-5-TR), 12

功能性神经症状障碍（转换障碍）[Functional neurological symptom (conversion disorder)], 158～159

步态失调，药物所致的帕金森综合征 (Gait dysfunction, and

索 引

medication induced parkinsonism), 344
赌博障碍 (Gambling disorder), 217, 276～277
性别烦躁 (Gender dysphoria), 205～207
广泛性焦虑障碍 (Generalized anxiety disorder), 120～121
广泛性焦虑障碍，不符合足够的天数 (Generalized anxiety occurring less often than "more days than not"), 125
遗传咨询 (Genetic counseling), 381
遗传和生理因素 (Genetic and physiological factors)
 刻板运动障碍 (stereotypic movement disorder and), 39
 作为风险和预后因素文本的次级段落 (as subsection of text on risk and prognostic factors), 11～12
生殖器–盆腔痛/插入障碍 (Genito-pelvic pain/penetration disorder), 197～198
全面发育迟缓 (Global developmental delay), 23
真知的评估 (Gnosis, assessment of), **282**
语法和句法的评估 (Grammar and syntax, assessment of), **282**
夸大型，妄想障碍 (Grandiose type, of delusional disorder), 44～45
哀伤。参见丧痛；延长哀伤障碍 (Grief, See also Bereavement; Prolonged grief disorder), 65, 70
拔毛症状，由其他躯体疾病所致的强迫及相关障碍 (Hair-pulling symptoms, and obsessive-compulsive and related disorder due to another medical condition), 135
幻觉，由其他躯体疾病所致的精神障碍 (Hallucinations, and psychotic disorder due to another medical condition), 56
致幻剂，物质相关障碍。参见致幻剂相关障碍 [Hallucinogen(s), and substance related disorders, See also Hallucinogen-related disorders], 217, **219**
致幻剂所致的精神障碍 (Hallucinogen-induced mental disorders), 242

致幻剂持续性感知障碍 (Hallucinogen persisting perception disorder), 241

致幻剂相关障碍。参见致幻剂 [Hallucinogen-related disorders.See also Hallucinogen(s)], 234～240

 致幻剂所致的精神障碍 (hallucinogen-induced mental disorders), 242

 致幻剂持续性感知障碍 (hallucinogen persisting perception disorder), 241

 其他致幻剂中毒 (other hallucinogen intoxication), 240～241

 其他致幻剂使用障碍 (other hallucinogen use disorder), 237～239

 苯环己哌啶所致的精神障碍 (phencyclidine-induced mental disorders), 241～242

 苯环己哌啶中毒 (phencyclidine intoxication), 239～240

 苯环己哌啶使用障碍 (phencyclidine use disorder), 234～236

 未特定的致幻剂相关障碍 (unspecified hallucinogen related disorder), 243

 未特定的苯环己哌啶相关障碍 (unspecified phencyclidine related disorder), 242

健康服务。参见获得途径 (Health care. See Access)

表演型人格障碍 (Histrionic personality disorder), 322

HIV。参见由 HIV 感染所致的重度和轻度神经认知障碍 (HIV. See Major and mild neurocognitive disorder due to HIV infection)

囤积障碍 (Hoarding disorder), 129～130

住房问题，可能成为临床关注焦点的其他状况 (Housing problems, and other conditions that may be a focus of clinical attention), 364, 377

亨廷顿氏病。参见由亨廷顿氏病所致的重度和轻度神经认知障碍 (Huntington's disease. See Major and mild neurocognitive disorder due to Huntington's disease)

嗜睡障碍 (Hypersomnolence disorder), 174~175, 190, 191

 其他特定的嗜睡障碍 (other specified hypersomnolence disorder), 190

 未特定的嗜睡障碍 (unspecified hypersomnolence disorder), 191

催眠药，物质相关障碍。参见镇静剂、催眠药或抗焦虑药相关障碍 (Hypnotics, and substance-related disorders.See also Sedative-, hypnotic-, or anyxiolytic-related disorders), **219**

下丘脑分泌素缺乏，发作性睡病 (Hypocretin deficiency, and narcolepsy), 177

轻躁狂发作 (Hypomanic episodes), 62, 67~68, 71, 77~78

由长期的和强烈的胁迫性说服所致的身份紊乱 (Identity disturbance due to prolonged and intense coercive persuasion), 156

特发性中枢性睡眠呼吸暂停 (Idiopathic central sleep apnea), 179

特发性通气不足 (Idiopathic hypoventilation), 180

疾病焦虑障碍 (Illness anxiety disorder), 158, 162

无过度的与健康相关的行为或适应不良的回避的疾病焦虑障碍 (Illness anxiety disorder without excessive health-related behaviors or maladaptive avoidance), 162

瞬时记忆广度的评估 (Immediate memory span, assessment of), **281**

独立的精神障碍，术语的使用 (Independent mental disorders, use of term), 9~10

吸入剂，物质相关障碍。参见吸入剂相关障碍 [Inhalant(s), and substance-related disorders.See also Inhalant-related disorders], 217~218

吸入剂所致的精神障碍 (Inhalant-induced mental disorders), 246

吸入剂中毒 (Inhalant intoxication), 245~246

吸入剂相关障碍。参见吸入剂 [Inhalant-related disorders.See

also Inhalant(s)], 243～246

吸入剂所致的精神障碍 (inhalant-induced mental disorders), 247

吸入剂中毒 (inhalant intoxication), 245～246

吸入剂使用障碍 (inhalant use disorder), 243～245

未特定的吸入剂相关障碍 (unspecified inhalant-related disorder), 247

吸入剂使用障碍 (Inhalant use disorder), 243～245

自知力，强迫及相关障碍 (Insight, and obsessive-compulsive and related disorders), 128～130

失眠障碍 (Insomnia disorder), 173～174, 189～190

失眠型，物质/药物所致的睡眠障碍 (Insomnia type, of substance/medication-induced sleep disorder), 188～189

智力发育障碍（智力障碍）[Intellectual developmental disorder (intellectual disability)], 19～23

间歇性暴怒障碍 (Intermittent explosive disorder), 210～211

间歇性重性抑郁发作，持续性抑郁障碍 (Intermittent major depressive episodes, and persistent depressive disorder), 96～97

国际疾病分类，第十次修订，临床修改 (ICD-10-CM) [International Classification of Diseases, Tenth Revision, Clinical Modification (ICD-10-CM)], 7, 10～11

互联网，DSM-5-TR 的在线资源 (Internet, and online resources on DSM-5-TR), 14

侵入性症状，急性应激障碍 (Intrusion symptoms, and acute stress disorder), 147

睡眠–觉醒不规则型，昼夜节律睡眠–觉醒障碍 (Irregular sleep-wake type, of circadian rhythm sleep-wake disorder), 181

嫉妒型，妄想障碍 (Jealous type, of delusional disorder), 44

Khyâl 发作（被风攻击）[Khyâl cap (wind attacks)], 125

恐缩症 (Koro), 136～137

语言，神经认知领域 (Language, and neurocognitive domains), **281**
语言障碍 (Language disorder), 23～24
学习，神经认知领域 (Learning, and neurocognitive domains), **283**
法律系统 (Legal system)
 DSM-5 司法谨慎使用声明 (cautionary statement for forensic use of DSM-5), 15～16
 可能成为临床关注焦点的问题及其他状况 (problems with and other conditions that may be a focus of clinical attention), 364, 380
路易体病。参见由路易体病所致的重度和轻度神经认知障碍 (Lewy body disease. See Major and mild neurocognitive disorder due to Lewy body disease)
生活方式，可能成为临床关注焦点的其他状况 (Lifestyle, and other conditions that may be a focus of clinical attention), 380
有限症状的发作 (Limited-symptom attacks), 125
锂盐所致的震颤 (Lithium-induced tremor), 357
维持治疗 (Maintenance therapy)
 阿片类物质使用障碍 (opioid use disorder and), 249
 烟草使用障碍 (tobacco use disorder and), 268
重性抑郁障碍 (Major depressive disorder), 92～95, 345
重性抑郁发作 (Major depressive episode), 63～64, 68～70, 102
重度和轻度神经认知障碍 [Major and mild neurocognitive disorder(s)], 290～294
由阿尔茨海默病所致的重度和轻度神经认知障碍 (Major and mild neurocognitive disorder due to Alzheimer's disease), 297～299
由其他躯体疾病所致的重度和轻度神经认知障碍 (Major and mild neurocognitive disorder due to another medical condition), **295**, 312
由额颞叶变性所致的重度和轻度神经认知障碍 (Major and mild

neurocognitive disorder due to frontotemporal degeneration), **295**, 299～301

由 HIV 感染所致的重度和轻度神经认知障碍 (Major and mild neurocognitive disorder due to HIV infection), **295**, 308～309

由亨廷顿氏病所致的重度和轻度神经认知障碍 (Major and mild neurocognitive disorder due to Huntington's disease), **295**, 311～312

由路易体病所致的重度和轻度神经认知障碍 (Major and mild neurocognitive disorder due to Lewy body disease), **295**, 301～302

由多种病因所致的重度和轻度神经认知障碍 (Major and mild neurocognitive disorder due to multiple etiologies), **296**, 313～314

由帕金森病所致的重度和轻度神经认知障碍 (Major and mild neurocognitive disorder due to Parkinson's disease), **295**, 310～311

由朊病毒病所致的重度和轻度神经认知障碍 (Major and mild neurocognitive disorder due to prion disease), **295**, 309～310

由创伤性脑损伤所致的重度和轻度神经认知障碍 (Major and mild neurocognitive disorder due to traumatic brain injury), 292, 294～**295**, 304～305

由血管性疾病所致的重度和轻度神经认知障碍 (Major and mild neurocognitive disorder due to vascular disease), **295**, 302～304

重度神经认知障碍 (Major neurocognitive disorder), 290～292

男性性欲低下障碍 (Male hypoactive sexual desire disorder), 198～199

诈病 (Malingering), 383～384

躁狂发作 (Manic episodes), 61～62, 77～78

明显的应激源，短暂精神病性障碍 [Marked stressor(s), and brief psychotic disorder], 46

索 引

数学，特定学习障碍伴受损 (Mathematics, specific learning disorder with impairment of), 37

药物所致的急性静坐不能 (Medication-induced acute akathisia), 351～353

药物所致的急性肌张力障碍 (Medication-induced acute dystonia), 349～351

药物所致的谵妄 (Medication-induced delirium), **286**, 288

药物所致的运动障碍 (Medication-induced movement disorders), 341～361

    抗抑郁药撤药综合征 (antidepressant discontinuation syndrome), 359～361

    药物所致的急性静坐不能 (medication-induced acute akathisia), 351～353

    药物所致的急性肌张力障碍 (medication-induced acute dystonia), 349～351

    药物所致的帕金森综合征 (medication-induced parkinsonism), 342～346, 355～356

    药物所致的体位性震颤 (medication-induced postural tremor), 357～358

    神经阻滞剂恶性综合征 (neuroleptic malignant syndrome), 346～349

    其他药物不良反应 (other adverse effect of medication), 361

    其他药物所致的运动障碍 (other medication-induced movement disorder), 358～359

    DSM-5-TR 的第二部分 (Section II of DSM-5-TR and), 13～14, 341

    迟发性静坐不能 (tardive akathisia), 357

    迟发性运动障碍 (tardive dyskinesia), 353～355

    迟发性肌张力障碍 (tardive dystonia), 357

药物所致的帕金森综合征 (Medication-induced parkinsonism),

342~343, 355~356]

药物所致的体位性震颤 (Medication-induced postural tremor), 357~358

忧郁特征，作为标注 (Melancholic features, as specifier), 82~83, 106~108

记忆，神经认知领域 (Memory, and neurocognitive domains), **281**

轻度神经认知障碍 (Mild neurocognitive disorder), 292~294

军事，职业问题 (Military, and occupation problems), 376~377

混合特征，作为标注 (Mixed features, as specifier), 77, 103~104

混合型，物质/药物所致的睡眠障碍 (Mixed type, of substance/medication-induced sleep disorder), 188

心境协调性精神病性特征和心境不协调性精神病性特征，双相及相关障碍 (Mood-congruent and incongruent psychotic features, of bipolar and related disorders), 66~67, 84~85

运动障碍 (Motor disorders), 38~40
    发育性协调障碍 (developmental coordination disorder), 38
    刻板运动障碍 (stereotypic movement disorder), 38~39
    抽动障碍 (tic disorders), 39~40

肌肉变形，躯体变形障碍 (Muscle dysmorphia, and body dysmorphic disorder), 129

自恋型人格障碍 (Narcissistic personality disorder), 322~323

发作性睡病 (Narcolepsy), 176~177

国家健康统计中心 (NCHS) [National Center for Health Statistics (NCHS)], 6

自然环境型恐怖症 (Natural environment phobia), 115

负性心境，急性应激障碍 (Negative mood, and acute stress disorder), 147

忽视。参见虐待与忽视 (Neglect. See Abuse and neglect)

神经认知障碍 (Neurocognitive disorders), 279~315
    谵妄 (delirium), **219**, 284~289

重度和轻度神经认知障碍 (major and mild neurocognitive disorders), 290～315

神经认知领域 (neurocognitive domains and), 279～**283**

与物质滥用有关 (substances of abuse associated with), **219**

未特定的神经认知障碍 (unspecified neurocognitive disorder), **296**, 315

神经发育障碍 (Neurodevelopmental disorders), 19～42

自闭症（孤独症）谱系障碍 (autism spectrum disorder), 27～30

注意缺陷/多动障碍 (attention-deficit/hyperactivity disorder), 31～34

交流障碍 (communication disorders), 23～27

智力发育障碍（智力障碍）[intellectual developmental disorder (intellectual disability)], 19～23

运动障碍 (motor disorders), 38～41

其他特定的神经发育障碍 (other specified neurodevelopmental disorder), 42

特定学习障碍 (specific learning disorder), 35～37

未特定的神经发育障碍 (unspecified neurodevelopmental disorder), 42

神经阻滞剂，术语的使用 (Neuroleptic, use of term), 341

神经阻滞剂恶性综合征 (Neuroleptic malignant syndrome), 346～349

夜间进食综合征 (Night eating syndrome), 169

梦魇障碍 (Nightmare disorder), 183～184

无诊断或疾病，编码 (No diagnosis or condition, code for), 339

不依从医疗 (Nonadherence to medical treatment), 383

非快速眼动睡眠唤醒障碍 (Non-rapid eye movement sleep arousal disorders), 182～183

非物质相关障碍，赌博障碍 (Non-substance-related disorders, and gambling disorder), 217, 276～277

非自杀性自伤 (Nonsuicidal self-injury), 363～365

非 24 小时睡眠–觉醒型，昼夜节律睡眠–觉醒障碍 (Non-24-hour sleep-wake type, of circadian rhythm sleep-wake disorder), 181

肥胖，作为可能成为临床关注焦点的其他情况 (Obesity, as other condition that may be a focus of clinical attention), 383

强迫症 (Obsessive-compulsive disorder), 127～128

强迫型人格障碍 (Obsessive-compulsive personality disorder), 324～325

强迫及相关障碍 [Obsessive-compulsive and related disorder(s)], 127～137

 躯体变形障碍 (body dysmorphic disorder), 128～129

 抓痕（皮肤搔抓）障碍 (excoriation), 131

 囤积障碍 (hoarding disorder), 129～130

 强迫症 (obsessive-compulsive disorder), 127～128

 由其他躯体疾病所致的强迫及相关障碍 (obsessive-compulsive and related disorder due to another medical condition), 134

 其他特定的强迫及相关障碍 (other specified obsessive-compulsive and related disorder), 135～137

 物质/药物所致的强迫及相关障碍 (substance/medication induced obsessive-compulsive and related disorder), 132～134

 与物质滥用有关 (substances of abuse associated with), **219**

 拔毛障碍 (trichotillomania), 114

由其他躯体疾病所致的强迫及相关障碍 (Obsessive-compulsive and related disorder due to another medical condition), 134

阻塞性睡眠呼吸暂停低通气 (Obstructive sleep apnea hypopnea), 178

职业问题，可能成为临床关注焦点的其他状况 (Occupational

problems, and other conditions that may be a focus of clinical attention), 364, 376 ~ 377

嗅觉牵涉障碍 (Olfactory reference disorder), 136

阿片类物质。参见阿片类物质相关障碍 [Opioid(s). See also Opioid-related disorders]

    中枢性睡眠呼吸暂停共病使用 (central sleep apnea comorbid with use of), 179

    物质相关障碍 (substance-related disorders and), 217 ~ 218

阿片类物质所致的精神障碍 (Opioid-induced mental disorders), 252

阿片类物质中毒 (Opioid intoxication), 250 ~ 251

阿片类物质相关障碍。参见阿片类物质 [Opioid-related disorders.See also Opioid(s)], 247 ~ 252

    阿片类物质所致的精神障碍 (opioid-induced mental disorders), 252

    阿片类物质中毒 (opioid intoxication), 250 ~ 251

    阿片类物质使用障碍 (opioid use disorder), 247 ~ 249

    阿片类物质戒断 (opioid withdrawal), 251 ~ 252

    未特定的阿片类物质相关障碍 (unspecified opioid-related disorder), 252

阿片类物质使用障碍 (Opioid use disorder), 247 ~ 249

阿片类物质戒断 (Opioid withdrawal), 251 ~ 252

对立违抗障碍 (Oppositional defiant disorder), 209 ~ 210

其他药物不良反应 (Other adverse effect of medication), 361

    可能成为临床关注焦点的其他状况 (other conditions that may be a focus of clinical attention), 13, 363 ~ 385

    虐待与忽视 (abuse and neglect), 363, 365 ~ 373

    获得医疗服务 (access to health care), 364

    额外的状况或问题 (additional conditions or problems), 381 ~ 385

    咨询和医疗建议 (counseling and medical advice), 364, 381

经济问题 (economic problems), 364, 378 ～ 379

教育问题 (educational problems), 363, 376

环境问题 (environmental problems), 364

家庭环境 (family environment and), 375 ～ 376

住房问题 (housing problems), 364, 377 ～ 378

法律系统 (legal system), 364, 380

非自杀性自伤 (nonsuicidal self-injury), 364 ～ 365

职业问题 (occupational problems), 364, 376 ～ 377

个人史 (personal history), 364, 381

心理社会问题 (psychosocial problems), 364, 380

关系问题 (relational problems), 363, 373 ～ 375

DSM-5-TR 的第二部分 (Section II of DSM-5-TR and), 13, 363

社会环境 (social environment), 364, 380

自杀行为 (suicidal behavior), 363 ～ 365

其他致幻剂中毒 (Other hallucinogen intoxication), 240 ～ 241

其他致幻剂使用障碍 (Other hallucinogen use disorder), 237 ～ 239

其他躯体疾病，术语的使用 (Other medical condition, use of term), 10

其他药物所致的运动障碍 (Other medication-induced movement disorder), 358 ～ 359

其他药物所致的帕金森综合征 (Other medication-induced parkinsonism), 342 ～ 346

其他特定的焦虑障碍 (Other specified anxiety disorder), 125

其他特定的注意缺陷/多动障碍 (Other specified attention-deficit/hyperactivity disorder), 34

其他特定的双相及相关障碍 (Other specified bipolar and related disorder), 77 ～ 78

其他特定的谵妄 (Other specified delirium), 289

其他特定的抑郁障碍 (Other specified depressive disorder),

103～104

其他特定的障碍，作为诊断选项 (Other specified disorder, use of as diagnostic option), 5

其他特定的破坏性、冲动控制及品行障碍 (Other specified disruptive, impulse-control, and conduct disorder), 215～216

其他特定的分离障碍 (Other specified dissociative disorder), 155～156

其他特定的排泄障碍 (Other specified elimination disorder), 172

其他特定的喂食或进食障碍 (Other specified feeding or eating disorder), 168～169

其他特定的性别烦躁 (Other specified gender dysphoria), 207

其他特定的嗜睡障碍 (Other specified hypersomnolence disorder), 190

其他特定的失眠障碍 (Other specified insomnia disorder), 189～190

其他特定的精神障碍 (Other specified mental disorder), 338

由其他躯体疾病所致的其他特定的精神障碍 (Other specified mental disorder due to another medical condition), 337

其他特定的强迫及相关障碍 (Other specified obsessive-compulsive and related disorder), 135～137

其他特定的性欲倒错障碍 (Other specified paraphilic disorder), 334

其他特定的人格障碍 (Other specified personality disorder), 326～327

其他特定的精神分裂症谱系及其他精神病性障碍 (Other specified schizophrenia spectrum and other psychotic disorder), 59～60

其他特定的性功能失调 (Other specified sexual dysfunction), 203

其他特定的睡眠-觉醒障碍 (Other specified sleep-wake disorder), 191

其他特定的躯体症状及相关障碍 (Other specified somatic symptom and related disorder), 162

其他特定的抽动障碍 (Other specified tic disorder), 41

其他特定的创伤及应激相关障碍 (Other specified trauma- and stressor-related disorder), 151～152

其他（或未知）物质所致的精神障碍 [Other (or unknown) substance-induced mental disorders], 275

其他（或未知）物质中毒 [Other (or unknown) substance intoxication], 221, 273～274

其他（或未知）物质相关障碍 [Other (or unknown) substance-related disorders], 270～276

    其他（或未知）物质所致的精神障碍 [other (or unknown) substance-induced mental disorders], 275

    其他（或未知）物质中毒 [other (or unknown) substance intoxication], 221, 273～274

    其他（或未知）物质使用障碍 [other (or unknown) substance use disorder], 270～273

    其他（或未知）物质戒断 [other (or unknown) substance withdrawal], 221, 274～275

    未特定的其他（或未知）物质相关障碍 [unspecified other (or unknown) substance-related disorder], 276

其他（或未知）物质使用障碍 [Other (or unknown) substance use disorder], 270～273

其他（或未知）物质戒断 [Other (or unknown) substance withdrawal], 221, 274～275

惊恐发作 (Panic attack), 118～119

惊恐障碍 (Panic disorder), 117～118

偏执型人格障碍 (Paranoid personality disorder), 318

性欲倒错障碍 (Paraphilic disorders), 329～335

    露阴障碍 (exhibitionistic disorder), 329～330

索 引

恋物障碍 (fetishistic disorder), 333
摩擦障碍 (frotteuristic disorder), 330～331
其他特定的性欲倒错障碍 (other specified paraphilic disorder), 334～335
恋童障碍 (pedophilic disorder), 332～333
性受虐障碍 (sexual masochism disorder), 331
性施虐障碍 (sexual sadism disorder), 331～332
异装障碍 (transvestic disorder), 334
未特定的性欲倒错障碍 (unspecified paraphilic disorder), 335
窥阴障碍 (voyeuristic disorder), 329

异态睡眠 [Parasomnia(s)], 182～185
梦魇障碍 (nightmare disorder), 183～184
非快速眼动睡眠唤醒障碍 (non-rapid eye movement sleep arousal disorders), 182～183
快速眼动睡眠行为障碍 (rapid eye movement sleep behavior disorder), 184～185

睡眠异态型，物质/药物所致的睡眠障碍 (Parasomnia type, of substance/medication-induced sleep disorder), 188
父母，关系问题 (Parents, and relational problems), 374～375
帕金森综合征。参见药物所致的帕金森综合征 (Parkinsonism. See Medication-induced parkinsonism)
帕金森病。参见由帕金森病所致的重度和轻度神经认知障碍 (Parkinson's disease. See also Major and mild neurocognitive disorder due to Parkinson's disease), 345
恋童障碍 (Pedophilic disorder), 332～333
感知紊乱 (Perceptual disturbances)
酒精戒断 (alcohol withdrawal with), 225～226
大麻中毒 (cannabis intoxication with), 231～232
阿片类物质中毒 (opioid intoxication with), 250～251

其他（或未知）物质中毒或戒断 [other (or unknown) substance intoxication or withdrawal with], 273

镇静剂、催眠药或抗焦虑药戒断 (sedative-, hypnotic-, or anxiolytic withdrawal with), 257

兴奋剂中毒 (stimulant intoxication with), 265

感知运动能力，神经认知领域 (Perceptual-motor abilities, as neurocognitive domain), **282**

围产期发生 (Peripartum onset)

短暂精神病性障碍 (of brief psychotic disorder), 46

作为双相及相关障碍的标注 (as specifier for bipolar and related disorders), 85～86

作为抑郁障碍的标注 (as specifier for depressive disorders), 109～110

被害型，妄想障碍 (Persecutory type, of delusional disorder), 44

持续性听幻觉 (Persistent auditory hallucinations), 59

持续性（慢性）运动或发声抽动障碍 [Persistent (chronic) motor or vocal tic disorder], 40

持续性抑郁障碍 (Persistent depressive disorder), 96～97

持续性重性抑郁发作，持续性抑郁障碍 (Persistent major depressive episode, and persistent depressive disorder), 97

对创伤的持续反应伴 PTSD 样症状 (Persistent response to trauma with PTSD-like symptoms), 152

由其他躯体疾病所致的人格改变 (Personality change due to another medical condition), 325～326

个人史，可能成为临床关注焦点的其他状况 (Personal history, and other conditions that may be a focus of clinical attention), 364, 381

人格障碍 (Personality disorders), 317～327

A 组人格障碍 (Cluster A disorders), 318～320

偏执型人格障碍 (paranoid personality disorder), 318

　　　　分裂样人格障碍 (schizoid personality disorder), 319

　　　　分裂型人格障碍 (schizotypal personality disorder), 319～320

　　　B 组人格障碍 (Cluster B disorders), 320～323

　　　　反社会型人格障碍 (antisocial personality disorder), 214, 320～321

　　　　边缘型人格障碍 (borderline personality disorder), 321～322

　　　　表演型人格障碍 (histrionic personality disorder), 322

　　　　自恋型人格障碍 (narcissistic personality disorder), 322～323

　　　C 组人格障碍 (Cluster C personality disorders), 323～325

　　　　回避型人格障碍 (avoidant personality disorder), 323～324

　　　　依赖型人格障碍 (dependent personality disorder), 324

　　　　强迫型人格障碍 (obsessive-compulsive personality disorder), 324～325

　　　一般人格障碍 (general personality disorder), 317

　　　其他特定的人格障碍 (other specified personality disorder), 326～327

　　　由其他躯体疾病所致的人格改变 (personality change due to another medical condition), 325～326

　　　分裂型人格障碍 (schizotypal personality disorder), 43

　　　未特定的人格障碍 (unspecified personality disorder), 327

生命阶段问题 (Phase of life problem), 382

苯环己哌啶，物质相关障碍。参见致幻剂相关障碍 (Phencyclidine, and substancerelated disorders. See also Hallucinogen-related disorders), 217～**219**

苯环己哌啶所致的精神障碍 (Phencyclidine-induced mental disorders), 241～242

苯环己哌啶中毒 (Phencyclidine intoxication), 239～240

苯环己哌啶使用障碍 (Phencyclidine use disorder), 234～236

躯体虐待 (Physical abuse), 366～367, 372～373

异食障碍 (Pica), 163

变性后，性别烦躁 (Posttransition, and gender dysphoria), 207

创伤后应激障碍 (Posttraumatic stress disorder), 144～146

贫困，经济问题 (Poverty, and economic problems), 378

实践，评估 (Praxis, assessment of), **282**

主要表现为多动 / 冲动，注意缺陷 / 多动障碍 (Predominantly hyperactive/impulsive presentation, of attention-deficit/hyperactivity disorder), 33

主要表现为注意缺陷，注意缺陷 / 多动障碍 (Predominantly inattentive presentation, of attention-deficit/hyperactivity disorder), 33

早泄 [Premature (early) ejaculation], 199～200

经前期烦躁障碍 (Premenstrual dysphoric disorder), 98～99

患病率，DSM-5-TR 文本中的信息 (Prevalence, and information in text of DSM-5-TR), 11

原发性精神障碍，术语的使用 (Primary mental disorder, use of term), 9

主要诊断（就诊原因）[Principal diagnosis (reason for visit)], 7～8

朊病毒病。参见由朊病毒病所致的重度和轻度神经认知障碍 (Prion disease. See Major and mild neurocognitive disorder due to prion disease)

预后特征，精神分裂症样障碍 (Prognostic features, of schizophreniform disorder), 47

延长哀伤障碍 (Prolonged grief disorder), 150～151

亲社会情感，品行障碍 (Prosocial emotions, and conduct disorder), 213

临时诊断 (Provisional diagnosis), 8

索 引

暂时性抽动障碍 (Provisional tic disorder), 40

假孕 (Pseudocyesis), 162

精神医学在线 (PsychiatryOnline.org), 14

心理虐待 (Psychological abuse), 363, 368～369

影响其他躯体疾病的心理因素 (Psychological factors affecting other medical conditions), 159～160

心理社会问题，可能成为临床关注焦点的其他状况 (Psychosocial problems, and other conditions that may be a focus of clinical attention), 364, 380

精神病性障碍。参见精神分裂症谱系及其他精神病性障碍 [Psychotic disorder(s). See Schizophrenia spectrum and other psychotic disorders]

由其他躯体疾病所致的精神病性障碍 (Psychotic disorder due to another medical condition), 55～56

精神病性特征，作为标注 (Psychotic features, as specifier), 83, 107

纯粹的恶劣心境综合征，持续性抑郁障碍 (Pure dysthymic syndrome, and persistent depressive disorder), 97

清除障碍，其他特定的喂食或进食障碍 (Purging disorder, and other specified feeding or eating disorder), 169

纵火狂 (Pyromania), 214～215

快速循环，作为双相及相关障碍的标注 (Rapid cycling, as specifier for bipolar and related disorders), 66, 71

快速眼动睡眠行为障碍 (Rapid eye movement sleep behavior disorder), 184～185

反应性依恋障碍 (Reactive attachment disorder), 139～140

阅读，特定学习障碍以及受损 (Reading, specific learning disorder and impairment of), 36

近期记忆，评估 (Recent memory, assessment of), **281**

感受性语言，评估 (Receptive language, assessment of), **282**

记录步骤 (Recording procedures, and coding)
  虐待与忽视的编码 (of abuse and neglect), 365～366
  自闭症（孤独症）谱系障碍 (of autism spectrum disorder), 30
  ICD-10-CM 系统的临床使用 (clinical use of ICD-10-CM system), 7
  由物质中毒或戒断所致的谵妄 (of delirium induced by substance intoxication or withdrawal), 287～288
  对他人的做作性障碍 (of factitious disorder imposed on another), 161
  DSM-5-TR 中的指南 (guidelines for in DSM-5-TR), 10～11
  嗜睡障碍 (of hypersomnolence disorder), 176
  失眠障碍 (of insomnia disorder), 174
  重度或轻度神经认知障碍 (of major or mild neurocognitive disorders), **295～296**
  梦魇障碍 (of nightmare disorder), 184
  无诊断或疾病 (no diagnosis or condition), 339
  经前期烦躁障碍 (of premenstrual dysphoric disorder), 99
  主要诊断 (principal diagnosis and), 7
  临时诊断 (provisional diagnosis and), 8～9
  特定学习障碍 (of specific learning disorder), 37
  刻板运动障碍 (of stereotypic movement disorder), 39
  物质中毒和物质戒断 (of substance intoxication and substance withdrawal), 221
  物质/药物所致的焦虑障碍 (of substance/medication induced anxiety disorder), 123～124
  物质/药物所致的双相及相关障碍 (of substance/medication induced bipolar and related disorder), 75
  物质/药物所致的抑郁障碍 (of substance/medication induced depressive disorder), 101
  物质/药物所致的精神障碍 (of substance/medication induced

索 引

mental disorders), 221～222

物质/药物所致的神经认知障碍 (of substance/medication induced neurocognitive disorder), 307～308

物质/药物所致的强迫及相关障碍 (of substance/medication induced obsessive compulsive and related disorder), 133～134

物质/药物所致的精神病性障碍 (of substance/medication induced psychotic disorder), 54～55

物质/药物所致的性功能失调 (of substance/medication induced sexual dysfunction), 202～203

物质/药物所致的睡眠障碍 (of substance/medication induced sleep disorder), 188～189

物质使用障碍 (of substance use disorders), 220

自杀行为 (of suicidal behavior), 365

亚型和标注的使用 (use of subtypes and specifiers), 4

与精神障碍有关的流浪 (of wandering associated with a mental disorder), 382

反复发作的短期抑郁 (Recurrent brief depression), 103

关系问题，以及可能成为临床关注焦点的其他情况 (Relational problems, and other conditions that may be a focus of clinical attention), 363, 373～375

宗教或信仰问题 (Religious or spiritual problem), 382～383

缓解，作为标注 (Remission, as specifier), 88, 111

寄宿机构，以及可能成为临床关注焦点的其他情况 (Residential institutions, and other conditions that may be a focus of clinical attention), 378

不安腿综合征 (Restless legs syndrome), 185～186

局限于非恢复性睡眠失眠障碍 (Restricted to nonrestorative sleep insomnia disorder), 190

限制型，神经性厌食 (Restricting type, of anorexia nervosa), 165

强直，以及药物所致的帕金森综合征 (Rigidity, and medication-induced parkinsonism), 343～344

风险和预后因素，DSM-5-TR 文本中的信息 (Risk and prognostic factors, and information in text of DSM-5-TR), 11-12

反刍障碍 (Rumination disorder), 163～165

分裂情感性障碍 (Schizoaffective disorder), 50～52

分裂样人格障碍 (Schizoid personality disorder), 319

精神分裂症 (Schizophrenia), 48～50, 345

精神分裂症谱系及其他精神病性障碍 (Schizophrenia spectrum and other psychotic disorders), 43-60

 短暂精神病性障碍 (brief psychotic disorder), 45～46

 紧张症 (catatonia), 56～59

 妄想障碍 (delusional disorder), 43～45

 重性抑郁发作，叠加 (major depressive episode superimposed on), 104

 躁狂发作 (manic episodes), 78

 其他特定的精神分裂症谱系及其他精神病性障碍 (other specified schizophrenia spectrum and other psychotic disorder), 59～60

 由其他躯体疾病所致的精神病性障碍 (psychotic disorder due to another medical condition), 55～56

 分裂情感性障碍 (schizoaffective disorder), 50～52

 精神分裂症 (schizophrenia), 48～50

 精神分裂症样障碍 (schizophreniform disorder), 47～48

 分裂型人格障碍 (schizotypal personality disorder), 43

 物质/药物所致的精神病性障碍 (substance/medication induced psychotic disorder), 52～55

 未特定的精神分裂症谱系及其他精神病性障碍 (unspecified schizophrenia spectrum and other psychotic disorder), 60

精神分裂症样障碍 (Schizophreniform disorder), 47～48

索　引

分裂型人格障碍 (Schizotypal personality disorder), 319～320

季节性模式，作为标注 (Seasonal pattern, as specifier), 67, 87～88, 110～111

镇静剂，以及物质相关障碍。参见镇静剂、催眠药或抗焦虑药相关障碍 [Sedative(s), and substance-related disorders. See also Sedative-, hypnotic-, or anxiolytic-related disorders], 217

镇静剂、催眠药或抗焦虑药所致的精神障碍 (Sedative-, hypnotic-, or anxiolytic- induced mental disorders), 258～259

镇静剂、催眠药或抗焦虑药中毒 (Sedative, hypnotic, or anxiolytic intoxication), 256

镇静剂、催眠药或抗焦虑药相关障碍。参见抗焦虑药；催眠药；镇静剂 [Sedative-, hypnotic-, or anxiolytic- related disorder(s). See also Anxiolytics; Hypnotics; Sedative(s)], 253～256

 镇静剂、催眠药或抗焦虑药所致的精神障碍 (sedative-, hypnotic-, or anxiolytic-induced mental disorders), 258～259

 镇静剂、催眠药或抗焦虑药中毒 (sedative, hypnotic, or anxiolytic intoxication), 256

 镇静剂、催眠药或抗焦虑药相关障碍 (sedative-, hypnotic-, or anxiolytic-related disorder), 253～256

 镇静剂、催眠药或抗焦虑药戒断 (sedative, hypnotic, or anxiolytic withdrawal), 257～258

 未特定的镇静剂、催眠药或抗焦虑药相关障碍 (unspecified sedative-, hypnotic-, or anxiolytic- related disorder), 259

镇静剂、催眠药或抗焦虑药相关障碍 (Sedative-, hypnotic-, or anxiolytic- related disorder), 253～259

镇静剂、催眠药或抗焦虑药戒断 (Sedative, hypnotic, or anxiolytic withdrawal), 257～258

选择性注意力 (Selective attention), **280**

选择性缄默症 (Selective mutism), 114

对自身的做作性障碍 (Self, factitious disorder imposed on), 160～161

自伤行为,以及刻板运动障碍。参见非自杀性自伤 (Self-injurious behavior, and stereotypic movement disorder. See also Nonsuicidal self-injury), 39

分离焦虑障碍 (Separation anxiety disorder), 113～114

严重程度。参见标注;亚型 (Severity. See also Specifiers; Subtypes)

 自闭症(孤独症)谱系障碍 (of autism spectrum disorder), **28～29**

 双相及相关障碍 (of bipolar and related disorders), 89

 抑郁障碍 (of depressive disorders), 110～112

 智力发育障碍(智力障碍)(of intellectual developmental disorder), 20

性咨询 (Sex counseling), 381

性发育,性别烦躁和障碍/差异 (Sex development, gender dysphoria and disorder/difference of), 206～207

与性和性别相关的诊断问题,以及 DSM-5-TR 文本中的信息 (Sex- and gender-related diagnostic issues, and information in text of DSM-5-TR), 12

性虐待 (Sexual abuse), 367～368

性功能失调 (Sexual dysfunctions), 193～204

 延迟射精 (delayed ejaculation), 193～194

 勃起障碍 (erectile disorder), 194～195

 女性性高潮障碍 (female orgasmic disorder), 195～196

 女性性兴趣/唤起障碍 (female sexual interest/arousal disorder), 196～197

 生殖器-盆腔痛/插入障碍 (genito-pelvic pain/penetration disorder), 197～198

 男性性欲低下障碍 (male hypoactive sexual desire disorder),

198～199

其他特定的性功能失调 (other specified sexual dysfunction), 203

早泄 [premature (early) ejaculation], 199～200

物质/药物所致的性功能失调 (substance/medication induced sexual dysfunction), 200～203

与物质滥用有关 (substances of abuse associated with), **219**

未特定的性功能失调 (unspecified sexual dysfunction), 204

性受虐障碍 (Sexual masochism disorder), 331

性施虐障碍 (Sexual sadism disorder), 331～332

倒班工作型，昼夜节律睡眠-觉醒障碍 (Shift work type, of circadian rhythm sleep-wake disorder), 181

短期环性心境障碍，以及双相及相关障碍 (Short-duration cyclothymia, and bipolar and related disorders), 77～78

短期性抑郁发作，以及其他特定的抑郁障碍 (Short-duration depressive episode, and other specified depressive disorder), 103

短期轻躁狂发作，以及双相及相关障碍 (Short-duration hypomanic episodes, and bipolar and related disorders), 77

短暂失眠障碍 (Short-term insomnia disorder), 190

对人恐怖症 (Shubo-kyofu), 138

情境型恐怖症 (Situational phobia), 115

皮肤搔抓症状，以及由其他躯体疾病所致的强迫及相关障碍，(Skin-picking symptoms, and obsessive-compulsive and related disorder due to another medical condition), 136

睡眠相关的通气不足 (Sleep-related hypoventilation), 179～180

睡惊 (Sleep terrors), 182～183

睡眠-觉醒障碍 (Sleep-wake disorders), 173～192

与呼吸相关的睡眠障碍 (breathing-related sleep disorders), 178～181

中枢性睡眠呼吸暂停 (central sleep apnea), 178～179

阻塞性睡眠呼吸暂停低通气 (obstructive sleep apnea hypopnea), 178

睡眠相关的通气不足 (sleep-related hypoventilation), 179～180

昼夜节律睡眠-觉醒障碍 (circadian rhythm sleep-wake disorders), 180～182

嗜睡障碍 (hypersomnolence disorder), 174～176

失眠障碍 (insomnia disorder), 173～174

发作性睡病 (narcolepsy), 176～177

其他特定的嗜睡障碍 (other specified hypersomnolence disorder), 190

其他特定的失眠障碍 (other specified insomnia disorder), 190

其他特定的睡眠-觉醒障碍 (other specified sleep-wake disorder), 191

睡眠异态 (parasomnias), 182～185

梦魇障碍 (nightmare disorder), 183～184

非快速眼动睡眠唤醒障碍 (non-rapid eye movement sleep arousal disorders), 182～183

快速眼动睡眠行为障碍 (rapid eye movement sleep behavior disorder), 184～185

不安腿综合征 (restless legs syndrome), 185～186

物质/药物所致的睡眠障碍 (substance/medication induced sleep disorder), 186～189

与物质滥用有关 (substances of abuse associated with), 219

未特定的嗜睡障碍 (unspecified hypersomnolence disorder), 191

未特定的失眠障碍 (unspecified insomnia disorder), 190

未特定的睡眠-觉醒障碍 (unspecified sleep-wake disorder), 192

索 引

睡行 (Sleepwalking), 183

社交焦虑障碍 (Social anxiety disorder), 116

社交认知，作为神经认知领域 (Social cognition, as neurocognitive domain), 283

社会环境，以及可能成为临床关注焦点的其他状况 (Social environment, and other conditions that may be a focus of clinical attention), 379

社交（语用）交流障碍 [Social (pragmatic) communication disorder], 25～26

躯体症状障碍 (Somatic symptom disorder), 157

躯体症状及相关障碍 (Somatic symptom and related disorders), 157～162

    做作性障碍 (factitious disorder), 160～161

    功能性神经症状障碍（转换障碍）(functional neurological symptom disorder), 158～159

    疾病焦虑障碍 (illness anxiety disorder), 157

    其他特定的躯体症状及相关障碍 (other specified somatic symptom and related disorder), 162

    影响其他躯体疾病的心理因素 (psychological factors affecting other medical conditions), 159～160

    躯体症状障碍 (somatic symptom disorder), 157

    未特定的躯体症状及相关障碍 (unspecified somatic symptom and related disorder), 162

躯体型，妄想障碍 (Somatic type, of delusional disorder), 44

特定学习障碍 (Specific learning disorder), 35～37

特定恐怖症 (Specific phobia), 114～115

标注。参见严重程度；亚型 (Specifiers. See also Severity; Subtypes)

    定义 (definition of), 11

    诊断特异性以及使用 (diagnostic specificity and use of), 4

用于双相及相关障碍 (for bipolar and related disorders), 79 ～ 89

　　用于抑郁障碍 (for depressive disorders), 105 ～ 112

　　惊恐发作 (panic attack as), 118 ～ 119

语音障碍 (Speech sound disorder), 24

配偶或伴侣的躯体暴力 (Spouse or partner physical violence), 369 ～ 370

刻板运动障碍 (Stereotypic movement disorder), 38 ～ 39

兴奋剂，以及物质相关障碍。参见兴奋剂相关障碍 [Stimulant(s), and substance related disorders. See also Stimulant-related disorders], **219**

兴奋剂所致的精神障碍 (Stimulant-induced mental disorders), 266

兴奋剂中毒 (Stimulant intoxication), 263 ～ 264

兴奋剂相关障碍。参见兴奋剂 [Stimulant-related disorders, See also Stimulant(s)], 259 ～ 267

　　兴奋剂所致的精神障碍 (stimulant-induced mental disorders), 266

　　兴奋剂中毒 (stimulant intoxication), 263 ～ 264

　　兴奋剂使用障碍 (stimulant use disorder), 259 ～ 263

　　兴奋剂戒断 (stimulant withdrawal), 265 ～ 266

　　未特定的兴奋剂相关障碍 (unspecified stimulant-related disorder), 266 ～ 267

兴奋剂使用障碍 (Stimulant use disorder), 259 ～ 263

兴奋剂戒断 (Stimulant withdrawal), 265 ～ 266

物质滥用，与物质类别相关的诊断 (Substance abuse, diagnoses associated with substance class), **219**

物质所致的障碍 (Substance-induced disorders), 218, 211 ～ 222

物质所致的重度或轻度神经认知障碍 (Substance-induced major or mild neurocognitive disorder), 305

物质中毒 (Substance intoxication), **219**, 221

索　引

物质中毒性谵妄 (Substance intoxication delirium), **219**, 284～285

物质/药物所致的焦虑障碍 (Substance/medication-induced anxiety disorder), 121～124

物质/药物所致的双相及相关障碍 (Substance/medication-induced bipolar and related disorder), 73～75

物质/药物所致的抑郁障碍 (Substance/medication-induced depressive disorder), 99～102

物质/药物所致的重度或轻度神经认知障碍 (Substance/medication-induced major or mild neurocognitive disorder), **295**, 305～308

物质/药物所致的精神障碍 (Substance/medication-induced mental disorder), 9, 217, 221～222

物质/药物所致的强迫及相关障碍 (Substance/medication-induced obsessive-compulsive and related disorder), 132～134

物质/药物所致的精神病性障碍 (Substance/medication-induced psychotic disorder), 52～55

物质/药物所致的性功能失调 (Substance/medication-induced sexual dysfunction), 200～203

物质/药物所致的睡眠障碍 (Substance/medication-induced sleep disorder), 186～189

物质相关及成瘾障碍 (Substance-related and addictive disorders), 217～277

 酒精相关障碍 (alcohol-related disorders), 222～227

  酒精所致的精神障碍 (alcohol-induced mental disorders), 226～227

  酒精中毒 (alcohol intoxication), 224～225

  酒精使用障碍 (alcohol use disorder), 222～224

  酒精戒断 (alcohol withdrawal), 225～226

  未特定的酒精相关障碍 (unspecified alcohol-related disorder), 227

咖啡因相关障碍 (caffeine-related disorders), 227～229
　　咖啡因所致的精神障碍 (caffeine-induced mental disorders), 229
　　咖啡因中毒 (caffeine intoxication), 227～228
　　咖啡因戒断 (caffeine withdrawal), 228
　　未特定的咖啡因相关障碍 (unspecified caffeine related disorder), 229
大麻相关障碍 (cannabis-related disorders), 229～234
　　大麻所致的精神障碍 (cannabis-induced mental disorders), 233～234
　　大麻中毒 (cannabis intoxication), 231～232
　　大麻使用障碍 (cannabis use disorder), 229～231
　　大麻戒断 (cannabis withdrawal), 232～233
　　未特定的大麻相关障碍 (unspecified cannabis related disorder), 234
赌博障碍 (gambling disorder), 217, 276～277
致幻剂相关障碍 (hallucinogen-related disorders), 234～243
　　致幻剂所致的精神障碍 (hallucinogen-induced mental disorders), 242
　　致幻剂持续性感知障碍 (hallucinogen persisting perception disorder), 241
　　其他致幻剂中毒 (other hallucinogen intoxication), 240～241
　　其他致幻剂使用障碍 (other hallucinogen use disorder), 237～239
　　苯环己哌啶所致的精神障碍 (phencyclidine-induced mental disorders), 241～242
　　苯环己哌啶中毒 (phencyclidine intoxication), 239～240
　　　苯环己哌啶使用障碍 (phencyclidine use disorder), 234～236

索 引

未特定的致幻剂相关障碍 (unspecified hallucinogen related disorder), 243

未特定的苯环己哌啶相关障碍 (unspecified phencyclidine related disorder), 242

吸入剂相关障碍 (inhalant-related disorders), 243～247

 吸入剂所致的精神障碍 (inhalant-induced mental disorders), 246

 吸入剂中毒 (inhalant intoxication), 245～246

 吸入剂使用障碍 (inhalant use disorder), 243～245

 未特定的吸入剂相关障碍 (unspecified inhalant related disorder), 247

非物质相关障碍 (non-substance-related disorders), 276～278

阿片类物质相关障碍 (opioid-related disorders), 247～252

 阿片类物质所致的精神障碍 (opioid-induced mental disorders), 252

 阿片类物质中毒 (opioid intoxication), 250～251

 阿片类物质使用障碍 (opioid use disorder), 247

 阿片类物质戒断 (opioid withdrawal), 251～252

 未特定的阿片类物质相关障碍 (unspecified opioid-related disorder), 252

其他（或未知）物质相关障碍 [other(or unknown)substance-related disorders], 270～276

 其他（或未知）物质所致的精神障碍 [other (or unknown) substance-induced mental disorders], 275～276

 其他（或未知）物质中毒 [other(or unknown)substance intoxication], 273

 其他（或未知）物质使用障碍 [other(or unknown) substance use disorder], 270～272

 其他（或未知）物质戒断 [other(or unknown)substance withdrawal], 274～275

未特定的其他（或未知）物质相关障碍 [unspecified other(or unknown)substance- related disorder], 276

镇静剂、催眠药，或抗焦虑药相关障碍 (sedative-, hypnotic-, or anxiolytic-related disorders), 253～259

    镇静剂、催眠药或抗焦虑药所致的精神障碍 (sedative-, hypnotic-, or anxiolytic-induced mental disorders), 258～259

    镇静剂、催眠药或抗焦虑药中毒 (sedative, hypnotic, or anxiolytic intoxication), 256

    镇静剂、催眠药或抗焦虑药相关障碍 (sedative-, hypnotic-, or anxiolytic-related disorder), 253～256

    镇静剂、催眠药或抗焦虑药戒断 (sedative, hypnotic, or anxiolytic withdrawal), 257～258

    未特定的镇静剂、催眠药或抗焦虑药相关障碍 (unspecified sedative-, hypnotic-, or anxiolytic- related disorder), 259

兴奋剂相关障碍 (stimulant-related disorders), 259～267）

    兴奋剂所致的精神障碍 (stimulant-induced mental disorders), 266

    兴奋剂中毒 (stimulant intoxication), 263～264

    兴奋剂使用障碍 (stimulant use disorder), 259～263

    兴奋剂戒断 (stimulant withdrawal), 265～266

    未特定的兴奋剂相关障碍 (unspecified stimulant related disorder), 266～267

物质所致的障碍 (substance-induced disorders), 221～222

物质使用障碍 (substance use disorders), 220

烟草相关障碍 (tobacco-related disorders), 267～270

    烟草所致的精神障碍 (tobacco-induced mental disorders), 270

    烟草使用障碍 (tobacco use disorder), 267～269

烟草戒断 (tobacco withdrawal), 269～270
未特定的烟草相关障碍 (unspecified tobacco related disorder), 270

物质使用障碍 (Substance use disorders), 217～220

物质戒断 (Substance withdrawal), **219**, 221

物质戒断性谵妄 (Substance withdrawal delirium), **219**, 285～286

亚型。参见严重程度；标注 (Subtypes. See also Severity; Specifiers)
定义 (definition of), 10
诊断特异性以及使用 (diagnostic specificity and use of), 4

自杀行为 (Suicidal behavior), 13, 363, 364～365

持续性注意力 (Sustained attention), **280**

对人恐怖症 (Taijin kyofusho), 136

迟发性静坐不能 (Tardive akathisia), 357

迟发性运动障碍 (Tardive dyskinesia), 253～256

迟发性肌张力障碍 (Tardive dystonia), 257

气质因素，作为风险和预后因素文本的次级段落 (Temperamental factors, as subsection of text on risk and prognostic factors), 11

术语，在 DSM-5-TR 中的使用 (Terminology, use of in DSM-5-TR), 9～10

心理理论 (Theory of mind), **283**

抽动障碍 (Tic disorders), 39～41

烟草，以及物质相关障碍 (Tobacco, and substance-related disorders), **219**

烟草所致的精神障碍 (Tobacco-induced mental disorders), 270
烟草相关障碍 (Tobacco-related disorders), 267～270
烟草所致的精神障碍 (tobacco-induced mental disorders), 270
烟草使用障碍 (tobacco use disorder), 267～269
烟草戒断 (tobacco withdrawal), 269～270

未特定的烟草相关障碍 (unspecified tobacco-related disorder), 270

烟草使用障碍 (Tobacco use disorder), 267～269

烟草戒断 (Tobacco withdrawal), 269～270

抽动秽语综合征 (Tourette's disorder), 40

异装障碍 (Transvestic disorder), 334

创伤及应激相关障碍 (Trauma- and stressor-related disorders), 139～152

 急性应激障碍 (acute stress disorder), 146～148

 适应障碍 (adjustment disorders), 149～150

 脱抑制性社会参与障碍 (disinhibited social engagement disorder), 140～141

 其他特定的创伤及应激相关障碍 (other specified trauma- and stressor-related disorder), 151～152

 创伤后应激障碍 (posttraumatic stress disorder), 141～146

 延长哀伤障碍 (prolonged grief disorder), 150～151

 反应性依恋障碍 (reactive attachment disorder), 139～140

 未特定的创伤及应激相关障碍 (unspecified trauma- and stressor-related disorder), 152

创伤性脑损伤。参见由创伤性脑损伤所致的重度和轻度神经认知障碍 (Traumatic brain injury. See Major and mild neurocognitive disorder due to traumatic brain injury)

震颤,以及药物所致的帕金森综合征。参见药物所致的体位性震颤 (Tremors, and medication-induced parkinsonism. See also Medication-induced postural tremor), 343, 344

拔毛癖（拔毛障碍）[Trichotillomania (hair-pulling disorder)], 131

非复杂性丧痛 (Uncomplicated bereavement), 382

未特定的酒精相关障碍 (Unspecified alcohol-related disorder), 227

未特定的焦虑障碍 (Unspecified anxiety disorder), 126

索 引

未特定的注意缺陷/多动障碍 (Unspecified attention-deficit/hyperactivity disorder), 34

未特定的双相及相关障碍 (Unspecified bipolar and related disorder), 78

未特定的咖啡因相关障碍 (Unspecified caffeine-related disorder), 229

未特定的大麻相关障碍 (Unspecified cannabis-related disorder), 234

未特定的紧张症 (Unspecified catatonia), 58～59

未特定的交流障碍 (Unspecified communication disorder), 26～27

未特定的谵妄 (Unspecified delirium), 289

未特定的抑郁障碍 (Unspecified depressive disorder), 104

未特定的破坏性、冲动控制及品行障碍 (Unspecified disruptive, impulse control, and conduct disorder), 216

未特定的分离障碍 (Unspecified dissociative disorder), 156

未特定的排泄障碍 (Unspecified elimination disorder), 172

未特定的喂食或进食障碍 (Unspecified feeding or eating disorder), 170

未特定的性别烦躁 (Unspecified gender dysphoria), 207～208

未特定的致幻剂相关障碍 (Unspecified hallucinogen-related disorder), 243

未特定的嗜睡障碍 (Unspecified hypersomnolence disorder), 191

未特定的吸入剂相关障碍 (Unspecified inhalant-related disorder), 247

未特定的失眠障碍 (Unspecified insomnia disorder), 190

未特定的智力发育障碍（智力障碍）[Unspecified intellectual developmental disorder (intellectual disability)], 23

未特定的精神障碍 (Unspecified mental disorder), 5, 339

由其他躯体疾病所致的未特定的精神障碍 (Unspecified mental disorder due to another medical condition), 338

未特定的心境障碍 (Unspecified mood disorder), 78～79, 104

未特定的神经认知障碍 (Unspecified neurocognitive disorder), 315

未特定的阿片类物质相关障碍 (Unspecified opioid-related disorder), 252

未特定的其他（或未知）物质相关障碍 [Unspecified other (or unknown) substance-related disorder], 276

未特定的性欲倒错障碍 (Unspecified paraphilic disorder), 335

未特定的人格障碍 (Unspecified personality disorder), 327

未特定的苯环己哌啶相关障碍 (Unspecified phencyclidine-related disorder), 242

未特定的精神分裂症谱系及其他精神病性障碍 (Unspecified schizophrenia spectrum and other psychotic disorder), 60

未特定的镇静剂、催眠药或抗焦虑药相关障碍 (Unspecified sedative-, hypnotic-, or anxiolytic-related disorder), 259

未特定的性功能失调 (Unspecified sexual dysfunction), 204

未特定的睡眠–觉醒障碍 (Unspecified sleep-wake disorder), 192

未特定的躯体症状及相关障碍 (Unspecified somatic symptom and related disorder), 162

未特定的兴奋剂相关障碍 (Unspecified stimulant-related disorder), 266～267

未特定的抽动障碍 (Unspecified tic disorder), 41

未特定的烟草相关障碍 (Unspecified tobacco-related disorder), 270

未特定的创伤及应激相关障碍 (Unspecified trauma- and stressor related disorder), 152

未特定型，昼夜节律睡眠–觉醒障碍 (Unspecified type, of circadian rhythm sleep-wake disorder), 181

血管性疾病。参见由血管性疾病所致的重度和轻度神经认知障碍 (Vascular disease. See Major and mild neurocognitive disorder due to vascular disease)

视觉感知，评估 (Visual perception, assessment of), **282**

窥阴障碍 (Voyeuristic disorder), 329

与精神障碍有关的流浪 (Wandering, associated with a mental disorder), 382

工作记忆 (Working memory), **280**

书面表达，特定学习障碍伴受损 (Written expression, specific learning disorder with impairment of), 36